高等职业教育药学类与食品药品类专业第四轮教材

U0786298

中医学基础 第3版

（供中医药类专业用）

主　编　刘柏炎　梁丽英
副主编　万　能　段启龙　张训浩　张泽渊
编　者　（以姓氏笔画为序）
万　能（湖南食品药品职业学院）
牛一功（山东药品食品职业学院）
刘柏炎（益阳医学高等专科学校）
宋颖星（长沙卫生职业学院）
张泽渊（楚雄医药高等专科学校）
段启龙（山东医学高等专科学校）
黄　昕（益阳医学高等专科学校附属医院）
王　轶（天津生物工程职业技术学院）
冯金萍（邢台医学高等专科学校第二附属医院）
李明爱（长春医学高等专科学校）
张训浩（重庆三峡医药高等专科学校）
赵斯静（重庆医药高等专科学校）
郭　梅（北京卫生职业学院）
梁丽英（邢台医学高等专科学校）
樊圣丽（山西药科职业学院）

中国健康传媒集团
中国医药科技出版社

内容提要

本教材是“高等职业教育药学类与食品药品类专业第四轮教材”之一，根据中医学基础教学大纲的基本要求和课程特点编写而成，内容上覆盖了中医学的特点、阴阳、五行、藏象、气血津液、经络、体质、病因病机、诊法、辨证、养生与防治等内容，具有概念准确、层次分明、结构合理、条理清晰、重点突出等特点。本教材为书网融合教材，即纸质教材有机融合电子教材、教学配套资源（PPT、微课、视频、图片等）、题库系统、数字化教学服务（在线教学、在线作业、在线考试）。体例上的改革以及电子资源的运用使深奥抽象的理论变得通俗易懂，更加贴近岗位需求与临床实践。

本教材供高等职业教育中医药类专业教学使用，亦可用于从事医药类相关工作的技术人员、管理人员的自学、培训与进修。

图书在版编目（CIP）数据

中医学基础/刘柏炎，梁丽英主编．—3 版．—北京：中国医药科技出版社，2021.8（2024.7 重印）

高等职业教育药学类与食品药品类专业第四轮教材

ISBN 978－7－5214－2582－6

Ⅰ.①中…　Ⅱ.①刘…　②梁…　Ⅲ.①中医医学基础－高等职业教育－教材　Ⅳ.①R22

中国版本图书馆 CIP 数据核字（2021）第 141217 号

美术编辑　陈君杞

版式设计　友全图文

出版　**中国健康传媒集团**｜中国医药科技出版社

地址　北京市海淀区文慧园北路甲 22 号

邮编　100082

电话　发行：010－62227427　邮购：010－62236938

网址　www.cmstp.com

规格　889×1194mm $^{1}/_{16}$

印张　13

字数　352 千字

初版　2013 年 1 月第 1 版

版次　2021 年 8 月第 3 版

印次　2024 年 7 月第 4 次印刷

印刷　北京印刷集团有限责任公司

经销　全国各地新华书店

书号　ISBN 978－7－5214－2582－6

定价　39.00 元

版权所有　盗版必究

举报电话：010－62228771

本社图书如存在印装质量问题请与本社联系调换

获取新书信息、投稿、为图书纠错，请扫码联系我们。

出版说明

"全国高职高专院校药学类与食品药品类专业'十三五'规划教材"于2017年初由中国医药科技出版社出版，是针对全国高等职业教育药学类、食品药品类专业教学需求和人才培养目标要求而编写的第三轮教材，自出版以来得到了广大教师和学生的好评。为了贯彻党的十九大精神，落实国务院《国家职业教育改革实施方案》，将"落实立德树人根本任务，发展素质教育"的战略部署要求贯穿教材编写全过程，中国医药科技出版社在院校调研的基础上，广泛征求各有关院校及专家的意见，于2020年9月正式启动第四轮教材的修订编写工作。

党的二十大报告指出，要办好人民满意的教育，全面贯彻党的教育方针，落实立德树人根本任务，培养德智体美劳全面发展的社会主义建设者和接班人。教材是教学的载体，高质量教材在传播知识和技能的同时，对于践行社会主义核心价值观，深化爱国主义、集体主义、社会主义教育，着力培养担当民族复兴大任的时代新人发挥巨大作用。在教育部、国家药品监督管理局的领导和指导下，在本套教材建设指导委员会专家的指导和顶层设计下，依据教育部《职业教育专业目录（2021年）》要求，中国医药科技出版社组织全国高职高专院校及相关单位和企业具有丰富教学与实践经验的专家、教师进行了精心编撰。

本套教材共计66种，全部配套"医药大学堂"在线学习平台，主要供高职高专院校药学类、药品与医疗器械类、食品类及相关专业（即药学、中药学、中药制药、中药材生产与加工、制药设备应用技术、药品生产技术、化学制药、药品质量与安全、药品经营与管理、生物制药专业等）师生教学使用，也可供医药卫生行业从业人员继续教育和培训使用。

本套教材定位清晰，特点鲜明，主要体现在如下几个方面。

1. 落实立德树人，体现课程思政

教材内容将价值塑造、知识传授和能力培养三者融为一体，在教材专业内容中渗透我国药学事业人才必备的职业素养要求，潜移默化，让学生能够在学习知识同时养成优秀的职业素养。进一步优化"实例分析/岗位情景模拟"内容，同时保持"学习引导""知识链接""目标检测"或"思考题"模块的先进性，体现课程思政。

2. 坚持职教精神，明确教材定位

坚持现代职教改革方向，体现高职教育特点，根据《高等职业学校专业教学标准》要求，以岗位需求为目标，以就业为导向，以能力培养为核心，培养满足岗位需求、教学需求和社会需求的高素质技能型人才，做到科学规划、有序衔接、准确定位。

3. 体现行业发展，更新教材内容

紧密结合《中国药典》（2020年版）和我国《药品管理法》（2019年修订）、《疫苗管理法》（2019

年)、《药品生产监督管理办法》(2020年版)、《药品注册管理办法》(2020年版)以及现行相关法规与标准，根据行业发展要求调整结构、更新内容。构建教材内容紧密结合当前国家药品监督管理法规、标准要求，体现全国卫生类(药学)专业技术资格考试、国家执业药师职业资格考试的有关新精神、新动向和新要求，保证教育教学适应医药卫生事业发展要求。

4.体现工学结合，强化技能培养

专业核心课程吸纳具有丰富经验的医疗机构、药品监管部门、药品生产企业、经营企业人员参与编写，保证教材内容能体现行业的新技术、新方法，体现岗位用人的素质要求，与岗位紧密衔接。

5. 建设立体教材，丰富教学资源

搭建与教材配套的“医药大学堂”(包括数字教材、教学课件、图片、视频、动画及习题库等)，丰富多样化、立体化教学资源，并提升教学手段，促进师生互动，满足教学管理需要，为提高教育教学水平和质量提供支撑。

6.体现教材创新，鼓励活页教材

新型活页式、工作手册式教材全流程体现产教融合、校企合作，实现理论知识与企业岗位标准、技能要求的高度融合，为培养技术技能型人才提供支撑。本套教材部分建设为活页式、工作手册式教材。

编写出版本套高质量教材，得到了全国药品职业教育教学指导委员会和全国卫生职业教育教学指导委员会有关专家以及全国各相关院校领导与编者的大力支持，在此一并表示衷心感谢。出版发行本套教材，希望得到广大师生的欢迎，对促进我国高等职业教育药学类与食品药品类相关专业教学改革和人才培养作出积极贡献。希望广大师生在教学中积极使用本套教材并提出宝贵意见，以便修订完善，共同打造精品教材。

数字化教材编委会

主　编　刘柏炎　梁丽英

副主编　万　能　段启龙　张训浩　张泽渊

编　者　（以姓氏笔画为序）

万　能（湖南食品药品职业学院）

王　轶（天津生物工程职业技术学院）

牛一功（山东药品食品职业学院）

冯金萍（邢台医学高等专科学校第二附属医院）

刘柏炎（益阳医学高等专科学校）

李明爱（长春医学高等专科学校）

宋颖星（长沙卫生职业学院）

张训浩（重庆三峡医药高等专科学校）

张泽渊（楚雄医药高等专科学校）

赵斯静（重庆医药高等专科学校）

段启龙（山东医学高等专科学校）

郭　梅（北京卫生职业学院）

黄　昕（益阳医学高等专科学校附属医院）

梁丽英（邢台医学高等专科学校）

樊圣丽（山西药科职业学院）

前言

本教材依据教育部、卫健委关于“十四五”规划教材的各项要求，贯彻专业与岗位相结合的医药卫生工作方针，努力做到课程内容与职业标准对接，遵循以服务为遵旨、以就业为导向，科学、实用、好用和贴近学生、贴近岗位、贴近临床、贴近社会的原则，精心编审而成。

中医学基础是阐述中医学的基本理论、基本知识和基本思维方法的一门综合性学科，是学习和研究中医药学的一门基础课。本教材共十章，第一章阐述中医学理论体系的形成和发展及中医学的基本特点；第二章介绍中医学的哲学基础——阴阳五行学说；第三章至第六章重点介绍人体的结构、功能及体质，包括藏象、气血津液、经络、体质等；第七章为病因病机；第八章为诊法；第九章为辨证；第十章为养生与防治。

本教材编写过程中强调科学性、启发性和实用性，力争达到概念准确、层次分明、结构合理、条理清晰、重点突出。在每章开篇增设学习引导、学习目标，激发学生的求知欲和好奇心，帮助学生按照掌握、熟悉、了解三个层次学习和理解该章的主要内容。部分知识点以知识链接方式介绍了新知识、新进展、与临床工作的联系等，增强了教材的趣味性和启发性。在相关知识点处设实例分析，帮助学生通过模拟练习将知识应用于临床实践。每个重要知识点后设即学即练，帮助学生及时巩固和强化所学。在每章结尾设知识回顾和目标检测，帮助学生强化记忆、查漏补缺，使所学知识系统化。

本教材不仅在体例上进行创新，而且与数字化相结合，将电子文档、动画、视频配合应用到了教材中，使教材更加立体化，通过扫码，学生能方便地获取所需了解的延展内容，包括习题解答、实例分析、知识拓展等，使学习内容丰富化、学习方式多样化。

本教材编写采用分工合作的方式，第一章绪论由刘柏炎、黄昕编写，第二章阴阳五行由由黄昕编写，第三章藏象由张训浩、张泽渊编写，第四章气血津液由郭梅、万能编写，第五章经络由牛一功编写，第六章体质由段启龙编写，第七章病因病机由梁丽英、冯金萍编写，第八章诊法由段启龙、王轶编写，第九章辨证由李明爱、宋颖星、赵斯静、樊圣丽、黄昕编写，第十章养生与防治由刘柏炎、黄昕编写。全书由刘柏炎、梁丽英统稿并审读，由黄昕担任编写秘书。

本教材在继承的基础上进行了改革与创新，由于编写能力所限，教材内容难免存在疏漏与不足，敬请各教学单位、教学人员、学生以及广大读者提出宝贵意见和建议，以便再版时修订与提高。

编者

2021 年 7 月

目录
CONTENTS

第一章　绪　论

微课

PPT

学习引导

国家强调“要遵循中医药发展规律，传承精华，守正创新，加快推进中医药现代化、产业化”。中医学历史悠久，源远流长，中医药与传统文化密不可分，是中华民族长期同疾病做斗争的经验总结，是中国优秀传统文化的重要组成部分。

知莫大于知来，几千年来中医学是如何一步步从萌芽到成长？中医学的基本特点是什么？我们应该如何去学习中医学并将之应用于医疗实践，加快中医药的现代化和产业化发展从而更好地服务于健康中国战略？

学习目标

1. 掌握　整体观念和辨证论治的内涵。
2. 熟悉　中医学四大经典的成书年代、主要成就及金元四大家、温病四大家对中医学的贡献。
3. 了解　中医学理论体系的形成和发展概况。

中医学有着数千年的悠久历史，是中华民族长期同疾病做斗争的经验总结，是在古代唯物论和辩证法思想的影响和指导下，在长期的反复的医疗实践中逐步发展起来的，是中国优秀传统文化的重要组成部分。中医学具有独特的理论体系和丰富的医疗实践经验，几千年来，一直有效地指导着养生保健和医疗救治，为中华民族的繁衍昌盛，为世界医学的发展和全人类的健康事业做出了巨大的贡献。在科学突飞猛进发展的今天，中医学作为有效的治疗和预防保健手段，仍是医药卫生事业中不可或缺的组成部分，特别是在SARS和新型冠状病毒肺炎的防治工作中，更是发挥了重要的作用。因此，继承和发扬中医学是我们炎黄子孙义不容辞的神圣职责。

第一节　中医学理论体系的形成和发展

我们的祖先在生活、劳动及适应自然环境的斗争中，自发形成了疗伤治病的原始医学知识。通过历代无数医家的共同努力，使中医药学得到不断地丰富和发展，逐步形成独特的理论体系和诊疗技术。

一、中医学理论体系的形成

中医学理论形成于先秦两汉时期。当时社会发生了急剧的变化，政治、经济、文化都有了显著的发展和进步，学术思想也日趋活跃，这对中医学理论的形成产生了重要的影响。特别是先秦时期的阴阳五行思想，秦汉时期的道家思想，汉武帝以后的儒家思想，为中医学理论体系的形成奠定了基础。《黄帝内经》《难经》《神农本草经》及《伤寒杂病论》等古典医著的问世，标志着中医学理论体系的初步形成。

《黄帝内经》简称《内经》，是我国现存最早的一部医学理论专著，成书于战国至秦汉时期，确立了中医学的理论原则。该书分为《素问》和《灵枢》两部分，各有9卷，81篇。它是几代医学家共同创作的，内容丰富精彩，较为系统地阐述了阴阳、五行、脏腑、经络、病因、病机、病证、诊法、辨证、防治原则、针灸推拿、养生康复、遣药组方、配伍宜忌等中医理论，堪称中医学发展的基础和理论源泉。在疾病的防治方面，特别强调防重于治，强调“上工治未病”的预防思想，提出了“治病必求于本”的治疗原则。《黄帝内经》奠定了中医学的理论基础，几千年来始终有效地指导着中医临床实践。

《难经》原名《黄帝八十一难经》，是一部可与《黄帝内经》相媲美的古典医著，成书于秦汉之际，据传为秦越人所著。《难经》内容简要，辨析精微。共设立八十一个疑难问题，全书所述以基础理论为主，涉及生理、病理、诊断、治疗等各个方面。该书一方面继承和发扬了《黄帝内经》在脏腑、经络、疾病、针灸等方面的精髓，另一方面又以崭新的视角论述了脉诊和奇经的理论，提出命门、三焦等新的观点，补充了《内经》的不足，促进了中医学的发展，备受后世医家的推崇。该书提出的“独取寸口”的诊脉方法，至今仍运用于中医临床。

《神农本草经》集东汉以前药物学之大成，是我国现存最早的一部药物学专著，成书于东汉时期。该书共收载药物365种，其中植物药252种，动物药67种，矿物药46种。根据养生、治病和有毒、无毒，将药物分为上、中、下品，是我国药物学最早的分类法。对药物的产地、采集、炮制、加工、贮存、四气、五味、七情和合、有毒、无毒、配伍规律、服药方法等均有论述，明确了“疗寒以热药，疗热以寒药”的原则，为中药学理论的形成和发展奠定了基础。

《伤寒杂病论》是我国现存最早的一部临床医学专著，分为《伤寒论》和《金匮要略》两部，为东汉末年著名医家张仲景所著。张仲景“勤求古训，博采众方”，总结吸收前人及同时期医家的医疗经验，结合自己的临床实践而著成此书。《伤寒论》载方113首，《金匮要略》载方262首，除去重复的方剂，两书实载方剂269首，使用药物达214种。该书在剂型研制、组方用药及其加减上都有独到见解，并且疗效显著，享有“经方”之称。张仲景在《内经》《难经》等理论指导下，创造性地融理法方药于一体，确定了辨证论治的理论体系，以六经论伤寒，以脏腑论杂病，把中医基础理论与临床实践紧密结合起来，开创了辨证论治的先河。书中所载方药，疗效卓著，目前仍广泛的应用于临床实践。该书对医学发展影响很大，被誉为“证治准绳”“方书之祖”。张仲景也被后世誉为医圣。

知识链接

张仲景诊王仲宣

医圣张仲景生活在东汉末年，西晋皇甫谧《甲乙经序》里说：“仲景见侍中王仲宣，时年二十余，谓曰：君有病，四十当眉落，眉落半年而死。令服五石汤可免。仲宣嫌其言忤，受汤勿服。居三日，见仲宣，谓曰：服汤否？曰：已服。仲景曰：色候固非服汤之诊，君何轻命也！仲宣犹不言。后二十年果眉落，后一百八十七日而死，终如其言。”这个医案揭示如果对中医“象”的观察细致入微，就可以秋毫在目，预言生死也就不是什么奇事了。

二、中医学理论体系的发展

继四大经典著作问世，中医理论体系初步形成之后，从两晋到明清，历代医家分别从不同角度充实和发展了中医学理论。

晋至隋唐，是我国医药学的辉煌时期。两晋王叔和所著的《脉经》是我国现存最早的一部脉学专著。该书汇集了晋以前脉学的成就，提出24种脉象，发展了《难经》的“独取寸口”的诊脉方法，首创“三部九候”，及寸、关、尺三部和各脏腑的关系，对脉学的形成和发展起到了重要的推动作用。

东晋葛洪著《肘后备急方》，全书共73篇，载方101首，主要记述各种急症或慢性病急性发作时的治疗方药、针灸、外治等法。所载诸方，易于获得，疗效可靠，被后世誉为“简便廉验”的方书和实用的“急救手册”。

晋代皇甫谧的《针灸甲乙经》，明确了经络与腧穴的关系，在针灸学的发展史上起着承前启后的作用。

此阶段最有影响力的药物学专著首推陶弘景的《本草经集注》。该书对《神农本草经》进行校勘整理和注释，并增补了名医用药经验。全书7卷，载药730种，较《神农本草经》药物品种增加了一倍。首创按药物的自然属性及来源进行分类的方法，首用“诸病通用药”的编排方法，列举了80多种疾病的通用药物，并对药物的功用等提出了自己的见解。

南朝雷敩所撰《雷公炮炙论》是我国现存最早的一部炮制类专著。全书分上、中、下三卷，载药300种，涉及药物的炮炙经验和方法。提出药物经过炮制能增强疗效，降低毒性，便于贮存、调剂、制剂等，初步概括了药物采集、性味、煮熬、修治等方面的理论与方法，至今仍有较大的实用价值。

南齐龚庆宣的《刘涓子鬼遗方》，是我国现存最早的外科学专著，记载了金疮、痈疽、疮疖、瘰疬、疥癣及其他皮肤疾患，有内外治处方140多个。北齐徐之才的《逐月养胎法》对胎儿逐月发育的叙述较为详尽，明确指出了怀胎十月养生和调摄的注意事项。

隋唐年间蔺道人著《仙授理伤续断秘方》一卷，是我国现存最早的一部伤科学专著，反映出隋唐时期治疗骨伤疾病的水平已相当先进。此阶段出现了我国现存最早的儿科学专著《颅囟经》，书中首记儿科脉法，对惊痫、疳痢、火丹等症状叙述颇详，并附有方药，便于对症采用。唐末昝殷《经效产宝》，是我国现存最早的妇产科专著。隋代巢元方等编著的《诸病源候论》，是我国第一部病因病机证候学专书，全书分67门，论述了1739种病候，对内科、外科、妇科、儿科、眼科等多学科疾病的病因、病机、分型、鉴别等方面也有了新的看法，内容丰富多彩。

唐代医家孙思邈被誉为“药王”，所著《备急千金要方》《千金翼方》是以记载处方和其他各种治疗手段为主的方书，《备急千金要方》为我国第一部医学百科全书，分为30卷，载方5300首；孙思邈晚年所著的《千金翼方》，亦为30卷，载方2571首。两书详述了我国唐以前主要医学著作的理论、方剂、诊法、治法、食养，发展了脏腑辨证理论，使之更加丰富和系统化。尤其在营养缺乏性疾病的防治方面，成就突出。如认为瘿病（指甲状腺肿类疾病）是因为人们久居山区，长期饮用一种不好的水所致，劝告人们不要久居这些地方；对夜盲病人，采用动物肝脏治疗等。

即学即练 1－1

答案解析

我国历史上第一部医学百科全书是（　　）

A.《备急千金要方》　B.《诸病源候论》　C.《脉经》

D.《肘后备急方》　E.《黄帝内经》

唐代苏敬等人编纂的《新修本草》（又名《唐本草》），在《本草经集注》的基础上新增114味药，共收载药物844种，包括本草、药图、图经三部分，这种图文对照的方法，开创了世界药学著作的先河，该书是世界上第一部由政府颁行的国家药典，比欧洲纽伦堡药典早883年。陈藏器编著的《本草拾遗》以收集《新修本草》遗漏药物为主，增补了大量民间药物，且详细描述了辨识品类的方法，提出了著名的宣、通、补、泻、轻、重、燥、湿、滑、涩，"十剂"分类法，对后世方药分类产生了很大影响。

王焘的《外台秘要》集方论之大成，以宏富详尽著称，共40卷，1104门，载方6000余首。内容包括临床各科、各家方书所载方药，尚有来自于民间的单方、验方、名方，对许多病证有了进一步的认识，如书中已有消渴病人尿甜等记载，为后世提供了宝贵的临床经验，是唐代又一部规模巨大的综合性医籍。

宋金元时期，医学家们在前代理论与实践的基础上，深入研究，提出了许多独特的见解，在各抒己见、百家争鸣的学术氛围中，中医学有了突破性进展。宋代印刷术的进步推动了科学文化的发展，医学书籍得以大批刊印。宋朝廷组织编著刊发多种大型医书。宋慈的《洗冤集录》是世界上最早的法医学专著，先后被译成荷、法、日、朝、英、俄等多种文字，流传国外。在病因学方面，陈无择提出了著名的"三因学说"，将复杂的病因概括为外因、内因、不内外因三类，发展了张仲景的病因学说，使病因学说由博返约，更加系统化和理论化，对后世有深远影响。宋代儿科名医钱乙著儿科学专著《小儿药证直诀》，提出了以五脏为纲的儿科辨证方法，首创了流传至今的名方六味地黄丸，被称为"儿科之圣"。刘昉的《幼幼新书》是当时世界上最完备的儿科学著作。董汲《董氏小儿斑疹备急方论》是论述小儿麻、痘、斑、疹的第一部专著。陈自明在《妇人大全良方》中首先提出"妇人以血为本"的学术观点，系统总结了妇科的诊疗经验和理论，对妇科的发展影响较大。王惟一著《铜人腧穴针灸图经》，并铸成两具针灸铜人，为针灸教学提供了方便。

宋元时期是中药学发展的全盛时期，政府对本草的修订十分重视，先后编撰了《开宝本草》《嘉祐本草》《图经本草》等本草学专著。宋代的本草学代表作当推唐慎微的《经史证类备急本草》（简称《证类本草》），全书33卷，载药1558种，在《嘉祐本草》《图经本草》的基础上，新增药物476种，附方3000余首。该书对药物学的基本理论及各种药物的名称、药理、主治、产地、采收、炮制等均有详细的描述，并于各药之后附列方剂加以印证。宋以前许多本草资料后来已经亡佚，多赖此书的引用才得以保存下来。《证类本草》代表了宋代药物学的最高成就。

在方剂学方面北宋有官颁的三大方书：《太平圣惠方》，载方16834首；《太平惠民和剂局方》，载方788首，是官方卖药所的成药处方集，由裴宗元、陈师文校定；《圣济总录》，系北宋末年政府组织医家广泛收集历代方书及民间方药而编成，共200卷，载方近20000首，前代方书几乎全被囊括。

金元时期医学出现了学术争鸣的活跃气氛，涌现出具有代表性的四大医学流派，被称作"金元四大家"。刘完素倡导"六气皆从火化""五志过极皆能生火"，提出了"火热论"，用药以寒凉为主，称为

“寒凉派”；代表作有《素问玄机原病式》《素问病机气宜保命集》。张从正力倡“攻邪”，认为“邪祛则正安”，治病常用汗、吐、下三法祛邪，称为“攻下派”；代表作有《儒门事亲》。李东垣认为“内伤脾胃，百病由生”，倡“脾胃论”，治疗常以补益脾胃为主，称为“补土派”；代表作有《内外伤辨惑论》《脾胃论》。朱丹溪力倡“相火论”，提出“阳常有余，阴常不足”之说，治病强调滋阴降火，称为“滋阴派”；代表作有《格致余论》《局方发挥》《丹溪心法》等。金元四大家，师古而不泥古，各有发挥及独创之处，从不同角度丰富和发展了中医学理论体系。

元代忽思慧编著的《饮膳正要》是我国现存最早的营养学专著，书中对养生避忌、妊娠食忌、高营养物的烹调、营养疗法、食物卫生、食物中毒均有论述，还介绍了很多回、蒙民族的食疗方法，至今仍有较高的参考价值。危亦林的《世医得效方》中关于麻醉药的使用有了新的进步，其对于脊柱骨折悬吊复位法的记载，是世界医学史上的重大发明。

明代赵献可、张景岳等提出的命门学说，进一步丰富了藏象学说的内容。《普济方》是我国现存最大的一部方书，载方 61739 首，可以说是集明以前方书之大成。伟大的医药学家李时珍历时 27 年，参考 800 多种书籍，以唐慎微的《证类本草》为基础，进行大量的整理、补充，并加进自己的发现和见解，以科学严谨的态度，亲临深山旷野考察，收集标本，虚心向劳动群众请教，三易其稿，著成《本草纲目》。这是一部内容丰富，论述广泛，影响深远的巨著。全书共 52 卷，载药 1892 种，新增药物 374 种，附图 1109 幅，附方 11096 首。论述了植物学、动物学、矿物学和治疗学等多学科知识，远远超出了本草的范围，全面总结了 16 世纪前我国药物学知识和用药经验，是我国古代文化科学宝库的一份珍贵遗产。该书先后被译成朝鲜、日、德、法、英、俄、拉丁等多种文字流传于世，影响甚广，是中医药史上的一座里程碑。正因为编撰了《本草纲目》，使李时珍成为世界著名的科学家，有“药圣”之誉。继李时珍之后，清代医家赵学敏，对民间草药作了广泛收集和整理，编著成《本草纲目拾遗》，这是又一部具有重要科学价值的药物学专著。全书共载药物 921 种，其中新增药物有 716 种之多，对药物形态的描述和功效用法的记载翔实可靠，大大丰富了我国药学宝库。

明清时期，医学家在和传染病的长期斗争中，逐渐形成了温病学派。明末，吴又可著《温疫论》，阐述温疫病的病因和致病途径，提出传染病的病因为“戾气”，从口鼻而入，是病因学的一大进步，为温病学的形成奠定了基础。清代叶天士在总结前人学术成就及临床实践的基础上，创立了“卫气营血辨证”，强调重视养阴生津，并留下很多医案，著名的有《临证指南医案》《未刻本叶氏医案》，对后世影响甚巨。吴鞠通进一步总结并发展了温病学说，著《温病条辨》，创立了“三焦辨证”。薛生白擅长治疗湿热病，著《湿热条辨》，被后世推为研习温热病的必读之作。王孟英著《温热经纬》，也为温病学的发展做出了贡献，他们的学说使温病学形成了完整的理论体系。因此，叶天士、吴鞠通、薛生白、王孟英被后世誉为“温病学四大家”。清代医家王清任根据尸体解剖和临床经验写成《医林改错》，修正了古代医书在人体解剖方面的一些错误，强调了解剖知识对医生的重要性，并发展了瘀血致病理论与治疗方法。

近代中国社会剧变，对中医古典医著的研究和保存做出了一定成就。由于西方文化广泛传播，出现了中西汇通和中医科学化的思潮。其代表性人物如唐宗海、朱沛文、恽铁樵、张锡纯等（史称中西汇通四大医家）。张锡纯所著《医学衷中参西录》，即是中西汇通的代表作之一。

1949 年以后，国家政策强调“中医不能丢”“中西医并重”。“发展现代医药和传统医药”，“实现中医学现代化”正式载入宪法，为中医药的发展提供了法律保证。中西医学工作者在继承传统医学古典文献方面取得了巨大的成就。在应用现代科学方法研究中医药方面，如经络与脏腑实质研究，临床诊疗技术，中药及复方药理研究等方面都获得可喜的成果。现代生命科学研究提示，中医学科许多内容都包含着现代科学前沿的研究内容，中医学在面向现代和未来的基础学科及高科技领域里，正在与西医学、生物信息学、系统科学、物理学、化学、细胞分子学、基因组学及蛋白质组学等现代科学前沿有机衔接。这必将建立起与中医药学科科学性和先进性相适应的医学理论体系，中医学研究已成为世界性研究课题，可以预期，中医学必将得到进一步发扬光大。

实例分析 1-1

案例 一人伤寒，四五日，吐血不止，医以犀角地黄汤等治而反剧，陶切其脉，浮紧而数，若不汗出，邪何由解？遂用麻黄汤，一服汗出而愈。

或问曰：仲景言衄家不可汗，亡血家不可发汗，而此用麻黄汤何也？曰：久衄之家，亡血已多，故不可汗，今缘当汗不汗，热毒蕴结而成吐血，当分其津液乃愈，故仲景又曰：伤寒脉浮紧，不发汗，因致衄血者，麻黄汤主之。盖发其汗，则热越，而出血自止也。（《名医类案·陶尚文案》）

讨论 中西医治疗思路的异同。

答案解析

第二节 中医学的基本特点

中医理论体系的形成受古代唯物论和辩证法思想的深刻影响，对病证的观察分析，从整体出发，通过对现象的分析，探求内在机制，从而确定治则和治法。因此，整体观念和辨证论治是中医学的两大基本特点。

一、整体观念

整体即完整性和统一性。中医学非常重视人体自身的完整性、统一性以及人与外界环境的相互联系。中医学认为人体本身是一个有机整体，脏腑之间，脏腑与体表组织器官之间，结构上相互联系，生理上相互协调，病理上相互影响，是一个不可分割的整体。同时还认识到，“天人合一”，人与自然和社会共存，时刻受到自然环境和社会环境的影响，人在适应环境和改造环境的过程中，维持着自身正常的生命活动。这种人体自身的完整性和内外环境的统一性的思想，称为整体观念。

整体观念是中医学的一种思维方法，是古代唯物论和辩证法思想在中医学中的体现，它贯穿于中医学的生理、病理、诊法、辨证、养生、防治等诸方面。

（一）人体是一个有机整体

人体是由若干脏腑、组织、器官所组成，虽有不同结构和功能，但并非孤立，而是相互联系、相互为用、相互制约的。各个脏腑、组织、器官的功能是整体功能的组成部分，从而决定了人体的整体统一性。

生理上的整体性，主要体现在组织结构和功能上完整统一的“五脏一体观”，以及形体与精神相互依存的“形神一体观”。

人体由五脏、六腑、形体、官窍等构成，以五脏为中心，通过经络系统“内属于脏腑，外络于肢节”，构成了心、肝、脾、肺、肾五个生理系统。人体正常的生命活动依靠各脏腑正常发挥其各自的功能，以及五个生理系统之间相辅相成的协同作用和相反相成的制约作用。精、气、血、津液是构成人体的重要组成部分，又是维持人体各种生理功能的精微物质。人体以五脏为中心，通过经络系统，把六腑、五体、五官、九窍、四肢百骸等全身组织器官联系成有机整体，并通过精、气、血、津液的作用，来完成机体统一的功能活动。

形体与精神是生命的两大要素，是统一的整体。形体指的是人体的脏腑、组织、器官以及贮存和运行于其中的精、气、血、津液等。神有广义和狭义之分，广义的神指人体生命活动的总体表现，狭义的神指人的精神意识思维活动。中医学认为形与神相互依附，形是神的藏舍之所，神是形的生命体现。神不能脱离形而存在，有形才有神，形健则神旺。反观之，神又对形体发挥了主宰的作用，控制和调节全部脏腑、组织、器官的功能。此乃“形神一体观”。

病理上的整体性，体现在中医学分析人体的病理状态时注重整体，着眼于局部病变所引起的整体病理反映。既重视局部脏腑、组织、器官的病变，又不忽视此病变对其相关脏腑、组织、器官的影响，将局部病理变化与整体病理反映统一起来，这凸显了中医病机中的整体观念。

病理上局部的病变大都是整体生理功能失调在局部的反映，如目的病变，可反映肝的功能失调，也可反映五脏精气失常。故目的病变不能单从局部分析，而应从整体联系去认识。脏腑之间，生理上密切配合，病理上相互影响。如肝失疏泄，会影响脾的运化功能。人体是形神统一的整体，精、气、血、津液的病变，可引起神的失常，而精神情志的失常，也能导致精、气、血、津液的病变。

诊治上的整体性，体现在人体是一个有机的整体，各脏腑、组织、器官在病理上相互影响，因而诊察疾病可通过观察分析形体、官窍、色脉做出正确的诊断。如《灵枢·本脏》说：“视其外应，以知其内脏，则知所病矣。”验舌诊病是中医的特色，人体脏腑气血盛衰，疾病轻重顺逆，均可呈现于舌象。治疗上中医学强调从整体层面上入手，调整阴阳，扶正祛邪，使之恢复正常。如肝开窍于目，中医治疗眼睛的病变，通常会从肝脏治疗。若眼睛红肿热痛，则以清肝明目为治；若眼睛干涩，视物模糊，则以养肝明目为治。

（二）人与自然界的统一性

自然界是人类赖以生存的外在环境，其变化影响人体，人体长期生活在自然界也会适应自然界的变化且能产生相应的调节功能。《灵枢·岁露》云：“人与天地相参也，与日月相应也。”指的正是人与自然的相互适应。自然界的变化过于剧烈，超越人体所能适应的范围，即会产生病理性反应。

1. 季节气候对人体的影响 一年四时气候的变化，规律为春温、夏热、长夏湿、秋燥、冬寒。人体生理上的适应性变化就会有春生、夏长、长夏化、秋收、冬藏。春夏季节，阳气发泄而人体多汗少尿，秋冬季节阳气收敛，则可见少汗多尿。自然界气候变化，人体脉象亦变化，如《素问·脉要精微论篇》所载：“春日浮，如鱼之游在波；夏日在肤，泛泛乎万物有余；秋日下肤，蛰虫将去；冬日在骨，蛰虫周密。”李时珍《四言举要》亦云：“春弦夏洪，秋毛冬石，四季和缓，是谓平脉。”人体气血的运行也与气候变化的风雨晦明有关，如《素问·八正神明论篇》所载：“天温日明，则人血淖液而卫气浮，故血易泻，气易行；天寒日阴，则人血凝泣而卫气沉。”

2. 昼夜晨昏对人体的影响 一日之内随着昼夜晨昏的变化，人体的阴阳气血也会进行相应的调节。《素问·生气通天论篇》云：“故阳气者，一日而主外，平旦人气生，日中而阳气隆，日西而阳气已虚，气门乃闭。”说明人体阳气白天多趋于表，夜晚多趋于里，反映人体在昼夜阴阳的自然变化过程中，生理活动的适应性变化。昼夜的变化也影响到疾病的过程，一般病证大多白天病情较轻，傍晚加重，夜间最重，故《灵枢·顺气一日分为四时》云："夫百病者，多以旦慧，昼安，夕加，夜甚"。这是因为早晨、中午、黄昏、夜半，人体阳气存在着生、长、衰、入的规律，从而影响到邪正斗争，病情呈现出慧、安、加、甚的起伏变化。

3. 地区方域对人体的影响　地域性气候、水土、人文、风俗在一定程度上影响人体，体现在生存环境直接影响人体生理功能。如江南地势低，气候温暖而湿润，故人体腠理多疏松，体格偏瘦削，性格多文静细腻；北方地势高，气候寒冷干燥，故人体腠理多致密，体格偏壮实，性格多粗犷豪放。俗话说得好，一方水土养一方人。人们生活在已经习惯的环境中，一旦异地而居，或居住易地跨度太大，自然环境突然改变，均有可能引起人体诸多不适，习惯上称之为"水土不服"。

中医学认为，"人与天地相应"，所以因时、因地、因人制宜成为中医治疗学上的重要原则。当然"天人相应"不是消极的、被动的，而是积极的、主动的，人类不仅可以主动地适应自然，而且在一定程度上可以改造自然，以便更好地适应环境的变化，从而提高人类的健康水平。

（三）人与社会环境的统一性

人是社会的组成部分，有确切的自然属性和人文社会属性。在不同社会环境中，人们形成了各自的心理活动方式和对社会环境的适应能力，故社会环境对人的身心产生的影响可以引起生理方面的种种改变。中医学在形成初期就重视精神、意识、思维活动与形体的联系。形与神俱，不可分离，如《素问·天元纪大论篇》所云："人有五脏化五气，以生喜怒悲忧恐。"政治、经济、文化、宗教、婚姻、人际关系等社会因素，直接影响人的生理、心理和病理变化。人在适应社会环境的过程中维持着生命的稳定、协调、平衡、有序，体现人与社会环境的统一性。若社会安定，天下太平，人们丰衣足食，生活有规律，抗病能力强，则患病少，寿命长。如《论衡》所说："太平之世多长寿人。"反之，社会动乱，战火纷飞，灾难横行，缺衣少食，人的抗病能力下降，各种疾病皆易发生。瘟疫亦易于流行，导致人的死亡，使平均寿命缩短。

个人的社会地位，直接带来物质与精神生活的变化，甚至影响健康，导致疾病发生。如《素问·疏五过论篇》云："尝贵后贱，虽不中邪，病从内生，名曰脱营；尝富后贫，名曰失精。"说明社会地位和经济状况的剧烈变化，常可导致人精神情志的不稳定，从而影响人体脏腑的功能，导致身心疾病的发生。此外，家庭矛盾、婚姻不遂、事业挫折、亲人亡故、人际关系不和谐等，均可以破坏人体生理和心理的协调与稳定，不仅可以致病，还能加重病情，甚至导致死亡。

因为良好的社会环境和融洽的人际关系，可使人精神振奋，勇于进取，有利于身心健康；而不利的社会环境，可使人精神压抑或紧张恐惧，从而危害身心健康。所以中医在诊察疾病的过程中，非常强调了解患者所处的社会环境及心理状态。如《素问·疏五过论篇》云："凡欲诊病者，必问饮食居处，暴乐暴苦，始乐后苦，皆伤精气，精气竭绝，形体毁沮。"

二、辨证论治

辨证论治是中医学认识疾病和治疗疾病的基本法则，是中医学对疾病的一种特殊的研究和处理方法。通过四诊收集患者的病史、症状等病情资料，根据中医理论进行综合分析，辨别疾病的证候，并制定治疗方法，这种中医学认识疾病和治疗疾病的过程，就是辨证论治的过程，是中医学的基本特点之一。

（一）辨证论治的概念

辨证，是将望、闻、问、切四诊所收集的资料、症状和体征，通过分析、综合，辨清疾病的原因、性质、部位以及邪正之间的关系，最终概括、判断为某种性质的证。论治，是根据辨证的结果，确立相应的治疗原则和方法。辨证和论治，是诊治疾病过程中不可分割的两个部分，是理论和实践相结合的体现。辨证是认识疾病，确定证候；论治是依据辨证的结果，确立治法和处方遣药。辨证是确定治疗的前提和依据，论治是辨证的目的，并通过论治，可以检验辨证是否正确。辨证论治是理论与实践的有机结合，有效地指导了临床理、法、方、药的具体运用。

（二）症、证、病的概念及其关系

辨证论治涉及症、证、病的内容，只有理解症、证、病的含义才能深刻理解辨证论治的实质及临床意义。

1. 症 即症状和体征的总称。症状是疾病的临床表现，即患者主观感觉到的不适或病态改变，如头痛、咳嗽、发热、呕吐等；体征是能被察觉的客观现象，往往是医生在检查患者时发现的异常征象，如体温升高、面黄、目赤、舌苔黄厚、脉象弦数等。症仅仅是疾病的个别现象，同一个症状，可以由不同的致病因素引起，其病理机制也不尽相同，因此，孤立的症状和体征不能完全反映病理变化的本质。

2. 证 即证候，是疾病发展过程中某一阶段所出现各种症状与体征的概括。证候是中医学的特有概念，是中医学认识疾病和治疗疾病的核心。证候是病机的外在反映，病机是证候的内在本质。证候一般由相对固定的、有内在联系的、能反映疾病过程中一定阶段本质的症状和体征构成，包括病变的原因、部位、性质及邪正盛衰变化，故证候能揭示病变的机制和发展趋势，反映疾病发展过程中某一阶段病理变化的本质，可作为确立治法、用药原则的依据。如肝阳上亢、心脉痹阻、肾不纳气、脾气下陷、大肠湿热等都属于证候概念。

3. 病 即疾病，是指一定病因作用机体，人体正气与之抗争而导致机体阴阳失调、脏腑经络的生理功能或形态结构发生改变，环境适应能力下降的异常生理过程。疾病都有特定的病因及演变规律，有较固定的症状和体征，有诊断要点和与之相似的疾病的鉴别要点。疾病的概念反映了某种疾病全过程的总体属性、特征和规律，如感冒、痢疾、麻疹、中风、哮喘等皆属于疾病概念。

4. 症、证、病三者的关系 症、证、病三者既有联系，又有区别，三者均统一在人体病理变化的基础之上。症是构成疾病和证候的基本要素，疾病和证候都是由症状和体征所组成的；具有内在联系的症状和体征组合在一起，即构成了证候；各阶段的证候贯串叠合起来，便是疾病的全过程。病是全程的，证是阶段的，病是反映疾病全部过程的病理变化本质，而证是反映疾病发展过程中某一阶段的病理变化本质。证会随着疾病的进退而发生变化，所以证比病更具体、更贴切、更具有可操作性。证是病理本质的反映，而症仅仅是疾病的个别、表面、孤立的现象，因而证比症更深刻、更全面、更正确地揭示了疾病的实质。

（三）辨证与辨病的关系

在辨证论治中，必须掌握病与证的关系，既要辨病，又要辨证，而辨证重于辨病。中医临床分析病证时，认识到辨病是探求病变全过程的发展规律，辨证是辨别疾病过程中某一阶段的病理状态。辨病抓住疾病的基本矛盾，而辨证则抓住当前疾病的主要矛盾。在疾病发展过程中，可出现不同的证候，要根据不同证候进行治疗。所以，只有在辨证的基础上，治疗才能有针对性地展开。例如感冒，临床上通常分为风热表证和风寒表证两种主要证型，只有将证型辨别清楚，才能确定辛凉解表或辛温解表的治疗方法，从而达到治愈感冒的目的。

辨证论治作为中医学诊断和治疗疾病的主要方式，要求医者辩证地看待病和证的关系。既要重视同样的疾病可能出现不同的证候，又要关注不同的疾病可以出现相同的证候。因此在临床论治时，可采取“同病异治”或“异病同治”的治则来处理。

同病异治是指同一种疾病，由于其发病的时间、地域以及患者机体反应性不同，或其病情处于不同的发展阶段，所表现出来的证不同，因而治疗方法亦不同。例如麻疹病程发展的不同阶段，其治疗方法也各不相同。发病初期麻疹未透，治宜发表透疹；疾病中期肺热壅盛，治宜清解肺热；疾病后期余热未清，肺胃阴亏，治宜养阴清热。

异病同治指的是不同的疾病，在其发展过程中，如果出现了基本相同的证，可采用基本相同的方法治疗。例如久痢脱肛，子宫下垂，肾下垂，虽是不同的疾病，但如果表现为中气下陷的证候，均可采用补中升提的方法来治疗。

由此可见，中医治病侧重点不在于病的异同，而是着眼于证的区别。相同的证反映着相同性质的矛盾，可用相同的方法治疗；不同的证反映着不同性质的矛盾，需用不同的方法治疗。这就是所谓的“证同治亦同，证异治亦异”。这种针对疾病发展过程中不同性质的矛盾采用不同方法去解决的原则，就是辨证论治的精髓所在。

目标检测

答案解析

一、选择题

（一）A 型题（最佳选择题）

1. 我国现存最早的一部医学理论专著是（　）

A.《黄帝内经》　B.《伤寒杂病论》　C.《神农本草经》

D.《难经》　E.《千金翼方》

2.《神农本草经》是我国现存最早的一部药物学专著，共收载药物（　）种

A. 252 种　B. 356 种　C. 365 种　D. 730 种　E. 1892 种

3. 下列选项中属于中医学基本特点的是（　）

A. 同病异治　B. 异病同治　C. 辨证论治　D. 标本兼治　E. 审因论治

4. 根据“人与天地相应”的观点，下列除哪项外，均可对人体产生影响（　）

A. 季节气候变化　B. 昼夜晨昏变化　C. 地区方域不同

D. 饮食偏嗜不同　E. 阴居以避暑

5. 以下属于体征的是（　）

A. 头痛　B. 呕吐　C. 咳嗽　D. 苔腻　E. 心悸

（二）B 型题（配伍选择题）

A.《本草纲目》　B.《神农本草经》　C.《伤寒杂病论》

D.《备急千金要方》　E.《诸病源候论》

1. 我国现存最早的一部临床医学专著是（　）

2. 我国第一部病因病机证候学专书是（　）

3. 属于明代成书的本草专著是（　）

A. 刘完素　B. 张从正　C. 李东垣　D. 朱丹溪　E. 叶天士

4. 倡导“六气皆从火化”，用药以寒凉为主的医家是（ ）
5. 倡导“脾胃论”，用药以补益脾胃为主的医家是（ ）
6. 倡到“相火论”，治病强调滋阴降火的医家是（ ）

A. 唇暗 B. 感冒 C. 大肠湿热 D. 脉象弦数 E. 恶寒发热

7. 属于“疾病”的是（ ）
8. 属于“证候”的是（ ）
9. 属于“症状”的是（ ）

（三）X 型题（多项选择题）

1. 中医学四大经典包括（ ）

A.《黄帝内经》 B.《难经》 C.《伤寒杂病论》
D.《神农本草经》 E.《本草纲目》

2. 中医学上被称作温病四大家的是（ ）

A. 叶天士 B. 吴鞠通 C. 孙思邈 D. 薛生白 E. 王孟英

3. 中医学上被称作金元四大家是（ ）

A. 刘完素 B. 张从正 C. 张仲景 D. 朱丹溪 E. 李东垣

二、简答题

1. 简述中医学的整体观念。
2. 简述辨证论治的概念。

书网融合……

知识回顾 微课 习题

第二章 阴阳五行

PPT

学习引导

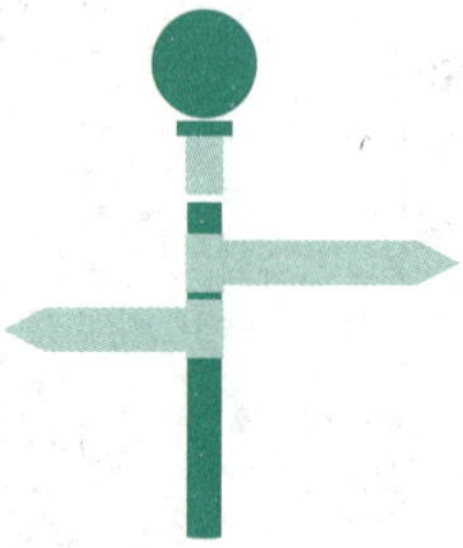

阴阳五行学说是中国古代哲学理论，是古人用以考察事物源头，探求事物本质的世界观和方法论。“天行健，君子以自强不息；地势坤，君子以厚德载物。”这句话阐释了乾坤的含义，所代表的思想亦是中华民族的一种传统美德。那么我们可不可以用阴阳来认识乾坤？中国传统文化中的河图、洛书、周易与中医有怎样的内在联系？阴阳五行学说的内涵及其运动变化规律又是如何渗透到中医学理论的各个部分，与其融为一体，成为中医学理论体系独特的一部分，用以阐释人体的生理、病理变化，指导临床的诊断和治疗的？

学习目标

1. **掌握** 阴阳、五行学说的基本概念和基本内容。
2. **熟悉** 阴阳、五行学说在中医学中的应用。
3. **了解** 事物和现象阴阳属性的划分和五行的归类。

第一节 阴阳学说

阴阳学说，是研究阴阳的内涵及其运动、变化规律，并用以阐释宇宙间万事万物的发生、发展、变化的一种古代哲学理论。阴阳学说认为世界是物质性的整体，世间万物及现象不仅具备阴阳的属性，而且其发生、发展和变化都是阴阳二气对立统一的结果。它是古人探索宇宙间万事万物的一种世界观和方法论，是中国古代的唯物论和辩证法。

阴阳初始的概念是非常朴素的，指的就是日光的向背。凡是向着阳光或阳光照射充足的地方，即为阳；凡是背对阳光或阳光照射不到的地方，即为阴。后来人们又发现，对着阳光便温暖明亮，背对阳光便寒冷黑暗，此后阴阳的概念被不断的引申，气候的寒暖，方位的上下、左右、内外，以及日月、昼夜、水火、升降、雌雄、运动状态的躁动和宁静等，都可以用阴阳属性来概括。

随着认识的不断深入，人们意识到不但事物内部存在阴阳两种势力，而且这两种势力是运动变化的、相互作用的。人们开始尝试用阴阳理论来解释一些复杂事物的变化机制。他们认为阴阳的相互作用推动了一切事物的发生、发展和变化。如《周易》指出：“一阴一阳谓之道。”此时的阴阳学说已经逐渐成熟，发展成了一种唯物论的哲学思想，广泛应用于天文、地理、历法、气象、农业等自然科学领域，促进了相应学科的发展。

先秦、秦汉时期，中医学理论体系初步形成。医学家们将阴阳的概念引入到中医学理论体系当中，用阴阳来说明人体的组织结构，解释人体的生理功能、病理变化，同时指导疾病的诊断和治疗。

一、阴阳的概念

阴阳是自然界相互关联的事物或现象对立双方属性的概括。它既可以代表两个相互对立着的事物或现象，又可以代表同一事物内部相互对立着的两个方面。故《类经·阴阳类》云：“阴阳者，一分为二也。”

（一）阴阳的特性

1. 阴阳的普遍性　阴阳是一个抽象的概念，其属性普遍存在于自然界的各种事物或现象之中，代表着既相互对立、又相互联系的两个方面，如天与地、火与水、热与寒等。阴阳学说认为，世界是物质性的整体，阴阳的对立统一是世界万物运动变化的总规律。自然界的一切事物和现象，都普遍存在着阴阳两种势力。这两种势力的对立统一，推动着世间一切事物和现象的发生、发展、变化。

2. 阴阳的关联性　阴阳的概念明确指出，阴阳是对相互关联的事物或现象属性的概括，即阴阳所概括的事物或现象，应该在同一范畴，同一层次上，它们是有交点的，即相关性。只有相互关联的事物或现象，或同一事物内部的两个方面，才能用阴阳来说明，如上与下、男与女、昼与夜、热与寒等。如果事物或现象不具有关联性，就不能用阴阳来说明，即不能将风马牛不相及的事物和现象进行阴阳的比较或归类，如将寒与上，男与静分阴阳，就毫无意义，甚至是荒唐的。

3. 阴阳的相对性　事物的阴阳属性，不是绝对的，而是相对的，阴阳的相对性，可以体现在两个方面：

（1）相互转化性：阴和阳在一定条件下可以发生转化，阴可以转化为阳，阳也可以转化为阴。如寒极生热，热极生寒。

（2）无限可分性：世间任何相互关联又相互对立的事物或现象，都可以用阴阳属性来划分，而任何一种事物或现象的内部又可以分为相互对立的两个方面，即阴阳之中还有阴阳，阴阳有无限的可分性。故《素问·阴阳离合论篇》云：“阴阳者，数之可十，推之可百，数之可千，推之可万，万之大，不可胜数，然其要一也。”以昼夜为例，白昼属阳，黑夜属阴；而上午又属阳中之阳，下午属阳中之阴；前半夜属阴中之阴，后半夜属阴中之阳。

（二）事物的阴阳属性

事物或现象的阴阳属性，一般取决于它们的性质、位置、趋势等相关因素。《素问·阴阳应象大论篇》云：“水火者，阴阳之征兆也。”古人通过对自然现象的长期观察和总结，认为水和火的矛盾最为突出，最具有代表性。水性寒而润下，可作为属阴事物或现象的代表；火性温热而炎上，可作为属阳事物或现象的代表。用水和火的特性来解释阴阳属性，可以起到执简驭繁的效果。以此类推，阳通常代表具有积极、进取、刚强等特征的事物或现象；阴通常代表具有消极、退守、柔弱等特征的事物或现象。一般来说，凡是运动的、外向的、上升的、温热的、无形的、轻清的、明亮的、兴奋的，多属于阳；凡是静止的、内守的、下降的、寒冷的、有形的、重浊的、晦暗的、抑制的，多属于阴。如天与地，天气轻清在上属阳，地气重浊在下属阴；春夏与秋冬，春夏温热属阳，秋冬寒冷属阴（表 2－1）。

表 2-1 事物和现象的阴阳属性归类

属性	空间	时间	温度	湿度	季节	重量	亮度	事物运动
阳	上、外、天	白昼	温、热	干燥	春、夏	轻	明亮	升、动
阴	下、内、地	黑夜	寒、凉	湿润	秋、冬	重	晦暗	降、静

二、阴阳学说的基本内容

阴阳学说的基本内容，包括对立制约、互根互用、交感互藏、消长平衡和相互转化五个方面。

（一）对立制约

阴阳的对立制约，是指属性相反、相互对立的阴阳双方在一个统一体中的相互对抗、相互排斥、相互制约的关系。

阴阳学说认为自然界一切事物或现象普遍存在着属性相反、相互对立的阴阳两个方面，阴阳双方既是对立的，又是统一的，如天和地、上和下、内和外、出和入、动和静、升和降、明和暗、寒和热、昼和夜等。

阴阳双方的相互对立，直接导致了它们之间的相互制约、相互抗争。如《管子·心术上》所说："阴则能制阳矣，静则能制动矣。"相互对立的阴阳双方，其中任何一方对另一方都可以起到制约作用。自然界中水可以灭火，火也可以使水蒸发消散；温热可以驱散冰冷，冰冷也可以减灭高温。阴阳之间相互的对立制约，维持了事物的动态平衡。

阴阳的相互制约、相互抗争，不仅推动着一切事物的发生、发展、变化，也贯穿于人体生命过程的始终。人体的阴阳也是在对立制约中取得统一，维持着动态平衡，正如《素问·生气通天论篇》云："阴平阳秘，精神乃治。"如果阴阳双方中的一方过于亢盛或不足，就会导致对另一方的制约"太过"或"不及"，使两者之间的平衡遭到破坏，从而导致疾病的发生。所以《素问·阴阳应象大论篇》载："阴胜则阳病，阳胜则阴病。"

（二）互根互用

阴阳之间的互根，是指阴阳之间相互依存、互为根本的关系。阴依存于阳，阳依存于阴，双方都以对方的存在作为自己存在的前提和条件。没有阴无所谓阳，没有阳也无所谓阴。如上和下、内和外、天和地、寒和热、昼和夜、动和静等，均可以体现阴阳之间相互依存、互为根本的关系。

阴阳之间的互用，是指阴阳双方具有相互资生、助长、促进的关系。如《医贯砭·阴阳论》说："阴阳又各互为其根，阳根于阴，阴根于阳；无阳则阴无以生，无阴则阳无以化。"以人体的功能活动（阳）和物质基础（阴）而言，营养物质的化生来源于机体的功能活动；功能活动的正常运转，又依赖于营养物质的滋养，二者相互依存，相互为用，维持人体正常的生命活动。《素问·阴阳应象大论篇》云："阴在内，阳之守也；阳在外，阴之使也。"如果由于某种原因，导致这种关系遭到破坏，机体生生不息之功能受到影响，就会导致阴阳互损，甚至出现"孤阴不生，独阳不长"，直至"阴阳离决，精气乃绝"而死亡。阴阳的对立制约属于矛盾的斗争性，而互根互用则属于矛盾的统一性；阴阳一分为二，又合二为一，既对立又统一。

答案解析

即学即练 2-1

"阴胜则阳病，阳胜则阴病"说明了阴阳之间的什么关系（　　）

A. 互根互用　　B. 对立制约　　C. 消长平衡　　D. 相互转化

（三）交感互藏

阴阳交感是指阴阳二气在运动中相互感应而交合，也就是发生作用的过程。阴阳交感是自然界万物赖以发生、变化的前提和根源。如《素问·天元纪大论篇》中记载："阴阳相错，而变由生"。古代哲学家认为，精气是构成宇宙万物的本原，由于精气自身的运动而分化成了相互对立的阴阳二气。阳气升腾为天，阴气凝结为地，天之阳气下降，地之阴气上升，阴阳二气达到"和"的状态。氤氲交感，形成雨、雾、雷、电等，在阳光水露的沐浴滋润下，万物得以化生，自然界充满勃勃生机。如《周易·咸》所说："天地感而万物化生。"因此，没有阴阳二气的交感运动，就没有生命，阴阳交感是生命产生的基本条件。《易传·系辞下》有："天地氤氲，万物化醇；男女构精，万物化生。"

阴阳互藏是指相互对立的阴阳双方中的任何一方都包含着另一方，即阴中有阳，阳中有阴（图2-1）。如明代张介宾《类经·运气类》云："天本阳也，然阳中有阴；地本阴也，然阴中有阳，此阴阳互藏之道。"阴阳互藏的理论，来源于古人对自然现象的长期观察和总结。如以上下而言，上属阳，下属阴，但上中相对有下，下中相对有上，故阳中有阴，阴中有阳。事物或现象为何种阴阳属性，需依据其所涵属阴或属阳成分的比例大小而定。阴中涵阳，是指属阴的事物或现象也有属阳的成分，但该事物或现象的整体属性为阴；阳中涵阴，是指属阳的事物或现象也有属阴的成分，但该事物或现象的整体属性仍为阳。

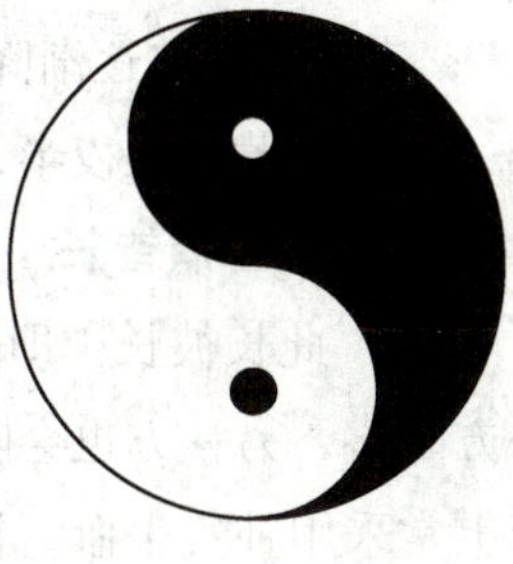

图2-1　阴阳太极图

知识链接

阴阳太极图

传统太极图是以相互环抱的两个阴阳鱼组成的圆形图案，称阴阳鱼太极图。阴阳鱼太极图的最外圈为圆形，一是表示万物的变化周流不息、无始无终；二是表示无处不在；三是表示圆满畅顺。黑白二色，代表阴阳双方，天地两部。白中黑点，表示阳中有阴，黑方白点，表示阴中有阳。一般来说，寓涵于事物或现象内部不得显露的部分（即图示中黑色中的白点和白色中的黑点），所占比例较少，它不能代表事物的阴阳属性，但却有非常重要的调控作用。

（四）消长平衡

消，即减少；长，即增多；平衡，即相对稳定的状态。消长平衡，即阴阳在不断地消长运动中维持着相对的平衡。阴阳双方，并不是处于不变和静止状态的，而是在不断地盛衰变化中维持着相对平衡。阴阳的消长运动是阴阳的量变过程，这种消长在一定限度、一定范围内进行，以维持其动态平衡，否则平衡就会遭到破坏而发为疾病。阴阳消长到极盛阶段，便会发生阴阳转化。

阴阳消长是阴阳运动的基本形式，而导致这种运动的根本原因是阴阳之间的制约和互用。制约引起的是阴阳的互为消长，即此消彼长或此长彼消；互用引起的是阴阳的皆消皆长，即此长彼长，此消彼消，具体可归纳为以下四种（表2-2）。

表 2-2　阴阳消长的四种类型

类型	机制	具体形式
此长彼消	阴阳中任何一方增长，制约对方太过，导致对方消减	阴长阳消，阳长阴消
此消彼长	阴阳中任何一方衰减，制约对方减弱，导致对方亢盛	阴消阳长，阳消阴长
此长彼长	阴阳中任何一方强盛，另一方得其资助，也随之强盛	阴随阳长，阳随阴长
此消彼消	阴阳中任何一方虚弱，无力资长对方，使对方也随之消减	阴随阳消，阳随阴消

1. 阴阳互为消长

（1）此长彼消：即阴长阳消，或阳长阴消。阴阳中的任何一方增长，制约对方太过，从而导致对方的消减。如四时温度变化中，春夏的阳热逐渐强盛而制约了寒气，这时季节从冬转为春夏，此为“阳长阴消”；如果秋冬的阴寒逐渐强盛，开始制约阳热，这时季节从夏转为秋冬，此即“阴长阳消”。

（2）此消彼长：即阴消阳长，或阳消阴长。阴阳中任何一方衰减，制约对方不及，从而导致对方的增长。如四时季节交替，冬天的寒凉逐渐退去，春夏的温热开始增加，此时由冬至夏，为“阴消阳长”；盛夏的温热逐渐降低，秋冬的寒凉开始显现，此时由夏转冬，为“阳消阴长”。昼夜更替也是一样，正午至黄昏及夜半，为“阳消阴长”；夜半至清晨及正午，为“阴消阳长”。

2. 阴阳皆消皆长

（1）此长彼长：即阴随阳长，或阳随阴长。阴阳双方不断的资生、助长、促进对方，若互用得当，一方旺盛，另一方也会随之增长。如人体之气与血，气属阳，血属阴，气旺可生血，血盛可助气，故临床上常采用补气生血，补血养气的方法。

（2）此消彼消：即阴随阳消，或阳随阴消。阴阳双方中的任何一方虚弱，无力资生、助长、促进另一方，结果导致另一方也随之消减虚弱。如临床上常见的气虚引起血虚，血虚引发气虚即属此类。

（五）相互转化

阴阳的相互转化，是指事物或现象的总体属性，在一定条件下，可以向其相反的方向转化。即属阴的事物或现象可以转化为阳，属阳的事物或现象也可以转化为阴。阴阳之间的转化，一般都发生在事物变化的“物极”阶段，即所谓“物极必反”。因此，在阴阳的运动过程中，如果说消长是一个量变的过程，那么转化就是在量变基础上发生的质变。如一年四季的更迭，属阳的春夏在逐渐的消长过程中转化为属阴的秋冬；属阴的秋冬也可同样转化为属阳的春夏。再如人体的寒热病证之间，在某些特定条件下，也可以发生转化。

《素问·天元纪大论篇》云：“物生谓之化，物极谓之变。”所谓“物生谓之化”，是指事物由小变大的发展阶段；“物极谓之变”，是指事物发展到极点，发生转化的阶段。《素问·阴阳应象大论篇》云：“重阴必阳，重阳必阴”“寒极生热，热极生寒”，这里的“重”“极”就是阴阳相互转化必备的条件，没有这样的条件，阴阳是不可能转化的。由此可见，事物的发展规律多是由小变大，再由盛而衰，当事物发展到极点时，就会向相反方面转化。

阴阳发生转化的内在依据是阴阳的互寓互藏。阴阳之所以能够发生转化，是因为阴中有阳，阳中有阴，阴阳双方相互倚伏着向对立面转化的因素。阴中藏阳，阴才有向阳转化的趋势和可能；阳中寓阴，阳才有向阴转化的可能和倾向。

综上所述，阴阳之间既相互对立，又相互统一。阴阳的对立制约、互根互用、交感互藏、消长平衡以及相互转化，从不同角度体现了阴阳的运动规律及其相互关系。阴阳之间的这些关系并不是孤立的，而是彼此联系的，它们在相互作用的运动变化中维系着阴阳间的动态平衡。阴阳交感是万事万物发生、发展、变化的根源，世间万物皆在交感中产生。而阴阳的互藏互寓是阴阳双方交感和转化的动力根源。阴阳的对立制约和互根互用是阴阳最普遍的规律，在这种规律中阴阳之间取得了相对的平衡，维持了相反相成的协调统一关系。阴阳的消长与转化，是阴阳运动的基本形式，以阴阳的对立制约和互根互用关系为基础。阴阳消长是在其基础上表现出的量变的过程，而转化则是质变的结果。在所有关系的共同作用下，阴阳的动态平衡得以维持，自然界万物生生不息，人体健康得以维持；若这种平衡遭到破坏，自然界会出现异常变化，人体也会出现病理状态，甚至死亡。

三、阴阳学说在中医学中的应用 微课

阴阳学说是中医学理论体系的重要组成部分，它贯穿于中医学理论体系的各个方面，用来说明人体的组织结构、生理功能、病理变化，并指导临床的诊断与防治。

（一）说明人体的组织结构

人体是一个有机的整体，其所有的脏腑经络形体组织既是有机联系的，又可以根据其部位、功能等的不同，划分为相互对立的阴阳两部分，正如《素问·宝命全形论篇》云："人生有形，不离阴阳。"《素问·金匮真言论篇》中提出："夫言人之阴阳，则外为阳，内为阴。言人身之阴阳，则背为阳，腹为阴。言人身之脏腑中阴阳，则脏者为阴，腑者为阳。"由于阴阳之中复有阴阳，如五脏分阴阳，其中心、肺居上属阳，肝、脾、肾居下属阴。再具体到每一脏，又有阴阳之分，如心有心阴、心阳；肾有肾阴、肾阳等等。除此之外，人体的经络系统也有阴阳的区分，如循行于四肢内侧的手足三阴经和循行于四肢外侧的手足三阳经。总之，机体的各个组织结构之间，以及每一个组织结构本身，都包含着对立统一的关系。

（二）说明人体的生理功能

《素问·生气通天论篇》云："阴平阳秘，精神乃治，阴阳离决，精气乃绝。"人体的正常生命活动，是对立统一的阴阳双方协调平衡的结果。如果人体的阴阳二气不能相互为用而分离，人的生命就会终结。

对于人体的各种生理活动，都可以用阴阳来概括说明（表2-3）。人体生长壮老已的生命过程，是由精所化之气来推动、调控的。人体之气，根据其不同的功能作用而分为阴气和阳气。阴气主宁静、抑制、凉润、沉降；阳气主推动、兴奋、温煦、升发。正是由于阴阳二气的交感相错、相互作用，才推动和调控了人体的生命进程。同时，也正是由于阴阳二气的相互作用，维系了自身的动态平衡，人体的各种生理功能才能稳定发挥，生命活动才能有序地进行。如以人体的功能活动和物质基础而言，功能属阳，物质属阴，没有阴精，无以化生阳气，即没有物质基础，就不可能产生能量和功能活动，人体的生理活动必须以物质为基础；而没有阳气，也无以化生阴精，即没有功能活动，就不可能生成营养物质，生理功能活动的结果，就是不断促进着物质的新陈代谢。

表 2-3 人体生理功能的阴阳属性归纳

	生理活动	气机运动
阳	推动、兴奋、亢进、温煦、功能	升、出
阴	宁静、抑制、衰退、滋润、物质	降、入

(三) 说明人体的病理变化

人体在健康状态下，阴阳之间的关系是动态的协调平衡，是人体正常生理活动的基础。如果这种平衡协调关系受到破坏，阴阳失去原有的平衡，正常的生理活动受到影响，机体便会发生疾病。因此，阴阳失调是疾病发生的基础，不管疾病的病理变化多么复杂，都可以用阴阳失调来概括说明。

1. 分析病因 病因，即导致疾病发生的原因，根据其性质的不同，可以分为阴阳两类。一般而言，外感六淫属阳，内伤七情、饮食失度属阴。六淫之中，风、暑、火（热）为阳邪；寒、湿为阴邪等。

2. 分析病理 疾病的发生发展过程就是邪正斗争的过程。外邪侵袭人体，邪正相搏，会导致人体出现阴阳失调，从而发生疾病，阴阳失调的表现形式主要有阴阳的偏胜、偏衰和互损。

（1）阴阳偏胜：即阴胜或阳胜，指的是阴或阳其中一方高于正常水平的病理状态。《素问·阴阳应象大论篇》提出："阴胜则阳病，阳胜则阴病，阳胜则热，阴胜则寒。"

①阴胜则寒，阴胜则阳病：阴胜是指阴邪侵犯机体，使得机体阴气亢盛所致的病理状态。由于阴的特性是寒，表现为寒证，所以说"阴胜则寒"，而阴阳又存在对立制约，所以阴气亢盛必然制约、损伤机体阳气，致其虚损，故"阴胜则阳病"。

阴胜则寒，所致寒证为实寒证，如寒邪直中太阴，可表现为面白肢冷、脘腹冷痛、大便溏薄清稀、舌淡苔白，脉沉迟或沉紧。若日久损伤阳气，致其虚衰，则会导致脏腑组织器官失于温煦，表现为畏寒肢冷、踡缩、脉迟伏等虚寒证的特征。

②阳胜则热，阳胜则阴病：阳胜是指阳邪侵犯机体，而使机体阳气亢盛的病理状态。由于阳的特性是热，表现为热证，所以说"阳胜则热"。而阳能制约阴，所以阳气亢盛会致阴液虚损，故"阳胜则阴病"。

阳胜则热，所致热证为实热证，如温热之邪侵犯机体，可出现高热、面赤、烦渴、脉数等。若日久伤及阴津，则会出现脏腑组织器官失于濡润，表现为口干咽燥、舌红少苔等虚热证的特征。

（2）阴阳偏衰：即阴虚或阳虚，指的是阴或阳任何一方低于正常水平的病理状态。《素问·调经论篇》指出："阳虚则外寒，阴虚则内热。"

①阳虚则寒：阳虚是指人体的阳气虚损，阳气虚损不足，不能制约阴，则阴相对偏胜而出现面色苍白、畏寒肢冷、神疲乏力、自汗、脉微等虚寒内生之象。

②阴虚则热：阴虚是指人体的阴气虚衰，阴虚不能制约阳，则阳相对偏胜而出现五心烦热、潮热盗汗、舌红少苔、脉细数的虚热之象。

（3）阴阳互损：由于阴阳之间互根互用，不断地资生、助长、促进另一方，所以阴阳任何一方虚损到一定程度，都会导致另一方的不足。如阳虚到一定程度，不能化生阴液，会同时出现阴虚的现象，即"阳损及阴"，患者表现为以阳虚为主的"阴阳两虚"；阴虚到一定程度，不能资生阳气，会同时出现阳虚的现象，即"阴损及阳"，患者表现为以阴虚为主的"阴阳两虚"。阴阳两虚是阴阳双方均处在低水平的状态，是一种病态。

实例分析 2－1

案例　周某，34岁。屡屡失血，饮食如故，形瘦面赤，禀质木火，阴不配阳，据说服桂枝汤治外感，即得此恙。凡辛温气味宜戒，可以无妨。六味加阿胶、龟甲、天冬、麦冬。徐灵胎评：风痰挟火者，服桂枝汤，必吐血，百试百验。（《临证指南医案·吐血案》）

讨论　结合阴阳学说分析此病例。

答案解析

（四）用于疾病的诊断

阴阳学说用于疾病的诊断，主要是指用阴阳分析四诊所收集到的病情资料和概括证候阴阳属性两个方面。《素问·阴阳应象大论篇》中有："善诊者，察色按脉，先别阴阳。"由于阴阳学说认为疾病发生的根本是阴阳失调，所以任何病证，尽管其症状和体征变化多端、错综复杂，都可用阴阳来加以解释说明。

1. 分析四诊资料　将望、闻、问、切四诊所收集的资料，包括症状和体征，按照阴阳属性来划分，为辨证提供依据。其中面部、舌或分泌物等的颜色赤黄、色泽鲜明者，多属阳；颜色青白黑、色泽晦暗者，多属阴。语声高亢、呼吸气粗、多言而躁动者，多属阳；语声低微、呼吸声低气怯、少言而沉静者，多属阴。恶热者多属阳；喜暖者多属阴。脉象浮大洪滑者，多属阳；沉小细涩者，多属阴。

2. 概括疾病证候　辨证论治是中医学理论体系的特色，确定证候是中医学诊断疾病的核心，虽然临床证候错综复杂，但都可以用阴阳来加以概括分析。分清阴阳，就可以抓住疾病的本质，能够起到执简驭繁的效果。如在阴阳、表里、寒热、虚实的八纲之中，阴阳就作为总纲，来概括其余六纲（表2－4）。

表2－4　八纲的阴阳属性归纳

	表证、里证	寒证、热证	虚证、实证
阳证	表证	热证	实证
阴证	里证	寒证	虚证

（五）用于指导疾病的防治

1. 指导疾病的预防　中医学非常重视对疾病的预防，早在《内经》时期就有很多关于养生防病的理论。如《素问·四气调神大论篇》云："圣人春夏养阳，秋冬养阴，以从其根，故与万物沉浮于生长之门。"中医学认为人和自然界是一个统一的整体，人应该和自然界保持统一性。人体的阴阳平衡，是生命之本，故养生最重要的原则就是"法于阴阳"。即遵循自然界阴阳的变化规律来调整人体的阴阳，以保持与自然界的协调统一。

2. 指导疾病的治疗

（1）确定治疗原则：由于疾病发生的基本病机是阴阳失调，故调整阴阳，损其有余，补其不足，恢复阴阳的动态平衡，就是中医治疗疾病的基本原则。故《素问·至真要大论篇》云："谨察阴阳所在而调之，以平为期。"阴阳失调主要包括阴阳偏胜、阴阳偏衰、阴阳互损。

①阴阳偏胜的治则：阴阳偏胜，乃有余之证，应"实则泻之"，即损其有余。其中"阳盛则热"属实热证，应该用寒凉药物以寒治热，即"热者寒之"；"阴盛则寒"属实寒证，应该用温热药以热治寒，即"寒者热之"。若阳盛或阴盛的同时，出现"阳胜则阴病"或"阴胜则阳病"的情况，则当兼顾其不

足，适量配以养阴或助阳之品。

②阴阳偏衰的治则：阴阳偏衰，乃不足之证，应“虚则补之”，即补其不足。其中“阴虚则热”是阴不制阳而致阳相对偏盛的虚热证，应如《内经》中提出“阳病治阴”，采用“壮水之主，以制阳光”的方法，滋阴制阳。“阳虚则寒”是阳不制阴而致阴相对偏盛的虚寒证，应如《内经》中提出“阴病治阳”，采用“益火之源，以消阴翳”的方法，扶阳抑阴。

③阴阳互损的治疗原则：阴阳互损，应采用阴阳双补的治疗原则。阳损及阴，应在充分补阳的基础上兼以滋阴；阴损及阳，应在充分养阴的基础上兼以助阳。

（2）指导临床用药：阴阳学说之所以能指导临床用药，主要是因为它可以概括药物的性能。药物的四气五味、升降浮沉，都可以用阴阳来概括说明，进而根据确定的治疗原则，选择适当的药物。

①药物的“四气”，包括寒、热、温、凉四种，其中寒、凉属阴；温、热属阳。一般情况下，寒凉之性的药物能清热泻火，减轻或消除热象，多用于阳热之证；温热之性的药物能散寒温里，减轻或消除寒象，多用于阴寒之证。

②药物的气味多以酸、苦、甘、辛、咸五种为代表，简称“五味”。《素问·至真要大论篇》云：“辛甘发散为阳，酸苦涌泄为阴，咸味涌泄为阴，淡味渗泄为阳。”辛味发散、甘味温补，故辛、甘属阳。酸味收敛、苦味能降能坚、咸味软坚泻下，故酸、苦、咸属阴。此外，药物常见的淡味，有渗泄作用，故属阳。

③药物在体内发挥作用的趋向，被称为升降浮沉。升是上升，浮是向外，升浮之药多具有发散、升提、解表的功效，属阳。降是下降，沉是向里，沉降之药多具有收涩、泻下、重镇的功效，属阴。现将药物性能的阴阳属性归纳如下（表2－5）。

表2－5　药物性能的阴阳属性归纳

	四气	五味	升降浮沉
阴	凉、寒	酸、苦、咸	降、沉
阳	温、热	辛、甘、（淡）	升、浮

总之，疾病的治疗，就是根据阴阳失调的情况，先确定治疗原则，再结合药物性能的阴阳属性，选择适合的药物，纠正阴阳失调，进而达到治愈疾病的目的。

第二节　五行学说

五行学说和阴阳学说一样，属于我国古代哲学的范畴，是古代朴素的唯物论和辩证法。

五行学说认为世界是物质的，宇宙万物是由木、火、土、金、水五种基本物质构成，各种事物或现象的发展变化，都是这五种物质的运动和相互作用的结果。五行学说是以木、火、土、金、水五种物质的特性及其生克乘侮规律来认识世界、解释世界的一种世界观和方法论。

知识链接

“五行学说”溯源

五行最初的涵义与“五材”有关，指的是木、火、土、金、水五种基本物质或元素。《左传·襄公二十七年》记载：“天生五材，民并用之，废一不可。”其理论来源于古代人民长期的生活和生产实践。

《尚书·洪范》记载："水火者，百姓之所饮食也；金木者，百姓之所兴作也；土者，万物之所资生也，是为人用。"人们在长期的劳动实践中发现，木、火、土、金、水是人们生活中不可缺少的五种物质。后来人们根据这五种物质的特性，将世间万物纳入到五行当中来，用以解释说明整个物质世界。

哲学上的五行学说逐渐渗入到中医学的理论体系当中，成为中医学特有的五行理论，用以说明人体的生理功能、病理变化，并指导临床的诊断和治疗，五行学说作为一种思维方法贯穿于中医学理论体系的各个方面。

一、五行的概念

"五"，指木、火、土、金、水五种物质；"行"，指这五种物质的运动变化。五行，即木、火、土、金、水五种物质及其运动变化。

五行学说中的"五行"，已经不再特指木、火、土、金、水五种物质本身，而是从具体事物中抽象出来的属性，上升为哲学概念。古人再以五行的抽象特性为依据，将自然界中的各种事物和现象归为五类，并以五行"相生""相克"的关系来说明各种事物发生、发展和变化的规律。

（一）五行的特性

《尚书·洪范》中记载："水曰润下，火曰炎上，木曰曲直，金曰从革，土爰稼穑。"

1. 木的特性　"木曰曲直"，曲，屈也；直，伸也。曲直是指能屈能伸，木具有树干曲直，向上向外舒展，枝条生长柔和，能屈能伸的特性。因而引申为凡是具有生长、升发、条达、舒畅等性质或作用的事物，均归属于木。

2. 火的特性　"火曰炎上"，炎，光明、热也；上，上升。炎上是指火具有光明、炎热、上升的特性。因而引申为凡是具有温热、向上、光明等性质或作用的事物，均归属于火。

3. 土的特性　"土爰稼穑"，爰，通曰；稼，种植庄稼；穑，收获庄稼。稼穑是指种植庄稼和收获庄稼，土具有生化、承载的特性，因而引申为凡是具有生化、承载、受纳等性质或作用的事物，均归属于土。正是由于土有这样的特性，故提出"万物土中生""土为万物之母"的说法。

4. 金的特性　"金曰从革"，从，顺从；革，变革。从革，是指金有刚柔相济之性，既坚硬而质地沉重，可用做兵器杀戮，又有柔和之性，能顺从人意。因而引申为凡是具有沉降、肃杀、收敛等性质或作用的事物，均归属于金。

5. 水的特性　"水曰润下"，润，滋润；下，下行。润下是指水具有滋润和向下的特性，引申为凡是具有滋润、下行、寒凉、闭藏等性质或作用的事物，均归属于水。

（二）事物属性的五行归类

五行学说以五行的特性为依据，运用取象比类和推演络绎的方法，对自然界的事物和现象进行归类，构建了自然界的五大系统。

取象比类，即是从事物的形态、性质、作用中，找出能够反映其本质的征象，与五行各自的抽象属性相比较，以确定事物的五行归属。以方位配属五行为例：日出东方，与木的升发特性相似，故归属于木；南方炎热，与火的炎上特性相似，故归属于火；日落于西，与金的肃降特性相似，故归属于金；北方寒冷，与水的特性相似，故归属于水。以五脏配属五行为例：肝气主升归属于木，心阳主温煦归属于火，脾主运化而归属于土，肺气主肃降而归属于金，肾主水液而归属于水。

推演络绎，即是根据已知的某些事物的五行归属推演归纳其他相关的事物，从而确定这些事物的五行归属。比如肝属于木，而肝主筋、开窍于目、其华在爪、与胆相表里，因此可推演络绎筋、目、爪、胆皆属于木。

五行学说还认为同一五行属性的事物，不论是人体自身或自然界的事物，都存在着密切的联系。如《素问·阴阳应象大论篇》所载："东方生风，风生木，木生酸，酸生肝，肝生筋。"就是说方位的东与自然界的风、木、酸味物质及人体的肝相关联。可见五行学说是古代天人相应思想的基础，是用以说明人与自然环境统一的理论基础（表2-6）。

表2-6　事物属性的五行归类

自然界							五行	人体								
五音	五味	五色	五化	五气	五方	五季		五脏	五腑	五官	五体	五志	五华	五液	五声	五脉
角	酸	青	生	风	东	春	木	肝	胆	目	筋	怒	爪	泪	呼	弦
徵	苦	赤	长	暑	南	夏	火	心	小肠	舌	脉	喜	面	汗	笑	洪
宫	甘	黄	化	湿	中	长夏	土	脾	胃	口	肉	思	唇	涎	歌	缓
商	辛	白	收	燥	西	秋	金	肺	大肠	鼻	皮	悲	毛	涕	哭	浮
羽	咸	黑	藏	寒	北	冬	水	肾	膀胱	耳	骨	恐	发	唾	呻	沉

五行学说以天人相应为指导思想，以五行为中心，将人体和自然界的事物、现象联系到一起，形成了五行结构系统，进一步说明了人体以及人和自然环境的统一性。

知识链接

灵枢·五阅五使

鼻者，肺之官也；目者，肝之官也；口唇者，脾之官也；舌者，心之官也；耳者，肾之官也。故肺病者，喘息鼻张；肝病者，眦青；脾病者，唇黄；心病者，舌卷短，颧赤；肾病者，颧与颜黑。

二、五行学说的基本内容

五行之间不是孤立的、静止不变的，而是相互联系的、运动的。五行学说的基本内容包括五行的相生、相克和制化；相乘、相侮和母子相及。

（一）五行的相生、相克和制化

1. 相生　相生即资生、助长、促进，五行相生，指的是五行之间存在着有序的，依次递相资生、助长、促进的关系。五行相生的次序为木生火，火生土，土生金，金生水，水生木。

在相生关系中，任何一行都有"生我"和"我生"两方面的关系。所以五行的相生关系又可称为"母子关系"（载于《难经》）。即"生我"者为母，"我生"者为子。以土为例，因为火生土，土生金，故土的"生我"者为火，土的"我生"者为金，火为土之母，金为土之子（图2-2）。

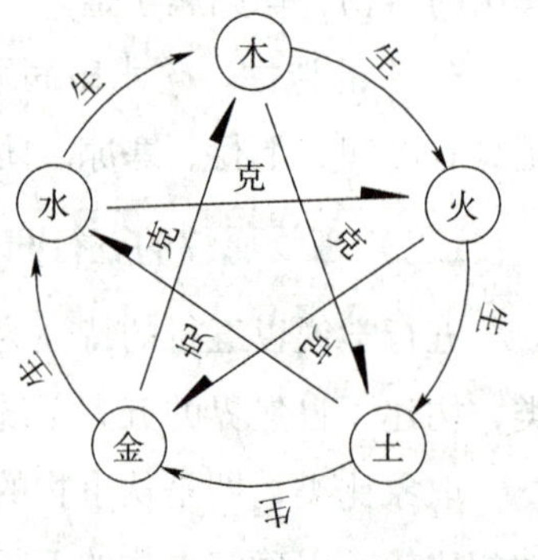

图2-2　五行相生相克示意图

2. 相克　相克即制约、克制，五行相克，指的是五行之间存在着有序的，间隔递相克制、制约的关系。五行相克的次序为木克土，土克水，水克火，火克金，金克木。

在相克关系中，任何一行都有“克我”和“我克”两方面的关系，我克者为“所胜”，克我者为“所不胜”。（载于《内经》）。以水为例，土克水，水克火，故水的“克我”一行为土，水的“我克”一行为火；土为水之“所不胜”，火为水之“所胜”（图2-2）。

3. 五行制化　制，制约；化，化生。五行制化，是指五行之间既相互资生，又相互制约，进而维持了五行之间协调平衡的关系。《素问·六微旨大论篇》记载：“亢则害，承乃制，制则生化”，说的就是五行中一行亢盛时，必然随之有制约，以防止过亢为害。五行制化，就是五行相生和相克的结合，使五行系统整体上保持协调与稳定，在相生中有克制，在克制中求发展。

五行制化的规律是：木生火，火生土，而木又克土；火生土，土生金，而火又克金；土生金，金生水，而土又克水；金生水，水生木，而金又克木；水生木，木生火，而水又克火。如此周而复始、循环往复。

（二）五行的相乘、相侮和母子相及

五行的相乘、相侮，是五行之间的异常克制；母子相及是相生关系的异常变化。

1. 五行相乘　乘，即凌也，以强凌弱。五行相乘，是指五行中某一行对其所胜一行的过度克制。

五行相乘的次序与相克次序相同，即木乘土，土乘水，水乘火，火乘金，金乘木（图2-3）。

导致相乘的原因有“太过”和“不及”两种情况。

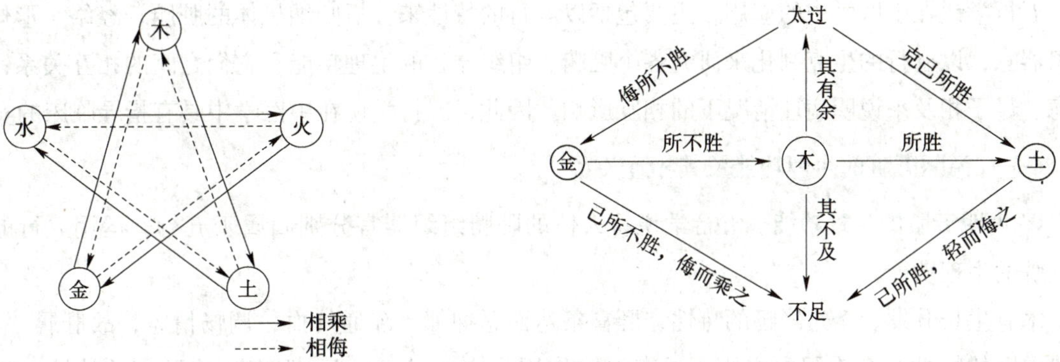

图2-3　五行相乘相侮示意图

五行中某一行太过，对其所胜一行过度克制，致其虚弱，从而导致五行之间的协调关系被破坏。以木和土为例，正常情况下，木克土，以维持木土之间的相对平衡，但如果木过度亢盛，而土虽然不虚，却难以承受木的过度克制，造成土的不足，平衡被打破，此为木旺乘土的相乘现象（图2-3）。

五行中某一行不及，难以承受其所不胜一行的正常克制，而更加虚弱，进而打破协调平衡关系。再以木和土为例，如果木正常，但土自身不足，也会趁土之虚而乘之（图2-3）。

相克和相乘既有区别，又有联系。联系是次序相同，区别在于，相克是五行之间的正常克制、制约关系，而相乘是五行之间的异常制约现象。对于机体而言，相克是生理现象，相乘是病理现象。

2. 五行相侮　侮，欺侮、欺凌。相侮是指五行中的某一行对其所不胜一行的反向克制，即反克，又称反侮。

五行相侮的次序与相克、相乘相反，即木侮金，金侮火，火侮水，水侮土，土侮木（图2-3）。

导致相侮的原因，也是“太过”与“不及”两种情况：

五行中的某一行太过，使其所不胜一行不仅不能克制它，反而受到它的反向克制。以木和金为例，

金原本是克木的，但如果木太过，金不仅不能去克制它，反而被木所侮，使金受损，平衡被打破（图2-3）。

五行中某一行不及，不仅不能制约其所胜的一行，反而受到其所胜的一行的反向克制，再如金和木，正常二者之间是金克木，但如果金不及，则木反侮之（图2-3）。

相乘和相侮都是五行间相克关系的异常，两者之间既有区别又有联系。相乘是按五行的相克次序发生的过度克制，相侮是与相克次序相反的反向克制，在发生相乘时，也可以同时发生相侮；发生相侮时，亦可同时发生相乘。

3. 母子相及 母子相及是相生关系的异常变化，包括母病及子和子病及母。

（1）母病及子：是指五行中的某一行异常，影响到其子行，导致母子皆异常。一般情况下，母行虚弱，无力资生子行，引起子行虚弱，最终母子两行皆不足。

（2）子病及母：是指五行中的某一行异常，影响到其母行，导致母子皆异常。子病及母一般有三种情况：一是子行亢盛，引起母行亢盛，结果子母两行皆盛，称为“子病犯母”；二是子行虚弱，累及母行，导致子母俱虚；三是子行亢盛，反伤母行，导致子盛母衰，称为“子盗母气”。

三、五行学说在中医学中的应用

五行学说在中医学中的应用，主要包括以五行的特性来分析归纳机体的脏腑、经络、形体、官窍等组织器官；以五行的生克制化来研究各个脏腑、组织器官的生理功能和它们之间的相互关系；以五行的乘侮、母子相及来说明病理情况下的相互影响。因此，五行学说在中医学中具有指导临床的实际意义。

（一）说明五脏的生理功能及其相互关系

1. 说明五脏的生理功能 五行学说将人体的脏腑组织器官分别归属于五行，运用五行的特性来说明五脏的生理功能。

木有生长升发、条达舒畅的特性，肝喜条达而恶抑郁，疏通气血，调畅情志，故肝属“木”。火有温热向上的特性，心为阳中之阳，具有温煦作用，故心属“火”。土有生化万物的特性，脾主运化水谷，化生精微，营养全身脏腑组织，为气血生化之源，故脾属“土”。金有清肃、收敛的特性，肺有清肃下降的作用，故肺属“金”。水有滋润、下行、闭藏的特性，肾主水，主藏精，故肾属“水”。

2. 说明五脏之间的生理联系 五脏之间的功能活动不是独立的，而是紧密联系着的。五行学说不仅能解释五脏的生理功能，还能用其生克制化规律说明它们之间的生理联系。

（1）以相生关系说明：火生土，即心生脾，心之温热可以温煦脾土，助脾运化；木生火，即肝生心，肝藏血以济心；金生水，即肺生肾，肺气肃降，助肾纳气，肺阴充养肾精；土生金，即脾生肺，脾化生精微以充养肺；水生木，即肾生肝，肾藏精以化生滋养肝血，肾阴滋养肝阴。

（2）以相克关系说明：金克木，即肺克肝，肺气肃降，制约肝气的升发太过；水克火，即肾克心，肾水上行制约心火，防止心火过于亢盛；木克土，即肝克脾，肝气条达，调畅气机，疏泄脾气的壅滞；土克水，即脾克肾，脾主运化水湿，防止肾水泛滥；火克金，即心克肺，心之阳热，制约肺气，防止其清肃太过。正如《素问集注》所载：“心主火，而制于肾水，是肾乃心脏生化之主。”以此类推，肺属金，而制于心火，故心为肺之主；脾属土，而制于肝木，故肝为脾之主；肾属水，而制于脾土，故脾为肾之主。这就是运用五行相克的理论来解释五脏相互制约的关系。

（3）以制化关系说明：根据五行理论，五脏中的每一脏都有生我、我生、克我和我克的联系。由于五行制化的调节，五脏中的每一脏，都会因为它脏的资助而不至于虚弱，又会因为它脏的制约而不至于亢盛。既受资助，又被制约，以致既不虚损，又不亢盛，从而维持了五脏之间的协调平衡。如肝阴不足，则有肾水润之；其气亢盛，则有肺金克之。脾阳不足，有心火煦之；其气壅滞，有肝木克之。

虽然五行理论可以用来阐释五脏的生理功能和它们之间的联系，但是五脏的生理功能是复杂的，其相互关系也是多样的。所以用五行的特性和生克乘侮规律并不能完全阐释五脏的所有功能及其间复杂的生理联系。因此，在探索五脏的生理功能及其相互关系时，切不可完全依赖、拘泥于五行理论，更不能生搬硬套。

3. 构建天人一体的五脏系统　五行学说，通过推演络绎、取象比类将人体的脏腑、形体、官窍、五志、五液、五脉等分归于五行，构成以五脏为中心的五大系统。同时自然界中的五方、五时、五气、五化、五味、五色也都有五行的归属。以五行为桥梁，人体的五大系统和自然界联系到了一起，建立了以五脏为中心的天人一体的五行系统。如以肝为例，《素问·阴阳应象大论篇》中便提出："东方生风，风生木，木生酸，酸生肝，肝生筋，……肝主目。"

（二）说明五脏病变的相互影响

由于五脏系统在生理情况下存在着相生、相克的紧密联系，故在病理情况下，它们之间也会相互影响，这种病理上的影响就是传变。脏腑之间的传变，包括相生关系的传变和相克关系的传变。

1. 相生关系的传变　包括"母病及子"和"子病及母"。

母病及子，指疾病传变次序为由母脏传及子脏，如肝病及心、肾病及肝、脾病及肺、心病及脾、肺病及肾等。子病及母，指疾病传变次序为由子脏传及母脏，如肾病犯肺、心病犯肝、肝病犯肾、脾病犯心、肺病犯脾等。有理论认为，相生规律传变时，母病及子病情较轻，子病及母病情较重。

2. 相克关系的传变　包括"相乘"与"相侮"两个方面的传变。

相乘，是相克太过为病，以肝、脾为例，可发生木旺乘土和土虚木乘两种传变。相侮，是反向克制为病，如木火刑金、土虚水侮等。有理论认为，相克规律传变时，相侮传变病情较轻，而相乘传变病情较重。

同样需要指出，五行之间的生克规律，并不能完全解释五脏病变时的相互传变。因为疾病的发生、发展、变化，与邪气的性质、患者的体质，以及各种不同疾病本身的发生发展规律的差异紧密相关。所以应从实际情况出发，根据具体病情，灵活运用五行学说的原理进行分析。

（三）指导疾病的诊断

人体以五脏为中心，形成了五脏系统，即"五脏一体观"。人体脏腑功能发生任何异常变化，都可以通过各个系统之间的联系，表现到患者的面色、声音、口味、脉象等方面。即所谓"有诸内，必形诸外"（《孟子·告子下》）。所以对四诊所收集到的资料，可根据五行的配属及其生克乘侮的规律，来确定病变的部位，推断病情的轻重和预后，正如《灵枢·本脏》所载："视其外应，以知其内脏，则知所病矣。"

1. 确定五脏病变部位　五行学说以事物的五行归类和生克乘侮规律，来确定五脏病变的部位，如面见青色，喜食酸味，脉弦，多为肝病；面见赤色，口苦，脉洪，多为心火亢盛；脾虚患者本应面见黄色，却面青，多为木乘土；心病患者本应面赤，却面见黑色，为水来克火。由于内脏精气的华彩多表现于颜面，所以古人非常重视面部的色诊。将色诊与脉诊结合起来，多能从客观上大致反映出疾病的状况。故《素问·五藏生成篇》曰："能合脉色，可以万全。"

2. 推断病情的轻重顺逆 古人还运用五行生克关系，以色脉来判断病情的顺逆。色脉相合，其病顺；若色脉不符，得克则死，得生则生。正如《难经·十三难》记载："经言见其色而不得其脉，反得相胜之脉者即死，得相生之脉者，病即自已。"《医宗金鉴·四诊心法要诀》也有记载："色脉相合，青弦赤洪，黄缓白浮，黑沉乃平。已见其色，不得其脉，得克则死，得生则生。"如肝病色青脉弦，为色脉相合，病顺；如果不得弦脉反见浮脉，则属得克己之脉（金克木），为逆，预后不佳；若得沉脉则为相生之脉（水生木），为顺，预后较好。然而疾病的表现是千变万化的，所以在临床实践中，必须坚持"四诊合参"的原则，不能单凭色脉，更不能拘泥于色脉之间的"相生"或"相克"，以免贻误病情。

（四）指导疾病的治疗

1. 指导用药 不同的药物，有不同的颜色、气味。色有青、赤、黄、白、黑五色；味有酸、苦、甘、辛、咸五味。根据五行理论，青色、酸味入肝；赤色、苦味入心；黄色、甘味入脾；白色、辛味入肺；黑色、咸味入肾。如白芍、山茱萸味酸，入肝经以养肝；黄连味苦，以清心泻火；白术色黄味甘，以补益脾气；石膏色白味辛，入肺经以清肺热。临床用药，除色、味外，还需结合药物的寒、热、温、凉和升、降、浮、沉等，综合分析。

2. 控制疾病传变 根据五行理论，一脏受病，常可通过五行之间的关系影响他脏。因此，掌握疾病的传变规律，对于控制疾病的传变，具有重要的意义。如《金匮要略》指出"见肝之病，知肝传脾，当先实脾"。指的就是肝病之后，常常会影响脾土（木克土），治疗时除了治肝，还须考虑培补脾气，使脾气健旺，肝病则不能传至脾，从而达到了防止疾病传变的目的。

3. 指导确定治则治法

（1）根据相生规律确定治则、治法：运用相生规律来治疗疾病，其基本原则就是"补母"和"泻子"，即"虚则补其母，实则泻其子"（《难经·六十九难》）。"虚则补其母"，主要适用于具有母子关系的虚证，除了补益本脏外，还要补益其母脏，通过相生作用促进其恢复。如肝血不足，除补益肝血外，还应添加补肾益精之品，以肾精滋养肝血，促进肝血的恢复。"实则泻其子"，主要适用于具有母子关系的实证。除了损其自身外，还要泻其子行，通过"气舍于其所生"的机制，以泻除自身的亢盛之气。如肝火亢盛，可以清肝泻心，通过泻心火以泻肝火。

根据相生规律确定的治法，常用的方法有滋水涵木法、金水相生法、培土生金法、益火补土法等。

（2）根据相克规律确定治则、治法：相克规律的异常有相乘和相侮两种情况，但无论是相乘还是相侮，产生的原因无非太过和不及两个方面。因此治疗的原则即"抑强"和"扶弱"。抑强主要用于太过引起的相乘和相侮，扶弱主要用于不及引起的相乘和相侮。

根据相克规律确定的治法，常用的方法有抑木扶土法、泻南补北法、培土制水法、佐金平木法等。

4. 指导情志治疗 七情，即喜、怒、忧、思、悲、恐、惊；五志即喜、怒、思（忧）、悲、恐（惊）。中医学认为，情志活动是外界信息刺激机体，由五脏精气所化生。故情志分属于五脏，和五脏关系密不可分。五脏之间存在着生克关系，所以情志之间也有生克关系。如《素问·阴阳应象大论篇》记载："怒伤肝，悲胜怒；……喜伤心，恐胜喜；……思伤脾，怒胜思；……忧伤肺，喜胜忧……恐伤肾，思胜恐。"悲胜怒（金克木）；恐胜喜（水克火）；怒胜思（木克土）；喜胜忧（火克金）；思胜恐（土克木）。因此，临床上常用情志的相互制约关系来治疗情志的病变，即情志相胜法。

答案解析

目标检测

一、选择题

（一）A 型题（最佳选择题）

1. 下列阴阳的概念中，最确切的是（ ）
   A. 阴和阳是中国古代的两点论
   B. 阴和阳指的是日光的向背
   C. 阴和阳即是矛盾
   D. 阴和阳代表对立的事物
   E. 阴和阳代表相互对立又相互关联的事物属性
2. 用阴阳概括事物或现象的对立关系，二者之间必须是相互联系的。这体现阴阳的什么内涵（ ）
   A. 阴阳的普遍性　B. 阴阳的关联性　C. 阴阳的相互转化性
   D. 阴阳的无限可分性　E. 阴阳的相对性
3. “阴在内，阳之守也；阳在外，阴之使也”，体现了（ ）
   A. 阴阳对立制约　B. 阴阳互根互用　C. 阴阳交感互藏
   D. 阴阳消长平衡　E. 阴阳相互转化
4. “阴盛则阳病”说明了阴阳之间的何种关系（ ）
   A. 交感互藏　B. 互根互用　C. 对立制约
   D. 消长平衡　E. 相互转化
5. “壮水之主，以制阳光”的方法，适用于（ ）
   A. 阴虚有热　B. 阳虚有寒　C. 阴盛伤阳
   D. 阳盛伤阴　E. 阴阳两虚
6. 阴液不足，日久不愈，影响阳气化生，引起阳也不足的病理变化称为（ ）
   A. 阴偏衰　B. 阴阳互损　C. 阴损及阳　D. 阳偏衰　E. 阳损及阴
7. 根据阴阳学说，药用五味，下列属于阴的是（ ）
   A. 辛甘淡　B. 酸苦咸　C. 辛苦咸　D. 酸甘淡　E. 辛甘咸
8. 下列除哪项外，均属于五行之“木”的特性（ ）
   A. 向上　B. 生长　C. 升发　D. 条达　E. 舒畅
9. 下列选项中，按照五行相生次序排列的是（ ）
   A. 呼、笑、歌、呻、哭　B. 生、长、收、藏、化　C. 胆、小肠、胃、大肠、膀胱
   D. 苦、酸、甘、辛、咸　E. 青、赤、白、黄、黑
10. 下列不符合五行生克的规律是（ ）
    A. 火为木之子　B. 金为木所胜　C. 水为火所不胜
    D. 水为木之母　E. 火为土之母

（二）B 型题（配伍选择题）

A. 五行相乘　B. 五行相侮　C. 五行相生　D. 五行相克　E. 以上都不是

1. “肝火犯肺”属于（ ）
2. “子盗母气”的理论基础是（ ）

（三）X 型题（多项选择题）

1. 下列治法中，以阴阳制约为依据的是（　）

A. 寒者热之，热者寒之　　B. 阴中求阳，阳中求阴

C. 阴病治阳，阳病治阴　　D. 热因热用，寒因寒用

E. 寒极生热，热极生寒

2. 属于阳的属性有（　）

A. 兴奋　B. 积极　C. 进取　D. 消极　E. 柔弱

3. 阴阳偏盛的治疗，可选择（　）

A. 益火之源，以消阴翳　　B. 壮水之主，以制阳光

C. 寒者热之，热者寒之　　D. 实则泻之

E. 兼顾不足，配合扶阳或益阴

4. “土爰稼穑”所比喻的脾的生理功能有（　）

A. 运化水谷　B. 运化水液　C. 统血　D. 为气血生化之源　E. 升清

5. 下列根据五行相克规律制定的治法是（　）

A. 抑木扶土法　B. 泻南补北法　C. 培土制水法　D. 佐金平木法　E. 滋水涵木法

二、简答题

1. 请分别说明五行相乘和相侮的次序。

2. 简述阴阳学说的基本内容。

书网融合……

知识回顾　微课　习题

第三章 藏 象

PPT

学习引导

中医的藏象学说指现象与本质原理，肝在体合筋，其华在爪，在窍为目，在志为怒，在液为泪，与春气相通应，故肝系疾病的外在症状多见动作迟缓，爪甲无华，双目昏蒙，视物不清，情绪容易激动等。

学习目标

1. 掌握 藏象的概念及五脏、六腑的生理功能。
2. 熟悉 五脏的生理联系和脏腑之间的关系。
3. 了解 藏象学说的形成和特点。

“藏象”一词，首见于《素问·六节藏象论篇》。藏，指隐藏于体内的脏器。象，指脏腑的生理、病理表现于外的征象。藏象学说是在古代医家临床实践的基础上，在阴阳五行学说的指导下，概括总结而成的，是研究脏腑的生理、病理变化和脏腑之间相互关系的学说。脏腑是中医学藏象理论体系中极其重要的组成部分，人体这个有机的整体是由脏腑为核心构成的。脏腑是人体内脏的总称，主要是指五脏（心、肺、脾、肝、肾）、六腑（胆、胃、大肠、小肠、膀胱、三焦）和奇恒之腑（脑、髓、骨、脉、胆、女子胞）的总称。气血、津液、精气等精微物质濡养和构成脏腑，这些物质在机体的生成、运化和输布离不开脏腑的各种功能。人体的各种活动由脏腑系统司理，脏腑又是人体与外界环境联系的桥梁。

第一节 五 脏

一、心

心位于胸腔偏左，膈膜之上，肺之下，圆而下尖，形如莲蕊，外有心包卫护。心与小肠、脉、面、舌等构成心系统。心，在五行属火，为阳中之阳脏，主血脉，藏神志，为五脏六腑之大主、生命之主宰。中医学对人体心脏的重量、颜色、结构，以及心腔的血容量等均有一定的认识，只是较为粗略而已。

（一）生理特性

心为阳脏而主阳气，心为阳中之太阳，以阳气为用。心的阳气能推动血液循环，维持人的生命活动，使之生机不息，故喻之为人身之“日”（《医学实在易》）。心脏阳热之气，不仅维持了心本身的生理功能，而且对全身有温养作用。“心为火脏，烛照万物”（《血证论·脏腑病机论》），故凡脾胃之腐熟运化，肾阳之温煦蒸腾，以及全身的水液代谢、汗液的调节等等，心阳皆在其中起着重要作用。

（二）主要生理功能

1. 心主血脉 心主血脉，是指心具有推动血液在脉管中运行的作用。心主血脉涉及三个概念，心、血、脉。心，即心脏。血，即血液。脉是指脉道，就是血液运行的通道。因此心又被称为血府。在结构上三者构成一个完整的系统。

心主血脉，包括主血和主脉两个方面。

心主血，即指心生血与心行血。血液的化生来源于饮食水谷，但离不开心的气化作用，同时心气又运载着血液，输送营养物质以供养全身五脏六腑、四肢百骸、肌肉皮毛等，藉以维持机体正常的功能活动。心脏不停地搏动，推动血液在全身脉管中周流不息，运行全身，起主导作用，是血液循环的动力，因此有“心主全身之血脉”之说（《素问·痿论》）。

心主脉指心气推动及调控心脏的搏动和脉道的收缩与舒张，使脉管通利，血液运行。心脏有规律的跳动，与心脏相通的脉管亦随之产生有规律的搏动，称之为“脉搏”。中医通过触摸脉搏的跳动，来了解全身气血的盛衰，作为诊断疾病的依据之一，称之为“脉诊”。心主血脉的功能正常与否，可以通过心脏搏动、脉搏、面色、舌质等方面反映出来。

心主血脉离不开三个因素，首先要求心的阳气（心气）充沛。“阳气者，若天与日，失其所则折寿而不彰……”（《素问·生气通天论篇》）；其次是具备充足的血量；最后一个重要因素是脉道通利，包括脉管必须完好无损和血液在脉管运行通道畅通。

2. 心主神志 即心主神明，又称心藏神。这里神的含义指人体生命活动的总称，广义的神是机体生命活动的主宰和外在反映，如整个人体的形象以及面色、眼神、言语、应答、肢体活动姿态等等，也可以说整个人体生命活动都属于这个范畴。狭义的神是指人体的精神、意识、思维活动。故有“心为身之主宰，万事之根本”（《饮膳正要·序》）。神明之心为人体生命活动的主宰。五脏六腑必须在心的统一指挥下，才能进行统一协调的正常的生命活动。心为君主而脏腑百骸皆听命于心。心藏神而为神明之用。“心者，五脏六腑之大主也，精神之所舍也”（《灵枢·邪客》）。神在人体生命活动中的重要性：“得神者昌，失神者亡”（《素问·移精变气论篇》）。心主神志的生理功能正常，则精神振奋，神志清晰，思维敏捷，对外界信息的反应灵敏和正常。如果心主神志的生理功能异常，不仅可以出现精神意识思维活动的异常，如失眠、多梦、神志不宁，甚至谵狂，或反应迟钝、精神萎靡，甚则昏迷、不省人事等，还可以影响其他脏腑的功能活动，甚至危及整个生命。所以说“主明则下安……主不明则十二官危”（《素问·灵兰秘典论篇》），“心动则五脏六腑皆摇”（《灵枢·口问》）。

人的精神、意识和思维活动，属于大脑的生理功能，是大脑对外界事物的反映。但藏象学说，则将人的精神、意识和思维活动不仅归属于五脏，而且主要归属于心的生理功能。所以，心主神志的实质是指大脑通过感觉器官，接受、反映外界客观事物，进行意识、思维情志等活动。中医学将思维活动归之于心，是依据心血充盈与否与精神健旺程度有密切关系而提出来的。藏象学说中的心，在中医文献中有血肉之心和神明之心之别。血肉之心，即指实质性的心脏；神明之心是指脑接受和反映外界事物，进行意识、思维、情志等精神活动的功能。中医学把精神意识思维活动归属于心，故有神明之心的说法。正如李梴所说：“有血肉之心，形如未开莲花，居肺下肝上是也。有神明之心……主宰万事万物，虚灵不昧是也”（《医学入门·脏腑》）。因此，中医学心的概念反映了中国传统文化中心性哲学的鲜明特色。

中医学的心神论长期以来一直在指导着中医的临床实践，具有重要的科学和实践价值。

（三）心的生理特性与形、窍、志、液、时的系统联系

心与小肠通过手少阴心经及手太阳小肠经互相络属，形成表里关系。心在体合脉，其华在面。心在体合脉，是指全身的血脉统属于心，由心主司。在解剖组织结构上，心与脉直接相连，息息相通。故中医可以脉象来测心之状态，如心气虚则脉弱，心火亢盛则脉数，心血瘀阻则脉涩等。其华在面，是指心脏气血盛衰，神之状态，均可从面部的色泽表现出来。在生理功能上，心气推动血液的运行，全身血气皆由心所主之血脉而上注于面，《灵枢·邪气脏腑病形》云："十二经脉，三百六十五络，其气血皆上于面而走空窍。"故心的气血盛衰可显现于面部色之变化。色泽是神气状态的反映，所以中医望诊中望神、望色都包括面部色泽的内容。面色红润有光泽即表示人体心气旺盛，气血充盈；若面色淡白无华，则表示心气不足，心血亏虚；若面色红赤，则表示心火亢盛，故《素问·五藏生成篇》曰："心之合，脉也；其荣，色也。"心在窍为舌，是指心之精气盛衰及其功能变化可从舌的形态色泽变化反映出来。故通过望舌，可以了解心主血脉及藏神的生理功能和病理变化。心在志为喜，是指心的生理功能与喜志有关。心在液为汗，是指体内汗液的蒸腾气化、排出代谢和心的关系密切。此外，心气与夏气相通应。

二、肺

肺位居胸中，左右各一，呈分叶状，质疏松。与心同居膈上，上连气管，通窍于鼻，与自然界之大气直接相通。与大肠、皮、毛、鼻等构成肺系统。在五行属金，为阳中之阴脏。

（一）生理特性

1. 肺为华盖 肺为华盖是指肺在体腔中位居最高，具有保护诸脏、抵御外邪的作用。肺位于胸腔，居五脏的最高位置，有覆盖诸脏的作用，肺又主一身之表，为脏腑之外卫，故称肺为华盖。

2. 肺为娇脏 肺为娇脏是指肺脏清虚娇嫩，易受邪侵的特性。肺为清虚之体，且居高位，百脉之所朝。六淫外邪侵犯人体，不论是从口鼻而入，还是侵犯皮毛，均易使肺受侵袭而致病，而肺不耐寒热、易于受邪的特性也使其易受他脏病变之影响。

知识链接

清肺排毒汤

国家中医药管理局以临床"急用、实用、效用"为导向，紧急启动"防治新型冠状病毒肺炎有效方剂临床筛选研究"，在河北、山西、黑龙江、陕西4省开展"清肺排毒汤"救治确诊患者临床观察。结果显示，对214例患者的临床救治总有效率达90%以上。清肺排毒汤类似古代中医防疫的"大锅汤"，其组方包括麻杏甘石汤、射干麻黄汤等。这些组方依据肺的多个生理特点进行组方考量，分别从清热宣肺、温肺化饮、辛温透肺等角度进行论治。中医药在新型冠状病毒肺炎的防治中作用明显。

（二）主要生理功能

1. 肺主气司呼吸 肺主气是肺主呼吸之气和肺主一身之气的总称。肺者气之本就是说人身之气均为肺所主。

（1）肺主呼吸之气：肺为呼吸器官，具有呼吸功能，故肺主呼吸之气。肺主呼吸之气是指肺通过呼吸运动，吸入自然界的清气，呼出体内的浊气，实现体内外气体交换的功能，就如《医原》云："肺

……一呼一吸，与天气相通”。肺司呼吸的功能正常，则气道通畅，呼吸调匀。若病邪犯肺，影响其呼吸功能，则出现胸闷、咳嗽、喘促、呼吸不利等症状。

（2）肺主一身之气：肺主一身之气是指肺有主持、调节全身各脏腑之气的作用，即肺通过呼吸而参与气的生成和调节气机的作用。肺主一身之气的生理功能具体体现在这两个方面。

肺参与一身之气的生成，特别是宗气的生成。人体通过呼吸运动，把自然界的清气吸入于肺，又通过胃肠的消化吸收功能，把饮食物变成水谷精气，由脾气升清，上输于肺。自然界的清气和水谷精气在肺内结合，积聚于胸中的上气海（上气海，指膻中，位于胸中两乳之间，为宗气汇聚发源之处），便称之为宗气。宗气上出喉咙，以促进肺的呼吸运动；贯通心脉，以行血气而布散全身，以温养各脏腑组织和维持它们的正常功能活动，在生命活动中占有重要地位。因此，肺呼吸功能健全与否，不仅影响宗气的生成，而且也影响着全身之气的生成。另一方面，肺有节律的一呼一吸，对全身之气的升降出入运动起着重要的调节作用。肺主一身之气的功能正常，则各脏腑之气旺盛。反之，肺主一身之气的功能失常，会影响宗气的生成和全身之气的升降出入运动，表现为少气不足以息、声低气怯、肢倦乏力等气虚之候。

2. 肺朝百脉　肺朝百脉指全身的血液都通过经脉而聚会于肺，通过肺的呼吸，进行体内外清浊之气的交换，然后将富含清气的血液输送至全身的作用。全身的血液，都要通过经脉而流经于肺，通过肺的呼吸进行气体交换，然后再输布全身。正如《素问·经脉别论篇》所云：“食气入胃，浊气归心，淫精于脉，脉气流经，经气归于肺，肺朝百脉，输精于皮毛”。

3. 肺主宣肃　宣谓宣发，即宣通和发散之意。肃谓肃降，清肃下降之意。肺禀清虚之体，性主于降，以清肃下降为顺。宣发与肃降为肺气机升降出入运动的具体表现形式。

肺主宣发是指肺气向上升宣和向外布散的功能。其气机运动表现为升与出。其生理作用主要体现在三个方面：其一，吸清呼浊。肺通过本身的气化作用，吸入自然界的清气，呼出体内的浊气。其二，输布津液精微。肺将脾所转输的津液和水谷精微，布散到全身，外达于皮毛，以温润、濡养五脏六腑、四肢百骸、肌腠皮毛。其三，宣发卫气。肺借宣发卫气，调节腠理之开阖，并将代谢后的津液化为汗液，由汗孔排出体外。

肺主肃降是指肺气清肃、下降的功能，其气机运动形式表现为降与入。其生理作用主要体现在四个方面：其一，吸入清气。肺通过呼吸吸入自然界的清气，肺之宣发以呼出体内浊气，肺之肃降以吸入自然界的清气，下纳于肾，从而完成吸清呼浊、吐故纳新的作用。其二，输布津液精微。肺将吸入的清气和由脾转输于肺的津液及水谷精微向下布散于全身，以供脏腑组织生理功能之需要。其三，通调水道。肺为水之上源，肺气肃降则能通调水道，使水液代谢产物下输膀胱。其四，清肃洁净。肺气肃降，则能肃清肺和呼吸道内的异物，以保持呼吸道的洁净。

肺气的宣发和肃降，是相反相成的矛盾运动。在生理情况下，相互依存和相互制约；在病理情况下，则又常常相互影响。所以，没有正常的宣发，就不能有很好的肃降；没有正常的肃降，也会影响正常的宣发。只有宣发和肃降正常，才能使气能出能入，气道畅通，呼吸调匀，保持人体内外气体之交换，才能使各个脏腑组织得到气、血、津液的营养灌溉，又免除水湿痰浊停留之患，从而始终保持正常状态。如果二者的功能失去协调，就会发生肺气失宣或肺失肃降的病变。前者以咳嗽为其特征，后者以喘促气逆为其特征。

4. 肺主通调水道　肺通调水道也可称“肺主行水”，是指肺气的宣发和肃降对体内水液的输布、运行和排泄起着疏通和调节的作用。肺通调水道主要依赖肺气的宣发和肃降。肺气宣发，使水液布散到周身，特别是到皮毛，由汗孔排泄。肺气肃降，使津液向下向内输布，下归于肾而输于膀胱，排出体外。因此，也称“肺为水之上源”。由于肺有调节水液代谢的作用，如果肺在水液调节方面失于宣散，就会使腠理闭塞而致皮肤水肿、无汗等症状；失于肃降，水液不得通调，就会出现水肿、小便不利等症状。可见汗液的分泌和小便的通利与否与肺的宣发肃降有密切关系。人体内水液的代谢过程要靠五脏系统共同参与调节才能完成，其中就五脏来说，和肺、脾、肾关系最密切。

5. 肺主治节 治节，即治理调节。肺主治节是指肺辅助心脏治理调节全身气、血、津液及脏腑生理功能的作用。肺主治节主要体现于：肺主呼吸、调节气机、助心行血、治理调节津液代谢四个方面。

（三）肺的生理特征及与形、窍、志、液、时的系统联系

肺与大肠通过手太阴肺经和手阳明大肠经相络属，成为表里关系。肺在体合皮，其华在毛。皮毛包括皮肤、汗腺、毫毛等组织，是一身之表。它们依赖于卫气和津液的温养和润泽，具有防御外邪，调节津液代谢，调节体温和辅助呼吸的作用。肺与皮毛相合，是指肺与皮毛的相互为用的关系。肺在窍为鼻。鼻为呼吸道之最上端，通过肺系（喉咙、气管等）与肺相连，具有主通气和主嗅觉的功能。鼻的通气和嗅觉功能，都必须依赖肺气的宣发作用。肺在志为忧（悲），是指肺的生理功能与忧（思）相关。肺在液为涕，涕即鼻涕，为鼻黏膜的分泌液，鼻涕由肺气的宣发作用布散于鼻窍。肺气与秋气相应。

三、脾

脾位于腹腔上部，膈膜之下，连于胃之左侧，外应大腹，《医纲总枢》云其“形如犬舌，状如鸡冠”，与胃、肉、唇、口等构成脾系统。主运化、统血，输布水谷精微，为气血生化之源，人体脏腑百骸皆赖脾以濡养，故有后天之本之称。在五行属土，为阴中之至阴，与四时之长夏相应。

（一）生理特性

1. 脾宜升则健 五脏各有升降，心肺在上，在上者宜降；肝肾在下，在下者宜升；脾胃居中，在中者能升能降。五脏气机升降相互作用，形成了机体升降出入气化活动的整体性，维持着气机升降出入的动态平衡。脾升胃降，为人体气机上下升降的枢纽。脾性主升，是指脾的气机运动形式以升为要。脾升则脾气健旺，生理功能正常，故曰“脾宜升则健”（《临证指南医案·卷二》）。

2. 脾喜燥恶湿 脾为太阴湿土之脏，脾喜燥恶湿，“太阴湿土，得阳始运（《临证指南医案·卷二》）。脾能运化水湿，以调节体内水液代谢的平衡。脾虚不运则最易生湿，而湿邪过胜又最易困脾。“湿喜归脾者，以其同气相感故也”（《临证指南医案·卷二》）。脾主湿而恶湿，因湿邪伤脾，脾失健运而水湿为患者，称为“湿困脾土”。

（二）主要生理功能

1. 脾主运化 运，即转运输送，化，即化生、消化，也就是消化吸收。脾主运化，指脾具有将水谷化为精微，并将精微物质吸收、转输至全身各脏腑组织的作用。脾主运化可以分为“运化水谷”和运化水湿两个方面。

（1）运化水谷：水谷，泛指各种饮食物。脾运化水谷，是指脾对饮食物的消化吸收作用。脾运化水谷的过程为：首先胃初步腐熟消化的饮食物，下传至小肠，在脾的作用下进一步消化，化为水谷精微（又称水谷精气）；其次吸收水谷精微，并将其转输至全身；进而将水谷精微上输心肺而化为气血等重要生命物质。概言之，脾主运化水谷，包括了消化水谷、吸收转输精微，并将精微转化为气血的重要生理作用。正如《医述》中云：“脾之所以消磨水谷者，非为磨之能砻，杵之能舂也，以气吸之，而食物

不坠焉耳。食物入胃，有气有质，质欲下达，气欲上升，与胃气熏蒸，气质之去留各半，得脾气一致，则胃气有助，食物之精得以尽留，至其有质无气，乃纵之使去，幽门开而糟粕弃矣。”由于饮食水谷是人出生之后维持生命活动所必需的营养物质的主要来源，也是生成气血的物质基础，饮食水谷的运化由脾所主，所以说脾为后天之本，气血生化之源。即：“一有此身，必资谷气，谷入于胃，洒陈于六腑而气至，和调于五脏而血生，而人资之以为生者，故曰后天之本在脾”（《医宗必读·肾为先天本脾为后天本论》）。

（2）运化水湿：运化水湿又称运化水液，是指脾对水液的吸收和转输，调节人体水液代谢的作用。脾主运化水湿是调节人体水液代谢的关键环节。脾在运输水谷精微的同时，还把人体所需要的水液（津液），通过心肺而运送到全身各组织中去，又把各组织器官利用后的水液，及时地转输给肾，通过肾的气化作用形成尿液，送到膀胱，排泄于外，从而维持体内水液代谢的平衡。脾居中焦，为人体气机升降的枢纽，故在人体水液代谢过程中起着重要的枢纽作用。因此，脾运化水湿的功能健旺，既能使体内各组织得到水液的充分濡润，又不致使水湿过多而潴留。反之，如果脾运化水湿的功能失常，必然导致水液在体内的停滞，从而产生水湿、痰饮等病理产物，甚则形成水肿。故《素问·至真要大论篇》曰：“诸湿肿满，皆属于脾。”

2. 脾主升清 脾主升清是指脾具有将水谷精微等营养物质，吸收并上输于心、肺、头目，再通过心肺的作用化生气血，以营养全身，并维持人体内脏位置相对恒定的作用。脾的升清功能正常，水谷精微等营养物质才能正常吸收和输布，气血充盛，人体的生机盎然。同时，脾气升发，又能使机体内脏不致下垂。

3. 脾主统血 脾主统血指脾具有统摄血液，使之在脉道中运行而不溢于脉外的功能。脾统血的作用是通过气摄血作用来实现的。脾为气血生化之源，气为血帅，血随气行。脾的运化功能健旺，则气血充盈，气能摄血；气旺则固摄作用亦强，血液也不会逸出脉外而发生出血现象。反之，脾的运化功能减退，化源不足，则气血亏虚，气虚则统摄无权，血离脉道，从而导致出血。由此可见，脾统血，实际上是气对血作用的具体体现，所谓“脾统血者，则血随脾气流行之义也”（《医碥·血》）。统血与脾阳也有密切关系。“脾统血，血之运行上下，全赖于脾。脾阳虚，则不能统血。”

（三）脾的生理特性与形、窍、志、液、时的系统联系

脾与胃通过足太阴脾经和足阳明胃经相络属，而构成表里关系。脾在体合肉，主四肢肌肉，是指脾具有运化水谷精微、充养肌肉和四肢的功能。若脾失运化，精气血津液生化无源，可致肌肉瘦削，软弱无力，甚至痿废不用。脾开窍于口，是指人的食欲、口味与脾的运化功能密切相关。脾之华在唇，是指口唇的厚度、色泽可以反映脾气功能的盛衰。脾在志为思，是指脾的生理功能与思相关。脾在液为涎，涎为口津，即唾液中较清稀的部分，由脾精、脾气化生并传输布散。脾脏的生理功能活动，与长夏的阴阳变化相互通应。此外，脾与中央方位、湿、土、黄色、甘味等有内在联系。

四、肝

肝位于腹腔，横膈膜之下，右胁下而偏左。与胆、目、筋、爪等构成肝系统。主疏泄、喜条达而恶抑郁，体阴而用阳。在五行属木，为阴中之阳，与四时之春相应。

（一）生理特性

1. 肝喜条达而恶抑郁 肝为风木之脏，肝气升发，喜条达而恶抑郁。肝气宜保持柔和舒畅，升发

条达的特性，才能维持其正常的生理功能，宛如春天的树木生长那样条达舒畅，充满生机。肝的这种特性与肝主疏泄的生理功能有密切关系。

2. 肝为刚脏 肝为风木之脏，喜条达而恶抑郁，其气易逆易亢，其性刚强，故称刚脏，且被喻为“将军之官”。

3. 肝体阴而用阳 体指脏腑本体，用指脏腑的功能、特性。肝为刚脏，以血为体，以气为用，体阴而用阳。肝为藏血之脏，血属阴，故肝体为阴；肝主疏泄，性喜条达，内寄相火，主升主动，故肝用为阳。肝体阴用阳，实际上概括了肝的形体结构与生理功能的关系，也揭示了肝脏在生理及病理变化上的主要特征。

（二）主要生理功能

1. 肝主疏泄 肝主疏泄，是指肝具有疏通、舒畅、条达以保持全身气机疏通畅达，通而不滞，散而不郁的作用。肝主疏泄是保证机体多种生理功能正常发挥的重要条件。肝主疏泄在人体生理活动中的主要作用如下。

（1）调畅气机：气机，即气的升降出入运动，升降出入是气化作用的基本形式。肝主疏泄关系到人体全身的气机调畅。人体是一个不断地发生着升降出入气化作用的机体。气化作用的升降出入过程是通过脏腑的功能活动而实现的。人体脏腑经络、气血津液、营卫阴阳，无不赖气机升降出入而相互联系，维持其正常的生理功能。肝的疏泄功能，对全身各脏腑组织的气机升降出入之间的平衡协调，起着重要的疏通调节作用。

（2）调节精神情志：情志，即情感、情绪，是指人类精神活动中以反映情感变化为主的一类心理过程。中医学的情志属狭义之神的范畴，包括喜、怒、忧、思、悲、恐、惊，亦称之为七情。肝通过其疏泄功能对气机的调畅作用，可调节人的精神情志活动。因此，中医学对情志（喜、怒、悲、恐、惊）的异常，首先责之于肝。

（3）促进消化吸收：脾胃是人体主要的消化器官，肝对脾胃消化吸收功能的促进作用，是通过协调脾胃的气机升降和分泌、排泄胆汁而实现的。脾胃之气升降相因、平衡协调，则脾胃的消化吸收功能正常。如果肝气郁结，可导致脾胃的消化吸收障碍，出现胁痛、口苦、纳食不化，甚至黄疸等。

（4）调节性与生殖：妇女经、带、胎、产等特殊的生理活动，关系到许多脏腑的功能，其中肝脏的作用甚为重要，冲为血海，任主胞胎，冲任二脉与女性生理功能休戚相关。肝为血海，冲任二脉与足厥阴肝经相通，而隶属于肝。肝主疏泄可调节冲任二脉的生理活动。精室为男子藏精之处。男子随肾气充盛而天癸至，则精气溢泻。肝之疏泄与肾之闭藏协调平衡，则精室开合适度，精液排泄有节。

（5）维持气血的运行：肝主疏泄是维持气血正常运行的一个重要条件。

2. 肝藏血 肝藏血是指肝脏具有贮藏血液、防止出血和调节血量的功能。血液来源于水谷精微，生化于脾而藏受于肝。安静时，机体所需血量较少，部分血液贮藏于肝，当机体剧烈活动或激动时肝所藏之血向机体输布以满足需要。所谓“人动则血运于诸经，人静则血归于肝脏”。因肝脏具有贮藏血液和调节血量的作用，故肝有“血海”之称。在生理上，肝主藏血，血能养肝，使肝阳勿亢，保证肝主疏泄的功能正常。

此外，还需通过肝气的固摄作用，维持气血正常运行；通过肝贮藏血液的作用，保证血液具有正常的运行条件；肝疏泄调畅气机，使气血运行通道不发生异常。

（三）肝的生理特性与形、窍、志、液、时的系统联系

肝胆通过足少阳胆经与足厥阴肝经互为络属，而形成表里关系。肝在体合筋，筋的功能依赖于肝之阴血的濡养，筋得其养，才能运动灵活而有力。肝在窍为目，目的视觉功能与肝的濡养关系最密切，故此说来源于此。肝其华在爪，爪甲亦赖肝血濡养。肝在志为怒，在液为泪。此外，肝气与春气相应。

五、肾

肾，位于腰部脊柱两侧，左右各一，右微下，左微上，外形椭圆弯曲，状如豇豆。与膀胱、骨髓、脑、发、耳等构成肾系统。主藏精，主水液，主纳气，为人体脏腑阴阳之本，生命之源，故称为先天之本；在五行属水，为阴中之阴，在四时与冬季相应。

（一）生理特性

肾主闭藏是肾的生理特性。闭藏亦曰封藏，固密储藏，封固闭藏之谓。肾主封藏是指肾贮藏五脏六腑之精的作用。封藏是肾的重要生理特性。肾为先天之本，生命之根，藏真阴而寓元阳，为水火之脏。肾藏精，精宜藏而不宜泄；肾主命火，命火宜潜不宜露，故曰："肾者主蛰，封藏之本，精之处也"（《素问·六节藏象论篇》）。人之生身源于肾，生长发育基于肾，生命活动赖于肾。肾是人体阴精之所聚，肾精充则化源足。肾又是生命活动之本原，肾火旺则生命力强，精充火旺，阴阳相济，则生化无穷，机体强健。肾为封藏之本，是对肾脏生理功能的高度概括，体现了肾脏各种生理功能的共同特点。肾主闭藏的生理特性体现在藏精、纳气、主水、固胎等各方面。

知识链接

命门

命门一词，自《难经》始，命门被赋予"生命之门"的含义，它是先天之气蕴藏之所在，人体生化的来源，生命的根本。于是命门就成了藏象学说的内容之一，为历代医家所重视。命门的位置，归纳起来有以下几种：左肾右命门说；两肾总号命门说；两肾之间为命门说；命门为肾间动气说。命门的功能，明代以前，把命门的功能笼统地包括在"肾气"概念之中，直到明代，命门学说得到进一步发展。综合前人的论述，对命门的功能有以下几种认识：命门为原气所系；命门藏精舍神，与生殖功能有密切关系；命门为水火之宅，包括肾阴、肾阳的功能；命门内寓真火，为人身阳气之根本。

（二）主要生理功能

1. 肾藏精 肾藏精是指肾具有贮存、封藏人身精气的作用。

（1）精的概念与分类

①精的概念：精，又称精气。一般而言，精的含义有广义和狭义之分。广义之精是构成人体的，维持人体生长发育、生殖和脏腑功能活动的，有形的精微物质的统称。故曰："精有四：曰精也，血也，津也，液也。"（《读医随笔·气血精神论》）广义之精包括禀受于父母的生命物质，即先天之精，又称肾本脏之精；以及后天获得的水谷之精，即后天之精。狭义之精是禀受于父母而贮藏于肾的具生殖繁衍作用的精微物质，又称生殖之精。

②先天之精，禀受于父母，与生俱来，是生育繁殖，构成人体的原始物质。"人始生，先成精"（《灵枢·经脉》），"两神相搏，合而成形，常先身生，是谓精"（《灵枢·决气》）。先天之精藏于肾中，

出生之后，得到后天之精的不断充实，成为人体生育繁殖的基本物质。后天之精，来源于水谷精微，由脾胃化生并灌溉五脏六腑。人出生以后，水谷入胃，经过胃的腐熟、脾的运化而生成水谷之精气，并转输到五脏六腑，使之成为脏腑之精。脏腑之精充盛，除供给本身生理活动所需要的以外，其剩余部分则贮藏于肾。故曰："肾者受五脏六腑之精而藏之，故五脏盛乃能泄，是精藏于肾而非生于肾也。"

（2）精的生理功能：肾中精气不仅能促进机体的生长、发育和繁殖，而且还能参与血液的生成，提高机体的抗病能力，主要体现在如下几个方面。

①促进生殖繁衍：肾精是机体发育的原始物质，又能促进生殖功能的成熟。肾精的生成、贮藏和排泄，对繁衍后代起着重要的作用。人生殖器官的发育及其生殖能力，均有赖于肾。故有男子"二八，肾气盛，天癸至，精气溢泻，阴阳和，故能有子""七八……天癸竭，精少，形体皆极"，女子"二七而天癸至，任脉通，太冲脉盛，月事以时下，故有子""七七，任脉虚，太冲脉衰少，天癸竭，地道不通，故形坏而无子"之说（《素问·上古天真论篇》）。

②促进生长发育：生、长、壮、老、已是人类生命的自然规律。人的脏腑气血盛衰，直接关系着人的强弱寿夭。人以五脏为本，而肾为五脏之根。肾所藏之精气为生命的基础，在人生、长、壮、老、已的过程中起主导作用。

③参与血液生成：肾藏精，精能生髓，精髓可以化而为血。"血即精之属也，但精藏于肾，所蕴不多，而血富于冲，所至皆是"（《景岳全书·血证》），"夫血者，水谷之精微，得命门真火蒸化"（《读医随笔·气血精神论》）。

④抵御外邪侵袭：肾精具有抵御外邪而使人免于疾病的作用。"足于精者，百病不生，穷于精者，万邪蜂起"（《冯氏锦囊秘录》）。精充则生命力强，卫外固密，适应力强，邪不易侵。

2. 肾主水液 水液是体内正常液体的总称。肾主水液，从广义来讲，是指肾为水脏，泛指肾具有藏精和调节水液的作用。从狭义而言，是指肾主持和调节人体水液代谢的功能。本节所及，属于后者。肾主水的功能是靠肾阳对水液的气化来实现的。肾脏主持和调节水液代谢的作用，称作肾的"气化"作用。

人体的水液代谢包括两个方面：一是将水谷精微中具有濡养滋润脏腑组织作用的津液输布周身；二是将各脏腑组织代谢利用后的浊液排出体外。这两方面，均赖肾的气化作用才能完成。

在正常情况下，水饮入胃，由脾的运化和转输而上输于肺，肺的宣发和肃降而通调水道，使清者以三焦为通道而输送到全身，发挥其生理作用；浊者则化为汗液、尿液和气等分别从皮肤汗孔、呼吸道、尿道排出体外，从而维持体内水液代谢的相对平衡。在这一代谢过程中，被脏腑组织利用后的水液（清中之浊者）从三焦下行而归于肾，经肾的气化作用分为清浊两部分。清者，再通过三焦上升，归于肺而布散于周身；浊者变成尿液，下输膀胱，从尿道排出体外，如此循环往复，以维持人体水液代谢的平衡。

肾的开阖作用对人体水液代谢的平衡有一定的影响。在正常生理状态下，由于人的肾阴、肾阳是相对平衡的，肾的开阖作用也是协调的，因而尿液排泄也就正常。综上所述，人体的水液代谢与肺、脾胃、肾、小肠、大肠、膀胱、三焦等脏腑有密切关系，而肺的宣肃，脾的运化和转输，肾的气化则是调节水液代谢平衡的中心环节。肾的气化作用贯穿于水液代谢的始终，居于极其重要的地位，所以有"肾者主水""肾为水脏"之说。

在病理上，肾主水功能失调，气化失职，开阖失度，就会引起水液代谢障碍。气化失常，关门不利，阖多开少，小便的生成和排泄发生障碍可引起尿少、水肿等病理现象；若开多阖少，又可见尿多、尿频等症。

3. 肾主纳气 肾主纳气，是指肾有摄纳肺吸入之气而调节呼吸的作用。人体的呼吸运动，虽为肺所主，但吸入之气，必须下归于肾，由肾气为之摄纳，呼吸才能通畅、调匀。“气根于肾，亦归于肾，故曰肾纳气，其息深深”（《医碥·气》）。正常的呼吸运动是肺肾之间相互协调的结果。所以说：“肺为气之主，肾为气之根，肺主出气，肾主纳气，阴阳相交，呼吸乃和”（《类证治裁·卷之二》）。

肾主纳气，对人体的呼吸运动具有重要意义。只有肾气充沛，摄纳正常，才能使肺的呼吸均匀，气道通畅。肺气不断地进行正常肃降，使吸入清气下注于肾。如果肾的纳气功能减退，摄纳无权，吸入之气不能归纳于肾，就会出现呼多吸少、吸气困难、动则喘甚等肾不纳气的病理变化。

4. 肾主一身阴阳 五脏皆有阴阳，就物质与功能言，则物质属阴，功能属阳。功能产生于物质，而物质表现于功能。

肾精，即肾所藏之精。其来源于先天之精，赖后天之精的不断充养，为肾功能活动的物质基础，是机体生命活动之本，对机体各种生理活动起着极其重要的作用。

肾气，肾精所化生之气，实指肾脏精气所产生的生理功能。就肾脏而言，肾精、肾气、肾阴、肾阳关系密切。精化为气，故肾气是由肾精而产生的，肾精与肾气的关系，实际上就是物质与功能的关系。为了在理论上、实际上全面阐明肾精的生理效应，又将肾气分为肾阴与肾阳，“肾阴”是人体阴液的根本。肾脏功能中的濡养作用，表现为具有阴属性的功能，概称为“肾阴”；具有温煦作用的那部分功能，概称为“肾阳”。

肾为元阴元阳之府，为五脏六腑之本，脏腑之阴阳皆根于肾，肾阴足则诸脏之阴充，肾阳足则诸脏之阳亦旺。故说肾主一身阴阳。

（三）肾的生理特性与形、窍、志、液、时的系统联系

肾与膀胱通过足少阴肾经和足太阳膀胱经互为络属，而成表里关系。肾在体合骨，生髓，其华在发。肾在窍为耳及二阴，肾在志为恐，恐惧、害怕的情志活动与肾的关系密切，也可说“恐伤肾”“恐则气下”。肾在液为唾，出于舌下，有润泽口腔，滋润食物及滋养肾精的功能。唾由肾精化生，经肾气的推动作用，沿足少阴肾经，达舌下之金津、玉液二穴，分泌而出。肾气与冬气相应。

（张泽渊）

第二节　六　腑

六腑是胆、胃、小肠、大肠、膀胱、三焦的总称。六腑的主要生理功能是受盛和传化水谷，具有“泻而不藏”“实而不能满”的生理特点。饮食物从口而入，由食道入胃，经胃腐熟，下传于小肠，经小肠泌别清浊，清者上输布散全身；浊者下降移行大肠，形成粪便，排出体外，同时，多余的水液，经三焦注入肾与膀胱，生成尿液，排出体外。六腑都必须适时排空内容物，才能保持通畅，功能协调，故有“六腑以通为用，以降为顺”之说。《素问·五藏别论篇》曰：“六腑者，传化物而不藏，故实而不能满也。”若通和降的太过与不及，均属于病态。

知识链接

七冲门

七冲门是指消化系统中的七个冲要部位。即飞门、户门、吸门、贲门、幽门、阑门、魄门。《难经·四十四难》曰："唇为飞门，齿为户门，会厌为吸门，胃为贲门，太仓下口为幽门，大肠小肠会为阑门，下极为魄门，故曰七冲门也。"饮食物在消化吸收排泄过程中，需通过消化道这七个要冲。七冲门的作用主要是协调饮食物的传导、控制糟粕的排泄以及防止内容物反流等。七冲门中任何一门发生病变，均会影响到饮食物的受纳、消化、吸收和排泄。在现代解剖学上，消化道中的某些交接处的名称，仍然沿用《难经》中的命名，如贲门、幽门。

一、胆

胆居六腑之首，位于右胁下，附于肝之短叶，呈中空的囊状体，内藏胆汁。胆汁主要为肝之精气所化生，"肝之余气泄于胆"，因此又称"精汁"，呈黄绿色、味苦，助脾胃之运化。故胆又称"中精之腑""中清之腑""清净之腑"。肝与胆有经脉络属，构成表里关系。胆的主要生理功能是贮藏排泄胆汁和主决断。胆的生理特性是胆气升而胆汁降。

胆的解剖形态与其他的腑相类似，皆为空腔的管状或囊状器官，故为六腑之一。又因其贮藏精汁，与五脏藏精气特点相似，故又属于奇恒之腑之一。

（一）胆的生理功能

1. 贮藏和排泄胆汁 胆囊贮藏和浓缩胆汁，在肝气疏泄作用下将胆汁排入小肠，促进饮食物的消化和吸收，是脾胃运化功能得以正常进行的重要条件。故《素问·宝命全形论篇》云："土得木而达。"

胆汁的排泄依赖于肝主疏泄的调节和控制。肝主疏泄正常，则胆汁排泄正常，脾胃运化健旺。若肝疏泄太过，胆气上逆，则见口苦，呕吐苦水；若肝失疏泄，胆汁排泄不利，胆汁郁结，肝胆气机不利，影响脾胃运化功能，则见胁下胀满疼痛，食欲减退，腹胀，便溏等症；若湿热蕴结肝胆，胆汁不循常道，外溢肌肤，则见黄疸。胆汁排泄不畅，瘀滞日久可形成砂石。

2. 主决断 胆主决断指胆在精神意识思维活动过程中，具有判断事物、做出决定的能力，其对防御和消除不良精神刺激的影响，以维持和控制气血的正常运行，确保脏腑之间的功能协调有重要的作用。《素问·灵兰秘典论篇》云："胆者，中正之官，决断出焉。"因此，胆气豪壮之人，能勇敢应变，当机立断；胆气虚弱者，则易惊善恐，遇事犹豫不决，失眠多梦，善太息等。胆主决断功能必须在心的主导下，才能发挥正常作用。

（二）胆的生理特性

胆气升而胆汁降 胆与肝相表里，胆为阳中之少阳，五行属木，通于春季，主少阳春升之气，故称胆气主升。人与自然相参，春气主升，万物生长，胆气升发助肝之疏泄，调畅脏腑气机。故《脾胃论·脾胃虚实传变论》曰："胆者，少阳春升之气，春气升则万物化安，故胆气春升，则余脏从之。胆气不升，则飧泄、肠澼不一而起矣。"胆汁向下通降排于小肠以助消化。故胆具有"胆气升而胆汁降"的生理特性。

二、胃

胃又称胃脘，分上、中、下三部，分别称为上脘、中脘、下脘。胃位于中焦膈下，是腹腔中容纳食物的器官，上接食道，下通小肠。胃是机体对饮食物进行消化、吸收的重要脏器，与脾相表里。胃的主要生理功能是主受纳腐熟水谷。胃的生理特性是主通降和喜润恶燥。

（一）胃的生理功能

1. 受纳水谷 受纳，是接受和容纳的意思。胃主受纳是指胃接受和容纳水谷的作用。《类经·藏象类》说："胃司受纳，故为五谷之府。"饮食物入口，经食管，容纳于胃，故称胃为"太仓""水谷之海"。机体的生理活动和气血津液的化生，都需要依靠饮食物的营养，故又称胃为"水谷气血之海"。胃主受纳是主腐熟的前提，胃主受纳功能的强弱，取决于胃气的盛衰，可通过食欲和食量反映出来。若胃有病变，则胃的受纳功能减退，出现纳呆、脘腹胀满等症状。

2. 腐熟水谷 腐熟，是指饮食物经过胃的初步消化，形成食糜的过程。胃主腐熟指胃将食物消化为食糜的作用。《难经·三十一难》云："中焦者，在胃中脘，不上不下，主腐熟水谷。"胃受纳的水谷经过腐熟，形成食糜，下传小肠，其精微物质被消化吸收，经脾的运化营养全身。若胃的腐熟水谷功能失常，则见胃脘胀痛，嗳腐吞酸等。

胃主受纳和腐熟水谷的功能，必须和脾的运化功能相配合，才能顺利完成。正如《景岳全书·饮食》云："胃司受纳，脾司运化，一纳一运。"

即学即练 3-1

答案解析

胃的生理功能是（ ）

A. 受盛化物　B. 通调水道　C. 受纳腐熟水谷　D. 传化糟粕　E. 分清泌浊

（二）胃的生理特性

1. 主通降 胃主通降是指胃气宜保持通畅、下降的运动趋势。饮食物入于胃，经胃气的受纳腐熟，下传入小肠，经过小肠的分清泌浊，其浊者下移于大肠，然后化为粪便排出体外，从而保证了胃肠虚实更替的状态。这是由胃气的通降作用而完成的，故胃贵在通降，以下行为顺。胃的通降是受纳的前提。胃通降正常，才能不断接受和容纳饮食物，保持胃肠虚实更替。《素问·五藏别论篇》云："水谷入口，则胃实而肠虚；食下，则肠实而胃虚。"中医常以脾胃升降来概括消化系统的生理功能。脾宜升则健，胃宜降则和，脾升胃降，彼此协调，共同完成饮食物的消化吸收。若胃失通降，饮食物和残渣就不能下行，滞留于胃，则出现纳呆、腹胀、腹痛、便秘等，也可导致胃气上逆，则出现恶心、呕吐、呃逆、嗳气等。又因脾胃居中，是人体气机升降的枢纽，故胃失通降，不仅导致中焦不和，还会引起其他脏腑，甚至全身的气机升降失常，出现全身的病理变化。

2. 胃喜润恶燥 是指胃喜于滋润而恶于燥烈的特性。胃为燥土，赖水以济，故喜润恶燥。一方面胃主受纳腐熟水谷的生理功能，除胃气的推动、温煦作用外，还需要胃液（阴）的濡养，故《四圣心源》云："胃以阳体而合阴精，阴精则降。"另一方面胃喜润恶燥与脾喜燥恶湿，阴阳互济，以保证脾升胃降的动态平衡。故《临证指南医案·脾胃》以"太阴湿土，得阳始运；阳明燥土，得阴自安。以脾喜刚燥，胃喜柔润也"，指出"胃喜润恶燥"的特性。治疗胃病时，应密切注意保护胃阴，不可妄施化燥伤阴之品。需要用苦寒清泻之剂时，也应中病即止，以祛除实热燥结为度，勿使过量，以免化燥伤阴。

三、小肠

小肠位于腹部，上接幽门与胃相通，下连阑门与大肠相通，是进一步消化饮食物的器官。小肠与心有经络互相络属，故小肠与心互为表里。小肠的主要生理功能是主受盛化物和泌别清浊。小肠的生理特性是升清降浊。

（一）小肠的生理功能

1. 主受盛化物 受盛，即接受盛放的意思，是指小肠接受盛放经胃初步消化的饮食物，并在小肠内停留一定的时间；化物，即变化、消化、化生的意思，是指小肠对接受的饮食物进一步消化吸收，将饮食物化为水谷精微，以营养全身。若小肠受盛化物功能失常，气机失于通调，则可见腹胀、腹痛、腹泻等。

2. 泌别清浊 泌，即分泌；别，即分别；清，是指水谷精微即营养物质；浊，是指食物残渣和多余的水液。泌别清浊是指小肠在消化吸收胃所下降的食糜的过程中，将饮食物中的营养物质和食物残渣分开，吸收其中的营养物质，并将食物的残渣下输大肠，同时把多余的水液通过肾的气化渗入膀胱。小肠泌别清浊的功能就是将水谷精微通过脾的升清上输心肺，在心肺的作用下布散全身；而食物残渣与多余水液下行排出体外。小肠的这个功能，与二便生成有关。《类经·藏象类》云："小肠居胃之下，受盛胃中水谷而分清浊，水液由此而渗入前，糟粕由此而归于后，脾气化而上升，小肠化而下降，故曰化物出焉。"小肠泌别清浊功能正常，则水液和糟粕各行其道，二便正常。若清浊不分，则可见小便短少，大便溏泻。故临床治疗泄泻时常用"利小便实大便"之法。因小肠和水液代谢有关，故有"小肠主液"之说。

实例分析 3－1

案例 欧阳修，字永叔，号醉翁，北宋政治家、文学家，唐宋八大家之一。《苏沈良方》载："欧阳公尝得暴下病，国医不能治，夫人买市人药一帖，进之而愈。力叩其方，则车前子一味为末，米饮服二钱匕。"《本草纲目》曰："车前子利水道而不动气，水道利则清浊分，而谷藏自止矣。"即所谓利小便可实大便也。

讨论 1. 请问"利小便实大便"的理论依据是什么？

2. 请查阅并回答具有"利小便实大便"作用的中药有哪些？

答案解析

（二）小肠的生理特性

升清降浊 小肠具升清降浊的生理特性，小肠受盛化物而泌别清浊，将水谷化为精微和糟粕，精微赖脾之升而输布全身，糟粕靠小肠之通降而下传入大肠。升降相因，清浊相别，饮食物消化吸收正常。反之，升降紊乱，清浊不分，则见呕吐、腹胀、泄泻等。小肠之升清降浊，实为脾之升清和胃之降浊功能的延伸和具体体现。

四、大肠

大肠位于腹中，上接阑门与小肠相连，下通肛门。大肠与肺有经脉相互络属，故互为表里。大肠的主要生理功能是传化糟粕和主津。大肠的生理特性是通降下行。

（一）大肠的生理功能

1. 传化糟粕 传化，即传导变化。大肠接受由小肠下注的食物残渣，吸收其中剩余的水液，将糟粕变化为粪便，经肛门而排出体外。故大肠有“传导之腑”“传导之官”之称。大肠的传导功能，主要与胃的通降、脾之运化、肺之肃降以及肾之封藏有密切关系。大肠传导功能失调，则见便秘或泄泻。若大肠热结津亏，则见便秘；若湿热蕴结于大肠，大肠气机阻滞，则见腹痛、里急后重、下痢脓血等。

2. 主津 大肠在传导由小肠下移的饮食残渣过程中，再吸收其中部分水分，参与机体水液代谢，故有“大肠主津”之说。大肠这种重新吸收水分功能与体内水液代谢有关。因此，大肠病变多与津液有关。如大肠虚寒，无力吸收水分，则水谷杂下，出现肠鸣、腹痛、泄泻；若大肠有热，消烁水分，肠道失润，则见大便秘结不通。机体所需之水，绝大部分是在小肠或大肠被吸收的，故《脾胃论》曰：“大肠主津，小肠主液，大肠、小肠受胃之荣气，乃能行津液于上焦，灌溉皮肤，充实腠理。”

（二）大肠的生理特性

通降下行 六腑以通为用，以降为顺，尤以大肠为最。大肠不断地承受小肠下移的饮食残渣并形成粪便而排出体外，始终处于“实而不满”“泻而不藏”的状态，故大肠以降为顺，以通为用。因此通降下行为大肠的重要生理特性。若大肠通降失常，以糟粕内结，壅塞不通居多，故有“肠道易实”之说。因此治疗大肠病变以“通降”为首要大法。

五、膀胱

膀胱又称净腑、水府，位于小腹，居肾之下，大肠之前，上有输尿管与肾相通，下有尿道开口于前阴。膀胱与肾有经脉相互络属，故互为表里。膀胱的主要生理功能是贮存和排泄尿液。膀胱的生理特性是司开合。

（一）膀胱的生理功能

1. 贮存尿液 在人体津液代谢过程中，水液通过肺、脾、肾三脏的作用，布散全身，濡润机体。其被人体利用之后，即是“津液之余”者，下归于肾。经肾的气化作用，升清降浊，清者回流体内；浊者变为尿液，下输于膀胱贮存。故有“津液之余者，入胞脬则为小便”“小便者，水液之余也”之说。说明尿为津液所化。小便与津液常常相互影响，若津液缺乏，则小便短少；反之，小便过多也会伤及津液。

2. 排泄尿液 尿液贮存于膀胱，达到一定容量时，经肾的气化作用，使膀胱开合适度，尿液及时地排出体外。膀胱功能失调，主要表现为尿液排泄异常。如膀胱湿热，则见尿频、尿急、尿痛；肾气不固，膀胱失约，则见尿失禁，遗尿。故《素问·宣明五气篇》说：“膀胱不利为癃，不约为遗溺。”

（二）膀胱的生理特性

司开合 膀胱具有司开合的生理特性。膀胱主贮存和排泄尿液，为人体水液汇聚之所，故称“津液之腑”“州都之官”。膀胱的开合作用维持其贮尿和排尿功能的协调平衡。若肾的功能失常，则膀胱气化失司，开合功能失常。开多合少，则见小便清长，遗尿，尿失禁等；合多开少，则见小便不利，癃闭等。膀胱的病变多与肾有关，故临床治疗小便异常，常从肾治之。

六、三焦

三焦是脏象学说中的一个特有名称，为上焦、中焦、下焦的合称。三焦的概念有二：一是指六腑之一，是分布于胸腹腔的一个大腑，包容了整个胸腹腔及其所有脏腑，为脏腑中最大的腑，无脏能与其匹配，亦称“孤府”。《类经·藏象类》说：“三焦者，确有一腑，盖脏腑之外，躯壳之内，包罗诸脏，一腔之大腑也。”二是对人体胸腹腔部位划分的概念，横膈以上为上焦，其脏器包括心肺；横膈以下肚脐以上为中焦，其脏器包括脾胃和肝胆；肚脐以下为下焦，其脏器包括肾、大小肠、膀胱、女子胞等。由于肝肾同源，生理和病理上关系密切，故又常将肝肾一并划归下焦。三焦与心包经脉相互属络，故互为表里。三焦的主要生理功能是通行元气，运行水液。三焦的生理特性是上焦如雾、中焦如沤、下焦如渎。

（一）三焦的生理功能

1. 通行元气 元气（又名原气）是人体最根本的气，根源于肾，由先天之精所化生，赖后天之精以充养，是人体脏腑阴阳的根本，气化活动的动力。元气通过三焦输布全身，发挥推动人体生长发育，激发脏腑组织功能的作用。所以说，三焦是元气运行的通道。元气越充沛，则生命力越旺盛，脏腑功能越强大。三焦通行元气的功能关系到整个人体的气化功能，故称三焦“主持诸气，总司人体的气化活动。”

2. 运行水液 三焦具有疏通水道、运行水液的功能，为人体水液的生成输布、升降出入的道路。全身水液代谢由各脏腑协同完成，但必须依赖三焦的通利，才能正常升降出入。三焦在水液代谢过程中的协调平衡作用，称之为“三焦气化”。三焦通行水液的功能，实际上是对肺、脾、肾等脏腑参与水液代谢功能的总括。《素问·灵兰秘典论篇》云：“三焦者，决渎之官，水道出焉。”如果三焦水道不利，则会发生水液代谢障碍。

（二）三焦的生理特性

作为部位概念的三焦，其功能特性各有不同。

1. 上焦如雾 雾，形容水谷精微轻清弥漫的状态。上焦如雾是指上焦（心肺）宣发卫气，敷布水谷精微，如雾露之溉将营养物质布散全身，发挥营养滋润的作用。因上焦接纳精微而布散，故又称“上焦主纳”。临床治疗上焦病证，用药量宜轻，质地须轻清上浮，才能使药达病所，所以《温病条辨》提出“治上焦如羽，非轻不举”。

2. 中焦如沤 沤，浸泡、发酵之意，形容水谷腐熟成为食糜的状态。中焦如沤是指中焦（脾胃）运化水谷，化生气血的作用。因中焦运化水谷精微，故称“中焦主化”。临床治疗中焦病证，须调理脾胃，恢复气机平衡，所以《温病条辨》提出“治中焦如衡，非平不安”。

3. 下焦如渎 渎，水道、沟渠之意，形容水浊不断向下、向外排泄的状态，有如水浊沿沟渠水道不断向下疏通和向外排泄。下焦如渎是指下焦（肾、膀胱、大小肠等）分别清浊，排泄废物的作用。因下焦疏通二便，排泄废物，故又称“下焦主出”。临床治疗下焦病证，药物必须沉重下行，所以《温病条辨》提出“治下焦如权，非重不沉”。

第三节　奇恒之腑

奇者，异也；恒者，常也。奇恒之腑指异于平常的脏腑，包括脑、髓、骨、脉、胆、女子胞。因脑、髓、骨、脉、胆及女子胞形态中空似于腑，功能藏精类于脏，似脏非脏，似腑非腑，故称奇恒之腑。其中，胆既贮存又排泄胆汁，是六腑之一，又属奇恒之腑。除胆外，其余的都没有表里配合，也没有五行的配属，但与奇经八脉有关。《素问·五藏别论篇》云："脑、髓、骨、脉、胆、女子胞，此六者，地气之所生也，皆藏于阴而象于地，故藏而不泻，名曰奇恒之腑。"本节仅重点讲述脑与女子胞。

一、脑

脑位于颅内，与脊髓相通，由髓汇集而成，故得名"髓海"。《灵枢·海论》云："脑为髓之海。"《素问·五藏生成篇》云："诸髓者，皆汇于脑。"头居人身之高巅，人神之所居，十二经脉三百六十五络之气血皆汇集于头，手足三阳经亦皆上聚于头，故称头为诸阳之会。脑的主要生理功能为主精神意识思维活动和感觉运动。

1. 脑主精神意识思维活动　脑为元神之府，是生命的枢机，具有主精神、意识、思维的功能，为精神、意识、思维活动的枢纽。脑的功能正常，则精神饱满，意识清楚，思维敏捷，语言清晰，记忆力强，情志正常。若脑有病变，则精神意识思维活动异常，可见精神萎靡，记忆力差，意识不清，思维迟钝，情志异常等。

2. 脑主感觉运动　目、耳、口、鼻、舌为五脏外窍，皆位于头面，与脑相通。《医学原始》曰："五官居于身上，为知觉之具，耳目口鼻聚于首，最显最高，便于接物。耳目口鼻之所导人，最近于脑，必以脑先受其象而觉之，而寄之，而存之也。"脑主感觉的功能正常，则视物清明，听力聪颖，嗅觉灵敏，感觉正常；若脑主感觉功能失常，则视物不明，听觉失聪，嗅觉不灵，感觉异常。如髓海不充，则见头晕、目眩、耳鸣，甚至痴呆等。

二、女子胞

女子胞，又称胞宫、子脏、子宫，位于小腹，下口（即胞门又称子门）与阴道相连，为女性的内生殖器官，呈倒置的梨形。女子胞的主要生理功能为主持月经和孕育胎儿。

1. 主持月经　月经，又称月信、月事、月水。月经是女子生殖细胞发育成熟后周期性子宫出血的生理现象。女子胞是女子生殖细胞发育成熟，产生月经的主要器官。女子二七，肾中精气旺盛，产生天癸，任脉通，冲脉气血充盛，女子胞发育成熟，月经按时来潮。七七，肾中精气渐衰，天癸渐竭，冲任二脉的气血逐渐衰少，月经渐乱，终至绝经。因此女子胞主持月经的功能与肾、天癸、冲任二脉关系密切并受其制约和调节。月经的产生，是脏腑气血作用于胞宫的结果，胞宫的功能正常与否直接影响月经的来潮。

2. 孕育胎儿　女子胞是女性孕产的器官。《中西汇通医经精义·下卷》曰："女子之胞，一名子宫，乃孕子之处。"女子胞发育成熟后，月经正常就具备了孕育和生殖胎儿的能力；受孕以后，脏腑经络气血皆下注于冲任，到达胞宫聚以养胎，月经停止来潮，胎儿在母体子宫中发育，直至十月期满分娩。

女子胞的生理功能与脏腑、经络、气血有着密切的关系。女子胞主持月经和孕育胎儿，是脏腑、经络、气血作用于胞宫的正常生理现象。

知识链接

男子之胞——精室

女子胞为子宫，而男子之胞则为精室，又称“精宫”。亦属肾所主，与冲任相关。《中西汇通医经精义·下卷》曰：“女子之胞，男子为精室，乃血气交会，化精成胎之所，最为紧要。”精室为男性生殖器官，包括解剖学的睾丸、附睾、精囊腺和前列腺等，有化生和贮藏精液、生育繁衍的功能。精室由肾所主，其功能与肾中精气的盛衰密切相关，与冲、任、督脉相关。若肾精充足，肾气旺盛，督脉通盛，则精室功能调和，生殖功能正常。若肾精亏虚，肾气不足，督脉虚损，可精室功能异常，可见遗精、早泄、不育等。

睾丸，功能与肾藏精的关系密切，为肾之外候，亦称外肾。《类证治裁·卷之首》曰：“睾丸者，肾之外候。”《中西医粹》曰：“外肾，睾丸也。”

第四节　脏腑之间的关系

人体是以五脏为中心，以精气血津液为物质基础，通过经络相互联络和沟通，将脏与脏、脏与腑、腑与腑、脏与奇恒之腑之间以及与五官九窍、四肢百骸紧密联系的一个有机的整体。脏腑之间在生理功能上相互制约、相互依存、相互协调和相互为用，并在病理上相互影响。脏腑之间的关系主要包括脏与脏之间、脏与腑之间及腑与腑之间的关系。

一、脏与脏之间的关系

脏与脏之间的关系，即五脏之间的关系。心、肺、脾、肝、肾五脏虽有各自的生理功能，但五脏之间又彼此紧密相连。它们之间的联系除了组织结构和五行生克外，更重要的是彼此在生理功能上的相互联系以及病理上相互影响。

（一）心与肺

1. 生理方面　心肺同居上焦。心主血脉，上朝于肺；肺主气，贯心脉而行血。两者相互配合，保证气血的正常运行。心与肺之间的关系，主要表现为气和血的关系。

血的运行虽为心所主，但又依赖于宗气的推动，而集聚于肺部的宗气要贯通心脉，又须有血液的运载，才能运行输布全身。肺朝百脉，助心行血，是血液正常运行的必要条件；只有正常的血液循行，才能保证肺主气司呼吸功能的正常进行。故有“呼出心与肺”之说。宗气具有贯心脉而司呼吸的生理功能，从而加强了血液循行和呼吸之间的协调平衡。

2. 病理方面　肺气虚或肺失宣肃，运血无力，可导致心血瘀滞不行，出现胸闷疼痛，唇舌青紫等；心气虚或心阳不振，血脉瘀阻，可致气无所依而涣散不收，也会影响肺的宣发肃降，出现咳嗽、气喘、胸闷等。

（二）心与脾

1. 生理方面　心主血脉又行血，脾胃主生血又统血。血液生成与运行离不开心与脾的共同协调。

因此，心与脾的关系主要表现在血的生成和运行方面。

（1）血液生成：心主血，脾胃为气血生化之源。心血赖脾气转输的水谷精微得以化生，而脾的运化功能又依赖于心血的滋养、心阳的温煦以及心神的统帅。脾气健运，气血化源充足，则心血充盈，得以温养五脏六腑；心阳温运，心血充盈，心神安宁，则脾运化正常，有利气血生成，故心与脾在血液生成方面相辅相成。

（2）血液运行：血液能正常运行于经脉之中，既依赖心气的推动，又依靠脾气的统摄，方能使血行其道，不溢脉外。血能正常运行而不致脱陷妄行，主要靠脾气的统摄。所以有“诸血皆运于脾”之说。心脾相互配合，维持血液正常运行。

2. 病理方面 脾失健运，化源不足，或脾不统血，血溢脉外，可致心血不足；心血亏虚，无以滋养于脾，又可致脾失健运。心脾两脏在病理上相互影响，主要表现在血液的生成和运行功能失调，以及运化无权和心神不安，最终导致心脾两虚，出现心悸失眠、面色无华、腹胀便溏、食少肢倦等。

（三）心与肝

1. 生理方面 心行血，肝藏血；心藏神，肝主疏泄而调畅情志。心与肝之间的生理关系主要表现在血液运行和调摄情志方面。

（1）血液运行：心主血，推动血液运行；肝主疏泄，调节气血运行；肝藏血，贮藏血液和调节血量。心与肝相互配合，维持全身血液的正常运行以及调节血量。全身血液充盈，则肝有所藏，心有所主。所以说“肝藏血，心行之”。全身血液充盈，肝有所藏，才能发挥其贮藏血液和调节血量的作用，以适应机体活动的需要，心亦有所主。心血充足，肝血亦旺，肝所藏之阴血，具有濡养肝体、制约肝阳的作用。所以肝血充足，肝体得养，则肝之疏泄功能正常，使气血疏通，血液不致瘀滞，有助于心主血脉功能的正常进行。

（2）调摄情志：心主神志，为精神之所舍；肝主疏泄，能调畅精神情志。人的精神活动虽由心所主，但与肝的疏泄及藏血的功能密切相关。血液是神志活动的物质基础，心血充盈，肝有所藏，疏泄正常，气机调畅，气血调和，精神愉快。肝藏血充足，制约肝阳，疏泄正常，气血循行通畅，心血充盈，心得血养，神志活动正常。阴血充足，心与肝功能协调，才能精神饱满，情志舒畅。

2. 病理方面 心与肝在病理上的相互影响，主要反映在阴血不足和神志不安两个方面，表现为心肝血虚和心肝火旺之候等。一是心血虚可引起肝血虚，肝血虚亦可引起心血虚，最终形成心肝血虚，神志不安的病理状态，可见心悸、失眠、多梦、眩晕、两目干涩、肢体麻木、爪甲不荣等。二是心火偏旺可引动肝火，肝火偏旺亦可引发心火，最终导致心肝火旺，可见心烦失眠、面红目赤、急躁易怒、哭笑无常等。

（四）心与肾

1. 生理方面 心肾之间是相互依存，相互制约的关系。心与肾之间的生理关系是以阴阳、水火、精血的动态平衡为其重要条件的，主要表现在水火相济、精血互化和精神互用三个方面。

（1）水火相济：心居上焦，五行主火，属阳；肾居下焦，五行主水，属阴。心火下降于肾，助肾阳温煦肾阴，以制肾水泛滥；肾水上济于心，辅心阴涵养心阳，以防心火过亢。心与肾两脏相互作用，相互制约，以维持正常的生理活动，这种关系称为“水火相济”“心肾相交”或“水火相交”。

（2）精血互化：心主血，肾藏精，精和血都是维持人体生命活动的必要物质，精血同源，精血之间相互资生，相互转化。精血之间的相互资生为心肾相交奠定了物质基础。

（3）精神互用：心藏神，肾藏精，精能化气生神，为气神之源；神能驭精役气，为精气之主。故积精可以全神，使精神内守，神全可以驭精，为精气之主。精是神的物质基础，神是精的外在表现，神生于精，志生于心，亦心肾交济之义。

2. 病理方面 若肾阴不足，不能上济于心，导致心火亢于上，称为“心肾不交”，可见心悸失眠、多梦健忘、眩晕耳鸣、腰膝酸软等。若心阳不振，不能下温于肾，而致水寒不化或肾阳虚衰，不能温化水液，致寒水上凌于心，称为“水气凌心”，可见心悸、怔忡、小便不利、水肿等。若心血不足，肾精亏虚，神失所养，可见头晕耳鸣、失眠健忘等症。

（五）肺与脾

1. 生理方面 肺司呼吸，主一身之气；脾主运化，为气血生化之源；肺主行水，通调水道；脾主运化，为胃行其津液。肺与脾之间的生理关系，主要表现在气的生成和津液代谢两个方面。

（1）气的生成：宗气的生成依赖于肺脾二脏功能协调。肺司呼吸，吸入自然清气；脾主运化，化生水谷精气，二者在胸中结合生成宗气。肺气依赖于脾运化水谷精气的充养，而脾所运化的水谷精微离不开肺的宣降从而布散全身。肺气的盛衰在很大程度上取决于脾气的强弱，因而有“肺为主气之枢，脾为生气之源”之说。

（2）津液代谢：肺宣发肃降主行水，通调水道，脾主运化，调节水液代谢，二者协作，共同维持水液代谢。肺宣发肃降，通调水道，有助于脾运化水湿；脾转输水液至肺，是肺宣发肃降和通调水道的前提。

2. 病理方面 肺脾二脏在病理上的相互影响，主要在于气的生成不足和水液代谢失常两个方面。脾气亏虚，气化源不足，则肺失滋养；肺气不足，也会累及脾，终致脾肺气虚，则见纳呆、腹胀、大便溏泻、体倦乏力、咳嗽气喘等症。脾失健运，水饮不化，聚湿生痰，上犯于肺，则成痰饮，出现咳喘痰多等症。其病在肺，而其本在脾。故有“脾为生痰之源，肺为贮痰之器”之说。肺病日久，亦可累及于脾，而致脾不健运，水湿停聚，脘腹痞满，食欲下降等水湿中阻之证。

（六）肺与肝

1. 生理方面 肺和肝之间的生理关系，主要表现在气机升降和气血运行方面。肺居膈上，主肃降，肝居膈下，主升发，肝升肺降，升降相宜，以维持人体气机的升降运动。肝主疏泄，调畅气机，促进气血运行；肺主气，司宣发肃降，朝百脉，肝和肺共同参与调节全身气血运行。全身气血的运行，虽赖心所主，但又须肺主治节以及肝主疏泄和藏血作用的制约。

2. 病理方面 肝与肺之间的生理功能失调，主要表现在气机升降失常和气血运行不畅方面。如肝气升发太过，肝火犯肺，或肺气肃降不及，肝火上逆，出现胸胁胀满疼痛，咳喘上气，甚则咯血等症，在五行学说中称为“木火刑金”。

（七）肺与肾

1. 生理方面 肺属金，肾属水，金生水，故肺肾关系称之为金水相生。肺主行水，肺为水上之源，肾为主水之脏；肺主呼气，肾主纳气。故肺与肾之间的生理关系，主要表现在呼吸运动、水液代谢以及阴液互资方面。

（1）呼吸运动：肺司呼吸，肾主纳气。机体的呼吸功能虽为肺所主，但需要肾的纳气才能保持呼吸的平稳和深度，从而保证体内外气体得以正常交换。肺肾相互配合，共同完成呼吸的生理活动。故有“肺为气之主，肾为气之根”之说。

（2）水液代谢：肺主行水而通调水道，水液经过肺的宣发肃降，使精微布散到全身各个脏腑组织器官中去，浊者下归于肾而输入膀胱，生成尿液，因此称“肺主行水”“肺为水之上源”。肾主气化司开阖，水液经过肾的气化作用，清者升腾，经三焦回流体内，浊者变成尿液，下输膀胱。肺肾两脏相互配合，共同维持水液代谢的协调平衡。但是，两者在调节水液代谢过程中肾主水液的功能居于重要地位。所以说水液代谢“其本在肾，其标在肺”。

（3）阴液互资：肺与肾两脏的阴液互相资生。肺五行属金，肾五行属水，金生水，肺阴充足，输精于肾，则肾阴充盛，保证肾的功能旺盛；肾阴为一身阴液之根本，水润金，肾阴充足，循经上润于肺，以保证肺气清宁，宣降正常。《医医偶录》曰：“肺气之衰旺，全恃肾水充足，不使虚火炼金，则长保清宁之体。”

2. 病理方面　肺与肾在病理上相互影响，主要表现为呼吸异常、水液代谢失调及阴液亏损等方面。若出现肺肾阴虚和肺肾气虚等肺肾两虚之候，治疗时往往肺肾同治而获效，故有“肺肾同源”“金水同源”之说。

（1）呼吸异常：肾气不足，统摄无权，气浮于上；或肺气虚衰，久病及肾，而致肾摄纳无权，皆可见呼吸喘促、呼多吸少、动则气喘，称为“肾不纳气”或“气不归根”。

（2）水液代谢失调：肺失宣降，通调失职，累及于肾；或肾气化失司，关门不利，水邪泛滥，均可出现尿少、水肿等症。

（3）阴液亏损：肾阴为一身阴液的根本，肾阴亏虚，则肺失滋养，而肺阴虚损也会日久及肾，最终可致肺肾阴虚，出现两颧潮红、腰膝酸软、骨蒸潮热、盗汗、干咳喑哑、男子遗精、女子月经不调等症。

（八）肝与脾

1. 生理方面　肝主疏泄，脾主运化；肝藏血，脾生血统血。肝与脾之间的生理关系，主要表现为疏泄与运化的相互为用以及藏血与统血的相互协调两方面，具体而言体现在饮食物消化和血液的生成与运行两个方面。

（1）饮食物消化：肝主疏泄，调畅气机，协调脾升胃降，可促进脾胃纳运；疏利胆汁，排于肠道，促进饮食物的消化。故《医碥·五脏生克说》曰：“木能疏土而脾滞以行。”反之，脾气健运，气血生化有源，肝体得以滋养，有利肝的疏泄。《医宗金鉴·删补名医方论》曰：“肝为木气，全赖土以滋培，水以灌溉。”肝疏泄有常，脾气健运，肝脾互用，饮食物消化正常。

（2）血液的生成与运行：肝主藏血，调节血量，脾主运化，生血，统摄血液。脾之运化，赖肝之疏泄，而肝藏之血，又赖脾之化生。脾气健运，血液的化源充足，则生血统血功能旺盛。肝血充足，则疏泄正常，气机调畅，使气血运行无阻。肝脾相互配合，使得生血有源，统血有权，肝有所藏，藏泻有度，维持血液的生成和正常运行。

2. 病理方面　肝与脾在病理上的相互影响，主要表现在饮食水谷的消化吸收和血液运行方面。肝失疏泄，横逆犯脾（胃），影响脾胃运化，出现胸闷胁胀，太息，食少纳呆，腹胀便溏等症，临床又称肝病及脾、肝胃不和或木郁乘土。脾胃久病，递传于肝，土反侮木，而土壅木郁，可致肝疏泄失司，出现纳呆腹胀，大便不调，胸胁胀痛，黄疸等症。脾失健运，生血乏源，或脾不统血，失血过多，都可致肝血不足而形成肝脾两虚之证。

（九）肝与肾

1. 生理方面　肝与肾的生理关系，主要表现在肝肾同源、藏泄互用、阴阳互资和同具相火等方面。

(1) 肝肾同源：肝藏血，肾藏精，肝血依赖于肾精的滋养，精能生血；肾精又得到肝血的不断补充，血能化精。肝肾与精血相互资生和转化，且精与血都化源于脾胃转化的水谷精微，因此又称“精血同源”。又因脏腑配合天干，甲乙属木，属肝，壬癸属水，属肾，因此肝肾同源也称之为“乙癸同源”。

(2) 藏泄互用：肝主疏泄，肾主封藏，肝气疏泄可调节肾气封藏而致开阖有度，肾主封藏也可调节肝气疏泄而致疏泄有常。二者相反相成，相互为用，共同协调女子月经和男子排精。

(3) 阴阳互资：肝属木，肾属水，母子相生，这种母子相生关系，称为“水能涵木”。肾阴能涵养肝阴，制约肝阳，使肝阳不亢；肝阴又可资助肾阴的再生。肝肾之间阴液互生的关系中，肾阴是重要的，只有肾阴充足，才能维持肝之阴阳平衡。同时，肾阳资助肝阳，共同温煦肝脉，可防肝脉寒滞。肝肾阴阳之间互制互用，维持着肝肾之间的阴阳平衡。

(4) 同具相火：相火是与心之君火相对而言的。一般认为，相火源于命门，寄于肝、肾、胆、三焦等，故《格致余论·相火论》曰：“相火寄于肝肾两部，肝属木而肾属水也。但胆为肝之腑，膀胱者肾之腑。心包者肾之配，三焦以焦言，而下焦司肝肾之分，皆阴而下者也。”

2. 病理方面 肝与肾之间的病理影响，主要体现于阴阳失调、精血失调和藏泄失司等方面。肾精亏损，可致肝阴血不足，肝阳上亢；肝阴血不足，亦可下劫肾阴，致肾精亏损，最终导致肝肾阴虚，可见眩晕耳鸣、健忘、腰膝酸软、烦躁易怒等症。若肝肾藏泄失调，可致女子月经异常和男子遗精、早泄等症。肝和肾虚实密切相关，治疗上多兼顾二脏。故有《医宗必读·乙癸同源论》曰：“东方之木，无虚不可补，补肾即所以补肝；北方之水，无实不可泻，泻肝即所以泻肾。”

（十）脾与肾

1. 生理方面 脾为后天之本，肾为先天之本，后天与先天是相互资助，相互促进的。脾与肾之间的生理关系，主要表现在先天之本与后天之本及水液代谢方面。

(1) 先天与后天：肾藏精，主生长发育与生殖，肾为先天之本；脾主运化，化生气血，脾为后天之本。脾的运化，有赖肾阳的温煦，而肾中精气亦有赖脾所运化的水谷精微的不断充养。脾与肾之间存在着“先天温养后天，后天滋养先天”的相互充养，相互促进的关系。《傅青主女科·妊娠》曰：“脾为后天，肾为先天，脾非先天之气不能化，肾非后天之气不能生。”《景岳全书·脾胃》曰：“水谷之海本赖先天为之主，而精血之海又赖后天为之资。故人之自生至老，凡先天之不足者，但得后天培养之力，则补天之功，亦可居其强半。”

(2) 水液代谢：脾主运化，运化水液，为水液代谢枢纽；肾为水脏，主管水液，气化作用贯穿整个水液代谢过程。在水液代谢的过程中，脾肾相互协作，起着至关重要的作用。脾主运化水液，离不开肾阳的温煦蒸腾气化；肾主水，又赖于脾运水化湿的制约，故有“其本在肾，其制在脾”，二者协调配合，维持水液代谢的正常进行。

2. 病理方面 脾与肾在病理上相互影响，互为因果。肾阳衰微，不能温煦脾阳，致脾阳不振；或脾阳虚衰，进而损及肾阳，致肾阳亏损，最终导致脾肾阳虚，可见腰膝酸冷疼痛，形寒肢冷，纳呆便溏，或五更泄泻等症。若脾虚不运或肾虚不化，均可导致水湿内停，可见水肿，小便不利等症。

二、脏与腑之间的关系

脏与腑的关系是阴阳表里配合关系。脏腑分属阴阳，脏属阴，腑属阳，一阴一阳，一脏一腑通过经络相互联络，构成心与小肠、肺与大肠、脾与胃、肝与胆、肾与膀胱等脏腑表里络属关系，在生理上相互联系，病理上相互影响。

一脏一腑的表里配合关系，其根据有四：一是经脉络属；二是结构相连；三是气化相通；四是病理相关。

脏腑表里关系，不仅说明它们在生理上的相互联系，而且也决定了它们在病理上的相互影响，脏病及腑，腑病及脏，脏腑同病。因而在治疗上也相应地有脏病治腑，腑病治脏，脏腑同治等方法。

（一）心与小肠

手少阴心经属心络小肠，手太阳小肠经属小肠络心，心与小肠通过经脉的相互络属构成脏腑表里关系。心与小肠在功能上相互为用。心主血脉，心阳温煦小肠，助小肠受盛化物，泌别清浊；小肠泌别清浊，吸收精微，经脾升清，转输心肺，化赤为血，补充心血。病理上，心火炽盛，可移于小肠，则见小便短赤、灼热涩痛；若小肠有热，亦会循经上犯于心，而见心烦失眠、舌红、口舌生疮等症。《诸病源候论·血病诸候》曰："心主于血，与小肠合，若心家有热，结于小肠，故小便血也。"

（二）肺与大肠

手太阴肺经属肺络大肠，手阳明大肠经属大肠络肺，肺与大肠通过经脉的相互络属构成脏腑表里关系。肺气肃降，向下布散精微，以利大肠传导；大肠传导正常，亦有利于肺气宣肃。病理上肺失肃降，气机不利，津不下达，大肠失其滋润，传到失司，可致大便干结，排出困难等症。若大肠实热，传导失常，腑气不通，亦可影响肺气宣降，使肺气不降，出现咳喘、胸闷等症。

（三）脾与胃 微课

足太阴脾经属脾络胃，足阳明胃经属胃络脾，脾与胃通过经脉的相互络属构成脏腑表里关系。脾与胃之间的关系，具体表现在纳与运、升与降、燥与湿几个方面。胃主受纳，脾主运化；胃主降浊，水谷糟粕得以下行，脾主升清，水谷精微得以上输；胃性燥，喜润恶燥，脾性湿，喜燥恶湿。生理上，脾胃纳运协调，升降相因，燥湿相济，共同完成对饮食物的消化吸收转输的生理过程，化生气血津液以营养全身，故称脾胃为"后天之本"。《诸病源候论·脾胃诸病候》曰："脾者脏也，胃者腑也，脾胃二气相为表里，胃受谷而脾磨之，二气平调则谷化而能食。"《临证指南医案·卷二》曰："太阴湿土，得阳始运，阳明燥土，得阴自安。以脾喜刚燥，胃喜柔润故也。"病理上脾失健运，可致胃失和降，出现恶心、呕吐；若胃失和降，也可致脾不升清，出现腹胀、泄泻。若湿邪困脾，脾气运化失职，清气不升，则会影响胃的受纳与和降，出现食少纳呆、恶心呕吐、脘腹胀满等症。若饮食失节，食滞胃脘，浊气不降，常可影响脾的升清与运化，出现腹胀泄泻等症。

（四）肝与胆

足厥阴肝经属肝络胆，足少阳胆经属胆络肝，肝与胆通过经脉的相互络属构成脏腑表里关系。肝主疏泄，分泌及排泄胆汁，胆附于肝，在肝主疏泄的作用下贮存和排泄胆汁，助消化。病理上，若肝失疏泄，可致胆道不利，胆汁分泌和排泄异常；若因结石等因素使胆汁排泄不畅，亦可影响肝的疏泄功能。临床上，肝胆的辨证往往不能完全分开，常见肝胆同病，如肝胆火旺，肝胆湿热等证。此外肝主谋虑，胆主决断，在主情志方面密切相关。《类经·藏象类》曰："胆附于肝，相为表里，肝气虽强，非胆不断，肝胆相济，勇敢乃成。"

（五）肾与膀胱

足少阴肾经属肾络膀胱，足太阳膀胱经属膀胱络肾，肾与膀胱通过经脉的相互络属构成脏腑表里关系。生理上，肾主水液代谢，为主水之脏；膀胱主贮尿排尿，为主水之腑。膀胱的开合作用有赖肾阳气化功能的推动和调节。肾气充盛，固摄有权，则尿液能够正常地生成；膀胱开合有度，则贮尿、排尿正常。肾与膀胱密切合作，共同维持体内水液代谢。病理上，若肾阳虚衰，膀胱气化不利，可见小便不利、尿少尿闭等症；肾气不固，膀胱失约，则见尿频、遗尿等症；膀胱湿热，亦可致肾脏受损，出现腰痛、尿血等症。

三、腑与腑之间的关系

六腑的功能主要是消化和传导饮食物，以“传化物”为生理特点。六腑之间的生理关系主要体现在饮食物的消化、吸收和废物排泄过程中的相互协作，密切配合。

生理上，饮食物入胃，经胃的受纳和腐熟初步消化后，下传小肠。同时，胆排泄胆汁进入小肠以助小肠进一步消化并泌清别浊，清者为精微物质，经脾的升清，以输布营养全身；浊者为剩余的水液和食物残渣，下传大肠，经大肠再次吸收水液并向下传导，最终形成粪便，排出体外；多余的水液，经肾的气化作用后，渗入膀胱，以尿液的形式排出体外。在饮食物的消化吸收和排泄过程中，三焦既是水谷转化的通道，又是气化的场所，推动和支持着元气和津液的正常运行。所以《灵枢·本脏》曰：“六腑者，所以化水谷而行津液者也。”六腑传化水谷，需要不断地受盛、消化、吸收、传导及排泄，虚实更替，宜通宜降而不宜滞。故后世医家有“六腑以通为用”“六腑以通为补”“六腑以降为顺”之说。

病理上，六腑之间亦是相互影响。如胃有实热，消灼津液，移热于肠，则可致大肠传导不利，腑气不通，大便秘结；反之，大肠传导失司，大便不通，浊气不降，亦会影响胃的和降，出现食欲不振、恶心、呕吐。若小肠实热，可下移膀胱，而致小便涩、赤、疼痛。若脾胃湿热，熏蒸肝胆，又可导致胆汁外溢肌肤，形成黄疸；若肝失疏泄，胆火炽盛，亦可犯胃，而致胃失和降，见嗳气、呃逆、呕吐苦水等。

答案解析

目标检测

一、选择题

（一）A 型题（最佳选择题）

1. 藏象的基本含义是（　）

A. 五脏六腑的形象　　B. 内在组织器官的形象

C. 五脏六腑和奇恒之腑　　D. 藏于内的脏腑及表现于外的生理病理现象

E. 以五脏为中心的整体观

2. 五脏六腑之大主是（　）

A. 心　　B. 肺　　C. 脾　　D. 肝　　E. 肾

3. 肺的生理功能是（　）

A. 纳气　　B. 调气　　C. 行气　　D. 载气　　E. 主气

4. “太仓”所指的是（　）

A. 三焦　　B. 胃　　C. 小肠　　D. 脾　　E. 大肠

5. 脏腑中有“主津”作用的是（　）

A. 脾　　B. 胃　　C. 大肠　　D. 小肠　　E. 三焦

6. 气机升降出入的枢纽是（　）

A. 脾、胃　　B. 肺、肾　　C. 肝、肺　　D. 肝、胆　　E. 心、肾

（二）B 型题（配伍选择题）

A. 肝　　B. 心　　C. 脾　　D. 肺　　E. 肾

1. 称为“将军之官”的是（　）

2. 称为“君主之官”的是（　）

A. 心脾　　B. 心肾　　C. 肝肺　　D. 肝肾　　E. 脾肾

3. “乙癸同源”的“乙癸”所指的脏是（　）

4. “水火既济”的“水火”所指的脏是（　）

（三）C 型题（综合分析选择题）

1. 患者李某，男，22 岁，因备考紧张，近来连续熬夜后，出现失眠多梦，健忘恍惚，舌生溃疡等表现。请根据中医藏象理论，回答以下问题。

（1）该患者病变所属脏腑是（　）

A. 肝　　B. 心　　C. 脾　　D. 肺　　E. 肾

（2）该患者若伴随腰膝酸软、遗精等，说明脏腑间哪种关系失调（　）

A. 心脾相交　　B. 心肝互藏　　C. 心肝同源　　D. 心肾相交　　E. 肝肾同源

2. 患者郭某，女，37 岁，近期出现头昏眼花、视力减退、肢体麻木、月经量少等症状。请根据中医藏象理论，回答以下问题。

（1）该患者病变所属脏腑是（　）

A. 肝　　B. 心　　C. 脾　　D. 肺　　E. 肾

（2）患者若随后出现心悸、失眠、多梦等，其病属（　）

A. 心脾两虚　　B. 心肾不交　　C. 心肝血虚　　D. 肝肾亏虚　　E. 肝脾不调

（四）X 型题（多项选择题）

1. 心的主要生理功能包括（　）

A. 主统血　　B. 主血脉　　C. 主藏血　　D. 主神志　　E. 主水

2. 以下说法中正确的是（　）

A. 五脏与六腑是阴阳表里的关系　　B. 胆本身没有传化饮食物的生理功能

C. 大肠主津，小肠主液　　D. 三焦又称“孤府”，脑为“元神之府”

E. 女子月经与冲任二脉有关

二、综合问答题

1. 为什么说肺为气之主，肾为气之根？

2. 如何理解六腑的“以通为用”“以降为顺”？

三、实例解析题

1. 张某，女，39 岁。半年来食少、腹胀。近一个月精神萎靡，面色萎黄，头晕眼花，体倦乏力，气短声低。月经愆期，量少色淡。舌淡苔白，脉虚细。

要求：请运用中医藏象理论说明患者主要病在何脏？分析每一症状或体征产生的机制。

2. 王某，女，28 岁，白领。心慌失眠一周。半年来，患者工作繁忙，经常熬夜加班，于上周感觉心慌，

晚上难以入睡，睡后噩梦纷纭。每日夜间睡眠不足 3 小时，白天感觉头痛头晕，四肢乏力，纳差食少，工作频频出错。患者形体偏瘦，面色淡白，唇舌色淡，脉细弱。

要求：请运用中医藏象理论说明患者主要病在何脏？分析每一症状或体征产生的机制。

书网融合……

知识回顾　　微课　　习题

（张训浩）

第四章 气血津液

PPT

学习引导

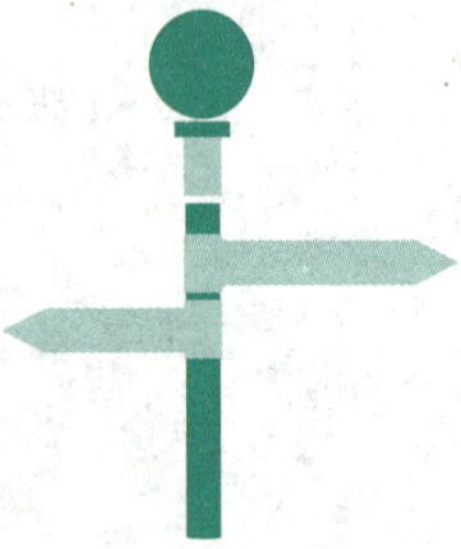

气、血、津液均有其各自的特点，这三者又是构成人体和维持人体生命活动的基本物质。三者的生理功能，又存在着相互依存、相互制约和相互为用的关系。因此，无论在生理或病理情况下，气、血、津液之间均存在着极为密切的相互关系。同心山成玉，协力土变金。成功，不仅需要个人克坚攻难，更需要团队协作的合力。

学习目标

1. 掌握　气血津液的基本概念、生成、运行。
2. 熟悉　气的分类、分布和功能。
3. 了解　气与血、气与津液、血与津液之间的关系。

气血津液是构成人体的基本物质，也是维持人体生命活动的基本物质。气血津液是人体脏腑经络等组织生理活动的产物，也是这些人体组织进行生理活动的物质基础。在人体生命活动过程中，气血津液不断被消耗，又不断得到化生和补充。

第一节　气

在我国传统哲学中，气是一种至精至微的物质，是构成世界万物的本原，将其应用到医学中来，逐渐形成了中医学的“气”的概念。气是构成和维持人体生命活动的最基本物质。

一、气的基本概念

气，是极其细微、活力很强、不断运动变化着的精微物质。由于气是极微细的，在古代，人们很难用肉眼看到它的实质和全貌，所以称气是无形的。但是人们可以通过气所产生的功能活动表现，来感知气的客观存在。如空气，我们肉眼不能辨其形态，但是通过其运动产生的风，我们可以知道空气的存在。所以，有时气又是功能活动表现的代名词。

（一）气是构成人体最基本的物质

气是构成天地万物的原始材料，《素问·宝命全形论篇》云：“人以天地之气生，四时之法成……天地合气，命之曰人。”《医门法律》又云：“气聚则形成，气散则形亡。”故气也是构成人体最基本的物质。

（二）气是维持人体生命活动最基本的物质

《素问·六节藏象论篇》云："天食人以五气，地食人以五味。五气入鼻，藏于心肺，上使五色修明，音声能彰；五味入口，藏于肠胃，味有所藏，以养五气，气和而生，津液相成，神乃自生。"说明了人体需要不断地从"天地之气"中摄取营养成分，养五脏之气，从而维持人体的生命活动。故气是维持人体生命活动最基本的物质。

二、气的生成

人体的气来源于先天精气、后天的水谷精气和自然界清气，通过肾、脾胃和肺等的共同作用而生成。肾中精气、水谷精气和自然界清气供应充足，肾、脾胃和肺等脏腑的功能正常，人体之气才充沛。如肾、脾胃和肺等任何一方的功能失常，均会影响到气的生成。

三、气的功能

气的生理功能很多，概括起来可以归纳为推动作用、温煦作用、防御作用、固摄作用、气化作用及营养作用等。

（一）推动作用

推动作用是指气能激发和促进人体的生长发育及各脏腑组织的生理功能，推动血液、津液的生成和运行等。如推动作用减弱，则影响人体的生长发育，使脏腑经络等组织的生理功能减退，出现人体生长发育迟缓，血液和津液的生成不足、运行减慢等。

（二）温煦作用

温煦作用是指人体的体温恒定需要气的温煦作用来维持，血和津液等液态物质的运行也需在气的温煦作用下进行。如温煦作用减弱，则畏寒肢冷，血液和津液的运行迟缓等。

（三）防御作用

防御作用是指气具有护卫肌表，抵御邪气等作用。具体表现为：一是护卫肌表，抵御外邪；二是邪正交争，驱邪外出；三是自我修复，恢复健康。如防御作用减弱，则外邪易于侵入人体而患病，患病后不易康复等。

（四）固摄作用

固摄作用是指气对血液、津液、精液等物质的稳固、统摄，以防止其无故流失的作用。具体表现为气能摄血，使血液循行于脉中，而不至于溢出脉外；气能摄津，约束汗液、尿液、精液等，防止其异常丢失。如固摄作用减退，可见出血，自汗，多尿，遗精等。

（五）气化作用

气化作用是指气的运动产生的各种变化。具体表现为精、气、血、津液等不同物质的新陈代谢及其相互转化。人体的生命活动全赖气化作用，气化是生命活动的本质所在。如气化作用失常，则影响整个物质代谢过程，影响饮食物的消化吸收，影响气、血、津液的生成、输布，影响汗液、二便的排泄等。

（六）营养作用

气的营养作用，具体体现在以下三方面：通过卫气，营养体表肌肉皮毛组织；通过经络之气，输送营养，濡养组织器官；通过营气化生血液，营养全身。

气的推动、温煦、防御、固摄、气化、营养等作用，虽然不尽相同，但密不可分，在生命活动中相互促进，相互配合，共同维系着人体的生命活动。

四、气的运动

气的运动称作“气机”。人体的气处于不断的运动中，它运行于全身各脏腑经络等组织中无处不到，时刻推动和激发着人体的各种生命活动。气的运动形式多种多样，在理论上可以将它们归纳为升、降、出、入四种基本运动形式。气运动的场所是人体脏腑经络、形体官窍等组织。气的运动只有在脏腑经络等组织的生理活动中才能具体体现出来。如肺的呼吸体现着气的出入运动，肺的宣降体现着气的升降运动。气的升降出入运动一旦停止，人的生命活动也就终止了。

一般来说，五脏藏精气宜升，六腑传化物宜降。就五脏而言，心肺在上宜降；肝肾在下宜升；脾胃居中通连上下，为升降的枢纽。虽然各脏腑体现的运动形式各有侧重，但整体气的升降出入始终处于相互协调的平衡状态，以维持人体正常的生理活动，即“气机调畅”。一旦升降出入失于协调平衡，即“气机失调”，如气运行阻滞不通，称作“气滞”；气上升太过或下降不及，称作“气逆”；气上升不及或下降太过，称作“气陷”；气不能外达而结聚于内，称作“气郁”或“气结”等。

五、气的分类 e 微课

根据气生成和来源以及分布部位的不同，人体之气可以分为元气、宗气、营气、卫气等（表4－1）。

（一）元气

元气是人体最原始的、源于先天而根于肾的气，是人体生命活动的原动力，又名“原气”。

1. 生成　根于肾，由先天之精化生，并赖后天之精充养。

2. 分布　由肾通过三焦，内至五脏六腑，外达肌肤、五官九窍，遍布周身。

3. 主要功能　激发和推动人体的生殖和生长发育，温煦和推动各脏腑经络等组织器官的功能活动，是人体生命活动的原动力。如元气不足可见小儿生长发育迟缓；成年人未老先衰，脏腑组织功能低下等。

（二）宗气

宗气积聚于胸中，如胸中又称作“气海”或“膻中”。

1. 生成　由水谷精气和自然界清气生成。饮食物经过脾胃化生为水谷精气，水谷精气赖脾之升清转输于肺，与肺从自然界吸入的清气结合化生为宗气。

2. 分布　积聚于胸中，贯注于心肺之脉。

3. 主要功能　一是走息道以行呼吸。宗气上走息道，推动肺的呼吸功能，凡言语、声音和呼吸的强弱均与宗气的盛衰有关。二是贯心脉以行气血。宗气贯注心脉之中，助心推动血液循行，即“助心行血”，故气血的运行与宗气盛衰有关。如宗气不足可见语声低微，呼吸微弱，四肢不温，血液停滞等。

（三）营气

血脉中的具有营养的气，称为“营气”。由于营气行于脉中，又能化生血液，故“营血”并称。营气与卫气相对而言，属阴，故称“营阴”。营气具有丰富的营养，故又有“荣气”之称。

1. 生成 由脾胃运化的水谷精气化生，是水谷精气中“精纯柔和”的部分。

2. 分布 行于脉中，营运于全身。

3. 主要功能 化生血液和营养全身。营气经肺注入脉中，成为血液的组成成分之一；营气循脉运行全身，为脏腑经络等全身组织的生理活动提供营养。

（四）卫气

行于脉外的具有保卫人体作用的气，称为“卫气”。卫气与营气相对而言，属阳，故又称“卫阳”。

1. 生成 由脾胃运化的水谷精气化生，是水谷精气中“慓疾滑利”的部分。

2. 分布 因其“慓疾滑利”，故不受脉管约束，行于脉外。

3. 主要功能 一是护卫肌表，防御外邪。如卫气不足，肌表失于固护，防御低下，则易被外邪侵袭而发病。二是卫气“慓疾滑利”，不受脉管的约束，在内温养脏腑，在体表可滋润全身肌肤皮毛等组织；如卫气不足，机体失于温煦，可见畏寒。三是调节、控制腠理的开合，以维持体温的相对恒定。如卫气不足，腠理开合失度，可见自汗、多汗或无汗等。

表4－1 元气、宗气、营气、卫气的比较

类别	组成	分布	功能
元气	先天之精化生，赖后天之精充养	肾中	推动人体生殖与生长发育；推动和激发脏腑经络的生理功能
宗气	水谷精气和自然界清气结合而成	胸中	走息道以行呼吸；贯心脉以行气血
营气	水谷精气中“精纯柔和”部分所化生	脉中	营养全身；化生血液
卫气	水谷精气中“慓疾滑利”部分所化生	脉外	护卫肌表，防止外邪入侵；温养脏腑，润泽皮毛；调控汗孔，维持人体正常体温

答案解析

即学即练 4－1

人体最根本最重要的气是（ ）

A. 元气 B. 宗气 C. 营气 D. 中气 E. 卫气

第二节 血

一、血的基本概念

血即血液，是循行于脉中的富有营养的红色液体物质，是构成和维持人体生命活动的基本物质之一。脉是血液循行的管道，又称“血府”。血液不能在脉内循行而溢出脉外时，称为“出血”或“离经之血”。

二、血的生成

（一）水谷精微化血

血主要由营气和津液组成，故《灵枢》说："营气者，泌其津液，注之于脉，化以为血。"营气和津液都源于脾胃化生的水谷精微，故脾胃功能强弱，直接影响着血液的化生。

（二）肾精化血

肾藏精，精生髓，精髓也是化生血液的基本物质，精和血之间相互滋生、相互转化。

三、血的运行

心主血脉，为血液循行的原动力，脉是血液循行的通道，血在心的推动下循行于脉管之中。肺朝百脉，肺主气、司呼吸，辅助心脏，推动和调节血液的运行。肝主藏血，根据人体动静的不同状况，调节脉中的血流量，使脉中血液维持在一定水平，以满足机体的需要。肝主疏泄，能调畅气机，一方面保障肝的藏血，另一方面对血液通畅循行也起着一定的作用。脾主统血，能够固摄血液于脉管中运行而不溢出脉外。综上所述，血液循行是在心、肺、肝、脾等相互配合下进行的，其中任何一个脏腑功能失调，都会引起血行失常。

四、血的功能

（一）濡养和滋养全身

血对全身各脏腑组织起着营养和滋润作用，《难经》概括为"血主濡之"。全身各部无处不是在血的濡养作用下而发挥功能的，如鼻能嗅、目能视、耳能听、手能摄物等都离不开血的濡养作用。

（二）神志活动的物质基础

血液充盛，神得所养，则精力充沛，思维敏捷。如血液亏虚，神失所养，可见失眠、多梦、昏迷等。

第三节　津　液

一、津液的基本概念

津液是人体内一切正常水液的总称，包括各脏腑组织内的正常体液和正常的分泌物，如胃液、肠液、关节液等。其中质地清稀，流动性大，分布于皮肤、肌肉和孔窍等部位，起滋润作用者，称为津；质地稠厚，流动性小，灌注于骨节、脏腑、脑、髓等组织，起濡养作用者，称为液。津和液之间可相互转化，故津和液常同时并称。

二、津液的生成、输布和排泄

津液生成、输布和排泄的生理过程，是一个涉及多个脏腑的复杂过程。

（一）津液的生成

津液来源于饮食水谷，主要通过脾胃、大小肠等脏腑的功能活动而生成。津液的生成取决于两个方面因素：一是充足的水饮类食物摄入；二是脾胃、大小肠的消化功能正常。

（二）津液的输布

津液的输布主要依靠脾、肺、肾三脏功能的密切配合及肝、三焦等脏腑的参与完成。通过肺气的宣降作用将津液输布全身，并下达于肾。肾为主水之脏、肾中阳气的蒸腾气化作用，一方面对整个津液代谢起着主宰和调节作用，另一方面直接参与津液的输布，对津液进行升清降浊的加工，将清者蒸腾，复归于脾肺，重新参与体内环流循行，剩余之浊者则化为尿液，注于膀胱。

（三）津液的排泄

津液的排泄主要通过汗、尿和呼气、粪便等途径排出体外。津液代谢后产物的排泄，主要依赖于肺与大肠、肾和膀胱等脏腑功能的协调配合完成。

三、津液的主要功能

津液主要具有滋润濡养、化生血液、调节机体阴阳平衡、排泄废物等功能。

（一）滋养与濡养脏腑组织

津液广泛地布散于机体脏腑经络、形体官窍等组织器官之中。因此，对全身起着滋润和濡养作用。

（二）参与血液的生成

津液渗入脉管中，既参与血液的化生，又滑利脉道，维持和调节血液的稀稠度，使之环流不息。

（三）维持机体阴阳平衡

津液性质属阴，是人体阴精的一部分，对维持人体阴阳平衡起着重要的作用。

（四）促进废物排泄

津液在其自身的代谢过程中，可以将脏腑代谢后的产物或废物，通过汗、尿等方式及时地清除、排出体外。

第四节　气血津液之间的关系

气、血、津液均是构成人体和维持人体生命活动的基本物质，气、血、津液之间也存在着极为密切的关系。

一、气与血之间的关系

气为血之帅，是指气对血的作用，即气能生血、行血、摄血；血为气之母，则是指血对气的作用，即血能养气和载气。

（一）气为血之帅

1. 气能生血　指气的运动变化是血液生成的动力。气旺则血充，气虚则血少，所以治疗血虚时，常配补气药，使气旺血生。

2. 气能行血 指气对血液运行起着推动的作用。气滞不能行血则致瘀血内阻，所以治疗瘀血时，常配行气药，使气行则血行。

3. 气能摄血 指气有统摄血液循行于脉管之中而不溢于脉外的作用。气不摄血则致出血，所以治疗气不摄血之出血时，常用补气摄血之法方能达到止血的目的。

（二）血为气之母

1. 血能养气 指血不断地为气的生成和功能活动提供物质基础，使气得到不断营养的作用，故血虚气亦虚。

2. 血能载气 即血是气的载体。气必须依附于血中而达全身，如血不载气，则气飘浮不定，无所归附。故大出血时，可形成气随血脱之候。

实例分析 4－1

案例 谢某，女，22岁。反复发生鼻衄、齿衄，时有皮肤青紫斑点，伴神疲乏力，食欲不振，面色㿠白，头晕耳鸣，心悸少寐，舌淡，脉细弱。

讨论 请做出证名诊断，并进行病机分析。

答案解析

二、气与津液之间的关系

1. 气能生津 指气是津液生成的动力。气推动和激发脾胃的功能，使中焦旺盛，运化正常，则津液充足。故气旺则津充，气弱则津亏。

2. 气能行津 指气是津液输布、排泄的动力，即《血证论》所说的“气行水亦行”。如气滞则致津液停滞，可形成水湿，痰饮，水肿等。

3. 气能摄津 是指气固摄着津液的排泄。体内的津液在气的固摄作用下维持着一定的量，如气不摄津，可见多汗、多尿、遗尿等。

4. 津能载气 指气以津液为载体。气必须依附于津液而存在，故津液的丢失可致气的耗损。如暑病伤津耗液，不仅口渴喜饮，且见少气懒言、肢倦乏力等气虚表现；大吐、大泻使津液大量丢失，则气随之而外脱，形成气随津脱之危候，故《金匮要略心典》说：“吐下之余，定无完气。”

三、血与津液之间的关系

血与津液都是液体物质，均有滋润和濡养作用。血和津液的关系是相互渗透、相互转化的关系，行于脉中的血液，渗于脉外便化为津液；津液不断地渗入脉中，成为血液的成分，故称“津血同源”。

病理情况下，津血之间可相互影响，导致津血互损，故《素问·营卫生会篇》有“夺血者无汗”“夺汗者无血”，《伤寒论》有“衄不可发汗，亡血家不可发汗”之说。如失血过多时，脉外津液渗入脉中以补充血容量的不足，而致脉外的津液不足，可见口渴、尿少、皮肤干燥等。

知识拓展

“夺血者无汗”“夺汗者无血”

汗是津液的转化物，血是津液化赤的红色液体物质，故血和汗来源相同。夺血，疾病或外伤引起严重的气血亏损或失血，为夺血；治疗中破血、放血也是夺血。夺汗，疾病的大汗出，或治疗的发汗，均为夺汗。失血过多病人不能用发汗的方法治疗，发汗过多病人也不能用放血的方法治疗，从病理和治疗角度说明了血汗同源关系。失血时再用汗法，可使津液进一步耗伤；大汗出时津液丢失严重，若采用放血方法，则津液耗伤进一步加重。血与汗在生理上相互依附、相互转化，在病理上相互影响，失血过多，可损伤津液，津液大亏，也可导致血液不足。

目标检测

答案解析

一、选择题

（一）A 型题（最佳选择题）

1. 气对各脏腑经络功能的激发，血液运行的推动作用，是气的（　）性质决定的。
   A. 气是具有很强活力运动着的物质　B. 气是维持人体生命活动的基本物质
   C. 气是构成人体的基本物质　D. 气具清轻、升发、向上的特性
   E. 气具有对液态样物质固摄的特性
2. （　）为气之根
   A. 脾　B. 肾　C. 肺　D. 肝　E. 心
3. 小儿生长发育迟缓，成人未老先衰，或见脏腑组织功能低下，多因（　）不足
   A. 元气　B. 宗气　C. 营气　D. 肾气　E. 卫气
4. 凡言语、声音及呼吸的强弱均与（　）的盛衰有关
   A. 元气　B. 宗气　C. 营气　D. 肾气　E. 卫气
5. 积聚于胸中的气是（　）
   A. 元气　B. 宗气　C. 营气　D. 中气　E. 卫气
6. 主要功能为化生血液的是（　）
   A. 元气　B. 宗气　C. 营气　D. 中气　E. 卫气
7. 治疗血虚时配伍补气药的理论基础是（　）
   A. 血能化气　B. 血能载气　C. 气能行血　D. 气能生血　E. 气能摄血
8. 临床上“气随血脱”的理论基础是（　）
   A. 血能化气　B. 血能载气　C. 气能行血　D. 气能生血　E. 气能摄血
9. 血液生成与（　）的关系最密切
   A. 肝　B. 心　C. 脾　D. 肺　E. 肾
10. 质地清稀，流动性大，分布于皮肤、肌肉、孔窍等部位的是（　）
   A. 精　B. 气　C. 血　D. 津　E. 液

(二) B 型题(配伍选择题)

A. 温煦作用　B. 推动作用　C. 防御作用　D. 固摄作用　E. 营养作用

1. 临床出现自汗多尿是气的( )功能减退的表现
2. 易于感冒是气的( )功能减退的表现
3. 气与生长发育有关的功能是( )
4. 气与血液行于脉内而不溢出脉外有关的功能是( )

(三) X 型题(多项选择题)

1. 气的功能有( )
A. 推动作用　B. 温煦作用　C. 防御作用　D. 固摄作用　E. 气化营养作用
2. 根据气的生成和来源不同,可以将气分为( )
A. 元气　B. 宗气　C. 营气　D. 肾气　E. 卫气
3. 卫气的主要功能包括( )
A. 护卫肌表,防御外邪　B. 温养脏腑,润泽皮毛
C. 调控腠理,维持体温　D. 化生血液,营养机体
E. 贯注心脉,助心行血
4. 津液的输布主要依靠( )等脏的密切配合及肝、三焦的参与完成的
A. 肝　B. 心　C. 脾　D. 肺　E. 肾
5. 血液的运行与( )关系密切
A. 肝　B. 心　C. 脾　D. 肺　E. 肾

二、简答题

1. 宗气的主要功能有哪些?
2. 简述气与血之间的关系。

书网融合……

知识回顾　微课　习题

第五章　经　络

PPT

学习引导

金庸武侠小说中的六脉神剑是哪六脉？传说打通任督二脉不仅能使身体更健康，而且能使武功突飞猛进，点穴神功也令人心驰神往。这些让你心动了吗？请跟我进入经络腧穴学的课堂吧，它将为你揭开经络穴位的神秘面纱，指引你寻找强健体魄的秘籍。

学习目标

1. **掌握**　经络的概念，十二经脉的名称、走向、交接规律、在体表的分布规律、表里关系及流注次序。
2. **熟悉**　经络系统的组成，奇经八脉的概念、循行部位和作用。
3. **了解**　经络学说的生理功能及临床应用。

第一节　经络的概念和经络系统的组成

一、经络的概念

经络，是人体组织结构的重要组成部分，早在《黄帝内经》中，就指出经络是运行气血，联络脏腑肢节，沟通上下内外的通道。《灵枢·本脏》说：“经脉者，所以行血气而营阴阳，濡筋骨，利关节者也。”《灵枢·海论》说：“夫十二经脉者，内属于腑脏，外络于肢节。”经络是经脉和络脉的总称。经脉是主干，络脉是分支；经脉大多深而不见，行于分肉之间，络脉大多浮而常见，行于体表较浅部位；经脉较粗大，络脉较细小；经脉以纵行为主，络脉纵横交错，网络全身。

二、经络系统的组成

经络系统由经脉、络脉及其连属部分组成。

（一）经脉

经脉系统包括正经和奇经两大类。为经络系统的主要组成部分，在内连属于脏腑，在外连属于皮肤、筋肉。

正经有十二条，故又称为“十二正经”或“十二经脉”。包括手足三阴经和手足三阳经，十二经脉有一定的起止、循行部位和交接顺序，在肢体的分布和走向有一定的规律，直接络属脏腑，是人体气血运行的主要通道。

奇经有八条，称为“奇经八脉”，具有统率、调节和联络十二经脉的作用。

经别是从十二经脉别出的分支，起于四肢，循行于人体脏腑深部，上出颈项浅部，具有加强十二经脉中相为表里的两经之间的联系，并通达某些正经未循行到的形体部位和器官，以补正经之不足的作用。

（二）络脉

络脉，是经脉的小分支，包括别络、浮络、孙络。别络是较大的和主要的络脉，共有十五条，即十二经脉与督脉、任脉各分出一支别络，加上脾之大络，称为“十五别络”。浮络是循行于人体浅表部位而常浮现的络脉，孙络是最细小的络脉，浮络和孙络遍布全身，不计其数。

（三）连属部分

附属于十二经脉的还有十二经筋、十二皮部。十二经筋是十二经脉的连属部分，是十二经脉之气结、聚、散、络于筋肉、关节的体系，具有连缀四肢百骸，主司关节屈伸运动的作用。十二皮部把全身皮肤划分为十二个部分，分属于十二经脉，是十二经脉的功能活动反映于体表的部位（图5－1）。

- 经络系统
  - 经脉
    - 十二经脉（正经）——与脏腑有直接的络属关系
      - 手三阴经
        - 手太阴肺经
        - 手厥阴心包经
        - 手少阴心经
      - 手三阳经
        - 手阳明大肠经
        - 手少阳三焦经
        - 手太阳小肠经
      - 足三阴经
        - 足太阴脾经
        - 足厥阴肝经
        - 足少阴肾经
      - 足三阳经
        - 足阴明胃经
        - 足少阳胆经
        - 足太阳膀胱经
    - 奇经八脉——包括督脉、任脉、冲脉、带脉、阴维脉、阳维脉、阴跷脉、阳跷脉，有联络和调节十二经脉的作用
    - 十二经别——从十二经脉别出的经脉，有加强十二经脉中互为表里的两经之间联系的作用
  - 络脉
    - 别络——十二经脉及任、督二脉各分出一支别络，加上脾之大络，共十五支，起加强十二经脉表里两经在体表的联系和渗灌气血的作用
    - 浮络——浮现于体表的络脉
    - 孙络——最细小的络脉
  - 连属部分
    - 十二经筋——十二经脉之气结、聚、散、络于筋肉、关节的体系，有连缀四肢百骸，主司关节运动的功能
    - 十二皮部——十二经脉的功能活动反映于体表的部位

图5－1　经络系统简图

第二节　十二经脉

十二经脉是经络系统的核心组成部分，经络系统的十二经别以及络脉等都是从十二经脉分出，彼此联系相互配合而协同发挥作用的。

一、十二经脉的命名

（一）命名原则

1. 手足　上为手，下为足，分布于上肢的经脉，在经脉名称之前冠以“手”字，分布于下肢的经脉，在经脉名称之前冠以“足”字。

2. 阴阳　内为阴，外为阳，阴阳理论贯穿于整个中医理论，经络系统亦以阴、阳来命名。分布于肢体内侧面的经脉为阴经，分布于肢体外侧面的经脉为阳经，一阴一阳衍化为三阴三阳，相互之间具有相对应的表里相合关系，即肢体内侧面的前、中、后，分别称为太阴、厥阴、少阴，肢体外侧面的前、中、后分别称为阳明、少阳、太阳。

3. 脏腑　脏为阴，腑为阳，每一阴经分别隶属于一脏，每一阳经分别隶属于一腑，各经都以脏腑命名。

（二）具体名称

根据各经所联系脏腑的阴阳属性以及在肢体循行部位的不同，十二经脉分为四组，即：手三阴经、手三阳经、足三阴经、足三阳经。具体名称为：手太阴肺经，手厥阴心包经，手少阴心经，手阳明大肠经，手少阳三焦经，手太阳小肠经，足太阴脾经，足厥阴肝经，足少阴肾经，足阳明胃经，足少阳胆经，足太阳膀胱经（表5－1）。

表5－1　十二经脉名称分类及主要循行部位

	阴经（属脏）	阳经（属腑）	主要循行部位（阴经行于内侧，阳经行于外侧）	
手	太阴肺经	阳明大肠经	上肢	前缘
	厥阴心包经	少阳三焦经		中线
	少阴心经	太阳小肠经		后缘
足	太阴脾经	阳明胃经	下肢	前缘
	厥阴肝经	少阳胆经		中线
	少阴肾经	太阳膀胱经		后缘

注：在小腿下半部和足背部，肝经在前缘，脾经在中线，至内踝上八寸处交叉之后，脾经在前缘，肝经在中线。

二、十二经脉的走向和交接规律

1. 走向规律　手三阴经从胸走手交于手三阳经，手三阳经从手走头交于足三阳经，足三阳经从头走足交于足三阴经，足三阴经从足走腹交于手三阴经（图5－2）。这样，十二经脉的循行，就构成了一个“阴阳相贯，如环无端”的循环流注路径。

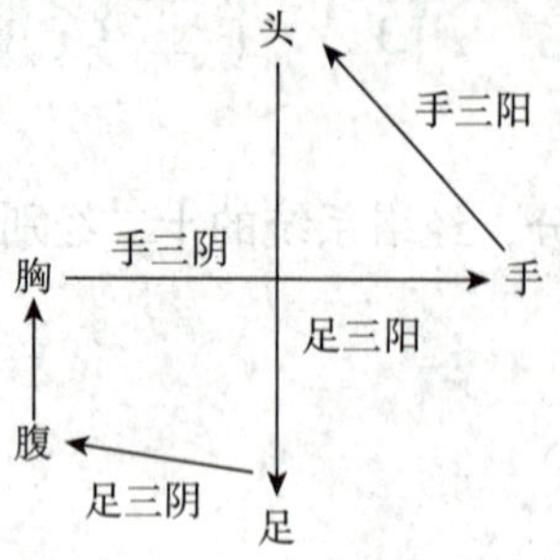

图 5-2　十二经脉走向及交接规律示意图

2. 交接规律　十二经脉按照一定的循行走向，相互联系，有三种交接方式：

（1）阴经与阳经在四肢末端交接：相为表里的阴经与阳经共有六对。其中，相为表里的手三阴经和手三阳经交接于手指，相为表里的足三阳经和足三阴经交接于足趾。例如，手太阴肺经和手阳明大肠经在示指端交接，手厥阴心包经和手少阳三焦经在无名指端交接，足阳明胃经和足太阴脾经在足大趾端交接，足太阳膀胱经和足少阴肾经在足小趾端交接，足少阳胆经和足厥阴肝经在足大趾爪甲后交接。

（2）阳经与阳经在头面部交接：同名的手、足阳经共三对，都在头面部交接。如，手阳明大肠经和足阳明胃经交接于鼻翼旁，手太阳小肠经和足太阳膀胱经交接于目内眦，手少阳三焦经和足少阳胆经交接于目外眦。

（3）阴经与阴经在胸部交接：手、足阴经共三对，不同名称的手、足阴经交于胸部。如，足太阴脾经和手少阴心经交接于心中，足少阴肾经和手厥阴心包经交接于胸中，足厥阴肝经和手太阴肺经交接于肺中。

即学即练 5-1

答案解析

十二经脉中阴经与阳经的交接部位在（　　）

A. 头面　　B. 手足　　C. 胸部　　D. 腹部　　E. 颈项部

三、十二经脉的分布规律

1. 头面部　面部、前额为手足阳明经，其中足阳明经行于额部，侧头部为手足少阳经，手太阳经行于面颊部，足太阳经行于头顶、后头部，头顶部主要为足厥阴经、督脉。总的来说是阳明在前，少阳在侧，太阳在后。

2. 躯干部　手三阴经从胸部走向腋下，手三阳经循经肩部和肩胛部，足三阴经行于胸腹部（前）。足三阳经则为阳明经在前（胸、腹面）、太阳经在后（背面）、少阳经在体侧。分布于胸腹面的经脉，从胸腹正中线（任脉）自内向外依次为足少阴经、足阳明经、足太阴经、足厥阴经。

3. 四肢部　按正立姿势，两臂下垂、拇指向前的体位，将上下肢的内外侧分别分成前、中、后三个区域，手足阳经为阳明在前、少阳在中、太阳在后。手足阴经为太阴在前、厥阴在中、少阴在后，其中足三阴经在足内踝上 8 寸以下为厥阴在前、太阴在中、少阴在后，至内踝上 8 寸以上太阴交出于厥阴之前。

四、十二经脉的表里关系

阴经属脏络腑主里，阳经属腑络脏主表，一脏一腑，一阴一阳，一里一表，构成了十二经脉的六对表里络属关系。即手太阴肺经与手阳明大肠经相表里、足太阴脾经与足阳明胃经相表里、手少阴心经与手太阳小肠经相表里、足少阴肾经与足太阳膀胱经相表里、手厥阴心包经与手少阳三焦经相表里、足厥阴肝经与足少阳胆经相表里（图5－1）。

十二经脉通过各自的经别和别络相互沟通，凡有表里关系的两条经脉，都在四肢末端相交接，分别循行于四肢内外两侧面的相对应位置，并通过络脉的衔接加强了表里两经之间的联系，又促进了互为表里的脏腑在生理功能上的相互协调配合，病理上，表里两经也可相互影响，治疗上可相互为用。

五、十二经脉的流注次序

流注，即人身气血流动不息灌注各处之义。十二经脉分布于人体各部经脉中气血的运行是依次循环贯注的，即自手太阴肺经开始，逐经相传至足厥阴肝经，再复流注于手太阴肺经，首尾相贯，如环无端（图5－3）。这即是十二经脉气血流动输注的次序。

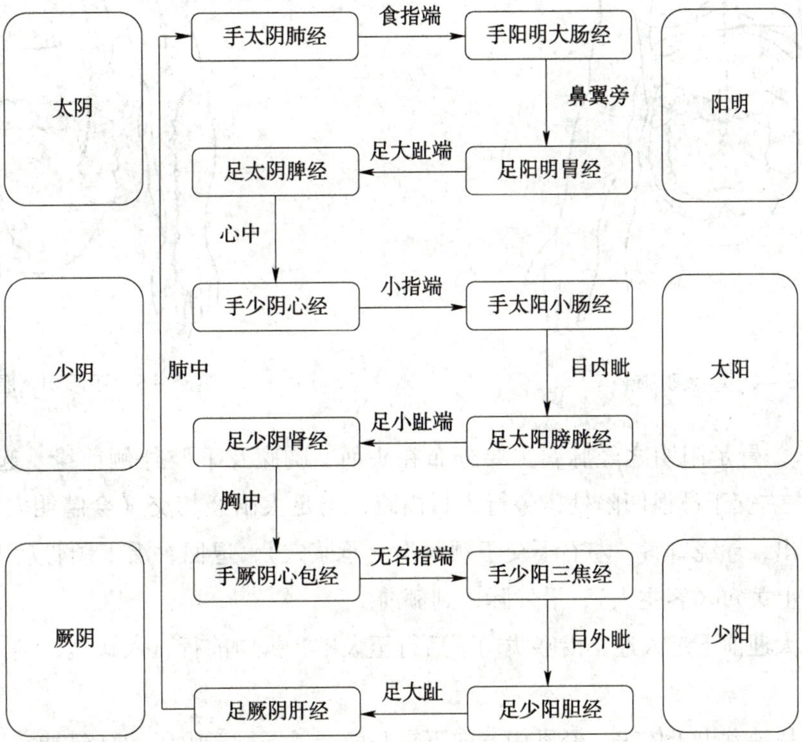

图5－3 十二经脉的流注次序

六、十二经脉的循行路线

1. 手太阴经脉 肺手太阴之经脉，主要分布于上肢内侧前缘。其主干内行线，始于中焦（胃），下行络大肠，折回，过胃之下口幽门、上口贲门，穿过膈肌，直属于肺，再从气管、喉部横出，至胸部外上方，出腋下，在手少阴心经和手厥阴心包经之前，沿上肢内侧前缘下行，过肘窝，入寸口，行至鱼际，沿手鱼际边缘，直至拇指桡侧端。

另有一分支，从腕后桡骨茎突上方（列缺穴）分出，沿掌背侧面，走向食指桡侧端（商阳穴），交于手阳明大肠经（图5-4）。

2. 手阳明经脉 大肠手阳明之经脉，主要分布在上肢外侧前缘。起于食指桡侧端（商阳穴），沿食指桡侧上缘和第一、二掌骨间（合谷穴），向上进入两筋之间（拇长伸肌腱和拇短伸肌腱之间）的凹陷处，沿前臂桡侧前缘上行，至肘部外侧，经上臂外侧前缘，经肩，走肩峰前缘，转向项部，至第七颈椎棘突下（大椎穴），与诸阳脉相会合，再向前下进入缺盆部（锁骨上窝），下行络于肺，穿过膈肌，属于大肠。

有一分支，从缺盆上行颈旁，穿过面颊，入下齿中，还出夹口旁，左脉向右，右脉向左，左右两脉交叉于人中，尔后分别夹行鼻孔两侧，止于鼻翼旁（迎香穴），与足阳明胃经相交接（图5-5）。

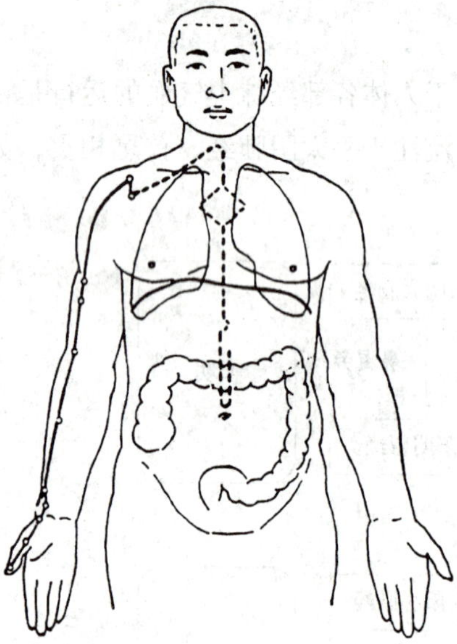

图5-4 手太阴肺经

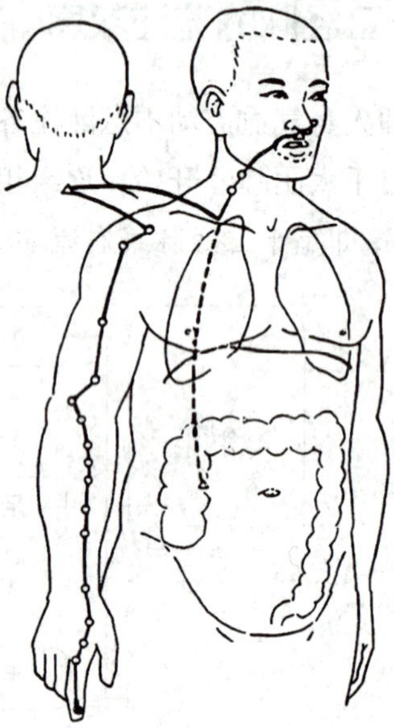

图5-5 手阳明大肠经

3. 足阳明经脉 胃足阳明之经脉，主要分布在头面、胸腹及下肢外侧前缘。起于鼻翼旁（迎香穴），夹鼻上行，左右交于鼻根凹陷处，旁行入目内眦，与足太阳经相交（会睛明穴），向下沿鼻柱外侧，入上齿中，复出，环绕口唇，左右下交于颏唇沟（承浆穴），退回，沿下颌骨后下缘至大迎，沿下颌角上行，过耳前上关穴（客主人），沿发际，到额前。

有一分支，从大迎前下走人迎，沿喉咙向下后行至大椎，折向前行，入缺盆，进入体腔，下行穿过膈肌，属胃，络脾。

其直行经脉，从缺盆出于体表，经乳中，向下夹脐两旁，下行至腹股沟（气冲穴）（图5-6）。

4. 足太阴经脉 脾足太阴之经脉，主要分布于胸腹和下肢内侧前缘。起于足大趾内侧端（隐白穴），沿大趾内侧赤白肉际，经核骨（第一跖趾关节）后，上行过内踝前缘，沿小腿内侧正中线上行，循胫骨后，在内踝上八寸处，交出足厥阴肝经之前，上行沿大腿内侧前缘，进入腹部，属脾络胃。穿过膈肌，夹行食管两旁，连舌根，散布舌下。

有一支脉，从胃分出，穿过膈肌，流注于心中，与手少阴心经相交接（图5-7）。

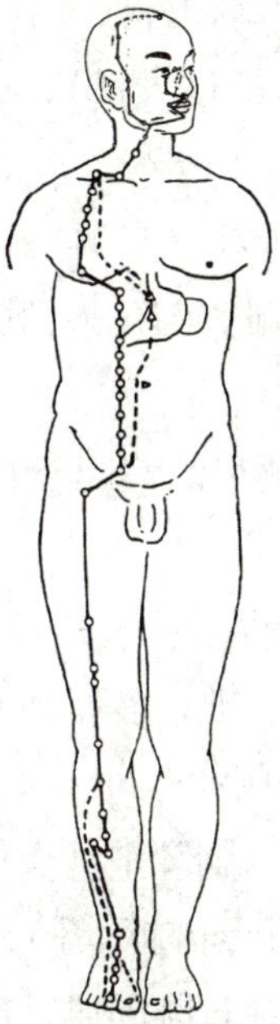

图5－6 足阳明胃经

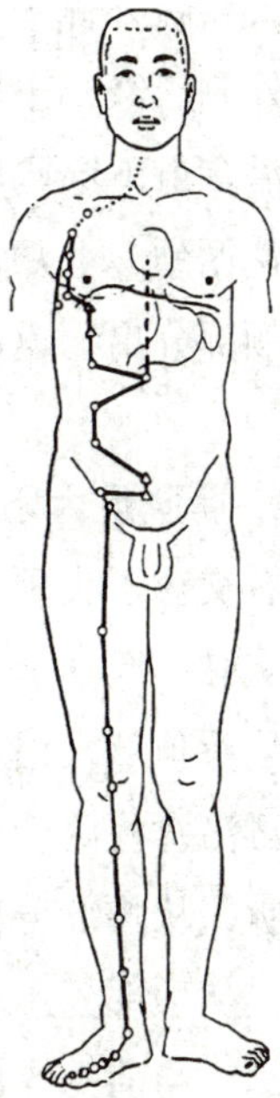

图5－7 足太阴脾经

5. 手少阴经脉 心手少阴之经脉，主要分布于上肢内侧后缘。起于心中，出属于心脏的脉络，向下穿过膈肌，联络小肠。

有一条支脉，从心系向上循行，夹食道旁，上连于眼和大脑相连的脉络。

其直行的经脉，从心系上行至肺，向下出于腋下（极泉穴），再向下沿上臂内侧后缘，行于手太阴肺经和手厥阴心包经的后面，下行肘内，沿前臂内侧后缘，直达掌后豌豆骨部，入掌内后侧，沿手小指桡侧，至小指端（少冲穴），与手太阳小肠经相连接（图5－8）。

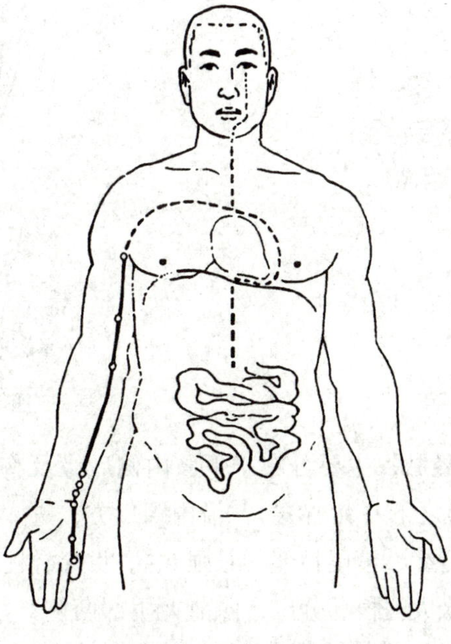

图5－8 手少阴心经

6. 手太阳经脉 小肠手太阳之经脉，主要分布于上肢外侧后缘。起于手小指外侧端（少泽穴），沿手掌外侧，向上进入手腕外侧，出于腕上小指侧的高骨，沿上肢外侧后缘上行，出肘后内侧两筋的中间，再向上沿上臂外侧后缘，出于肩关节后，绕行肩胛部，相交于肩上（过大椎），进入缺盆，深入胸腔，下行络心，再沿食道下穿膈肌，至胃，属于小肠。

其支脉，从缺盆循颈，上颊，至目外眦，折入耳中。

其支脉，从面颊部分出，返回目眶下缘，直达鼻部，沿鼻旁至目内眦，与足太阳膀胱经相交接（图5-9）。

7. 足太阳经脉 膀胱足太阳之经脉，主要分布于腰背部及下肢外侧后缘。起于目内眦（睛明穴），向上到达额部，左右交会于头顶（百会穴）。

头顶部分出一支脉，至耳上角。

其直行主干，从头顶部入络于脑，出项部（天柱穴），下行交会于大椎，沿肩胛内侧，夹行于脊柱两旁，直达腰部，再沿脊柱两旁的肌肉（膂）深入内行，络肾，属于膀胱。

另有一条小支脉，从腰部分出，沿着脊柱两旁下行，贯穿臀部，进入腘窝中（委中穴）。

背部另一支脉，从项部分出后，经肩胛内侧，夹脊柱，由内部下行至髀枢（髋关节）部，沿大腿外侧后缘下行至腘窝，与前一支脉在腘窝处会合，两条支脉合并，下行穿过腓肠肌，出走于外踝骨的后方，沿足背外侧缘，至足小趾外侧端（至阴穴），与足少阴肾经相连接（图5-10）。

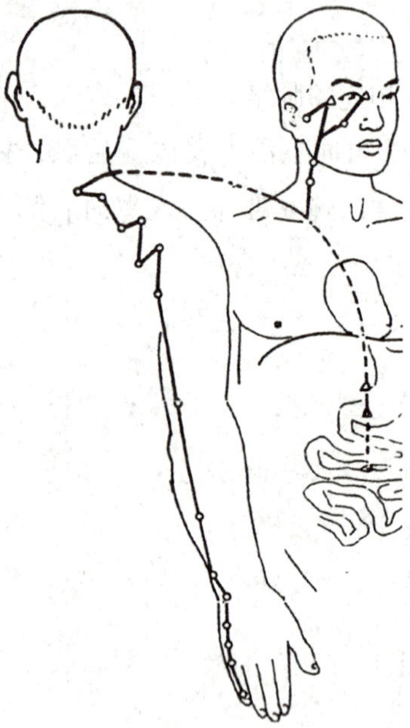

图5-9 手太阳小肠经

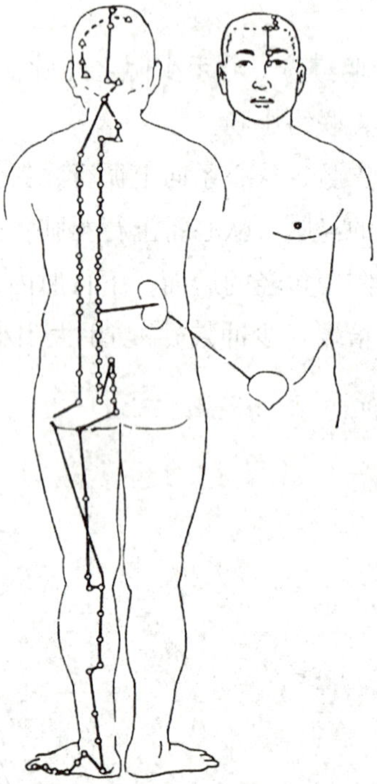

图5-10 足太阳膀胱经

8. 足少阴经脉 肾足少阴之经脉，主要分布于下肢内侧后缘及胸腹部。起于足小趾下方，斜行足心（足底涌泉穴），出于舟骨粗隆之下（然谷穴），沿内踝后方，进入足根部，由足根向上沿小腿内侧后缘，出腘窝内侧，直上股内侧后缘，至尾骨部（长强穴），贯穿脊柱，属肾，络膀胱。

一条分支，从左右股内侧后缘大腿根部分出，向前夹阴部两侧，至下腹部，沿腹部中线两侧上行，夹脐，抵胸部前，直达锁骨下（俞府穴）。

其直行的经脉，从肾向上行，经过肝和膈肌，进入肺部，沿着喉咙上行，夹于舌根。

另一支脉，从肺分出，络于心，注胸中，与手厥阴心包经相连接（图5-11）。

9. 手厥阴经脉 心包手厥阴之经脉，主要分布于上肢内侧中线。起于两乳之间的胸中，出属心包络，下行穿过膈肌，从胸至腹依次络于上、中、下三焦。

它的主要分支，从胸中分出，浅出胁部，当腋下三寸处（天池穴），复向上行抵腋窝部，再沿着上臂内侧中线，行于手太阴肺经和手少阴心经两经之间，前臂掌侧中线，经腕后（内关穴），过腕入掌中（劳宫穴），循中指桡侧，直达指尖（中冲穴）。

另有一条分支，从掌中分出，沿无名指尺侧，直达指尖，与手少阳三焦经相连接（图5－12）。

10. 手少阳经脉 三焦手少阳之经脉，主要分布于上肢外侧中线。起于无名指外侧端（关冲穴），沿无名指外侧至手腕背面外侧（阳池穴），上行于上肢外侧中线尺骨和桡骨之间，过肘尖，沿上臂外侧上行通过肩部（肩髎穴），前行入缺盆，分布于膻中，散络心包，向下穿过膈肌，依次隶属上、中、下焦。

一分支，从膻中分出，出于缺盆，上走颈旁，联系耳后（翳风穴），沿耳后直上，出于耳部上行额角，再屈曲向下，至面颊部，复上至目眶下。

又一分支，从耳后（翳风穴）分出，入耳中，出耳前，经过上关前，在面颊部与前一支脉相交，至目外眦（瞳子髎穴），与足少阳胆经相连接（图5－13）。

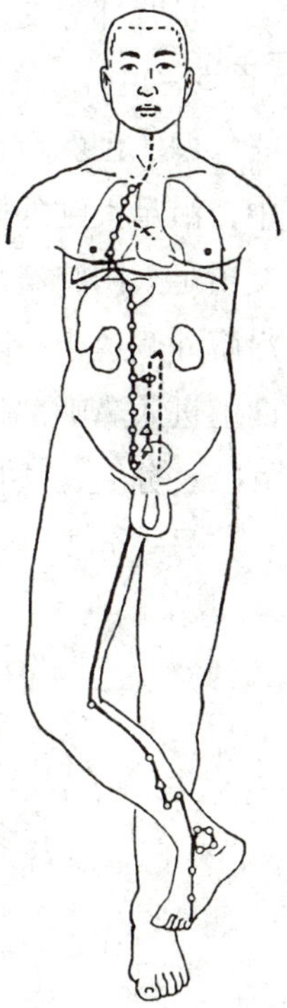

图5－11 足少阴肾经

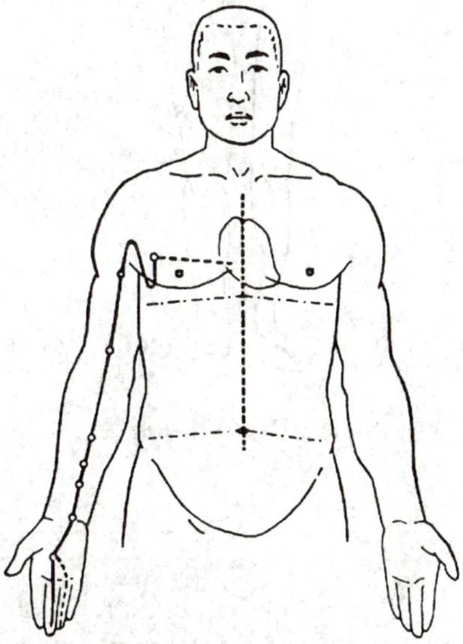

图5－12 手厥阴心包经

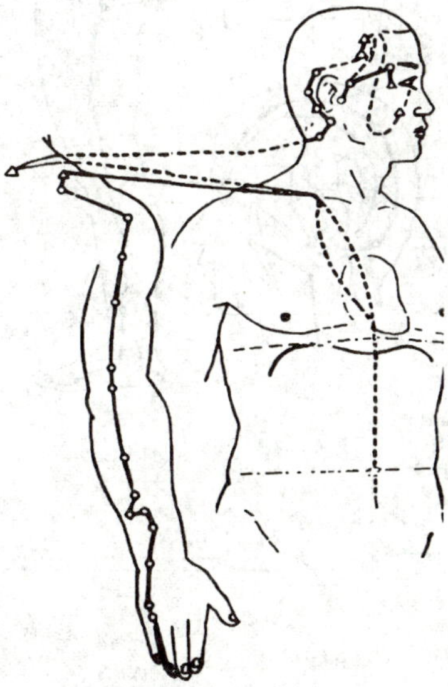

图5－13 手少阳三焦经

11. 足少阳经脉 胆足少阳之经脉，主要分布于下肢外侧中线，侧胸腹及侧头面。起于目外角（瞳子髎穴），向上行至额角，再向下到耳后（完骨穴），又折向上行至额部，达眉上（阳白穴），然后折至耳后（风池穴），再沿颈部侧面下行到达肩部，于项后左右交会于大椎，尔后分开前行入缺盆。

其分支，从耳后入耳中，出走于耳前，至目外眦后方。

另一条分支，从目外眦分出，下行至大迎，合于手少阳，行至目眶下，下加行经颊车，下行至颈部，合于缺盆，进入体腔，穿过膈，络肝，属胆，循胁里，出气街，绕毛际，横入髀厌中（环跳穴）。

其直行支，从缺盆下行至腋，循胸，过季胁，下行至髀厌中（环跳穴），以下循大腿外侧，出膝外廉，行于腓骨之前，直下腓骨下端，下出外踝之前，循足跗上，入小趾、次趾之间。

足背部分支，从足背（足临泣穴）分出，前行出足大趾外侧端，折回穿过爪甲，出足趾背丛毛处（图5－14）。

12. 足厥阴经脉 肝足厥阴之经脉，主要分布于下肢内侧中线及侧胸腹。起于足大趾爪甲后丛毛中，沿足大趾外侧、足背外侧向上，至内踝前一寸处（中封穴），上行小腿内侧前缘，在内踝上八寸处交出足太阴脾经之后，行小腿内侧中线，过膝腘内侧，沿大腿内侧中线进入阴毛中，绕阴器，至少腹。沿腹外侧达十一肋前（章门穴），夹胃两旁，属肝络胆。向上穿过膈肌，分布于胁肋部，沿气管之后，向上进入鼻咽部，连接目系，出于额部，与督脉交会于颠顶（百会穴）。

一分支，从目系分出，下向颊里，环绕于口唇之内。

另一分支，从肝分出，穿过膈肌，向上注入肺中，与手太阴肺经相连接（图5－15）。

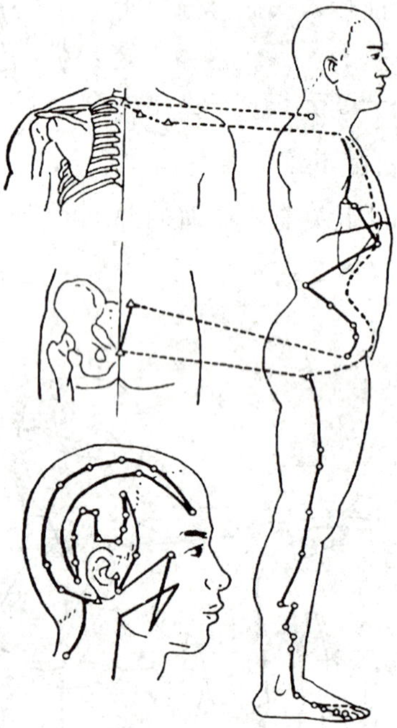

图5－14　足少阳胆经

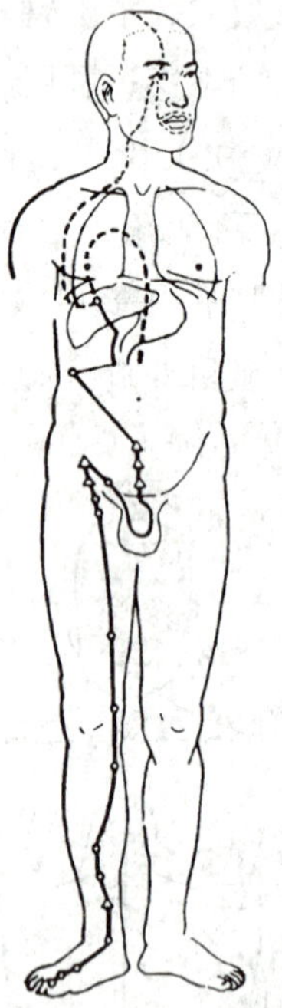

图-15　足厥阴肝经

知识链接

循经感传现象的研究

从20世纪70年代开始，在针灸治疗中发现部分循经感传现象患者的基础上，全国开展了大规模的调查研究。研究结果表明，不同地区种族人群的循经感传出现率并无明显差异。在性别、年龄方面，中国人民解放军309医院对1000名受试者的研究则表明，循经感传的显著程度与受试者的性别没有明显关系，但与年龄确有一定关系。在40岁以下的人群中，循经感传的出现率有随年龄升高的趋势；中老年人循经感传的出现率则较青少年为高。

第三节　奇经八脉

“奇者，异也。”因其异于十二正经，故称“奇经”，奇经共有八条，故称奇经八脉。

一、概述

1. 奇经八脉的概念 奇经八脉是指任脉、督脉、冲脉、带脉、阴跷脉、阳跷脉、阴维脉、阳维脉的总称。

2. 奇经八脉的生理特点 奇经八脉与脏腑无直接络属关系，奇经八脉之间亦无表里配合关系；奇经八脉的分布不像十二经脉分布遍及全身，人体的上肢无奇经八脉的分布；其走向也与十二经脉不同，除带脉外，余者皆由下而上地循行。

3. 奇经八脉的总功能

（1）加强十二经脉之间的联系：奇经八脉纵横交错于十二经脉之间，加强了十二经脉间的联系。如督脉能总督一身之阳经，任脉联系总任一身之阴经，带脉约束纵行诸脉，二跷脉主宰一身左右的阴阳。二维脉维络一身表里的阴阳。即奇经八脉进一步加强了机体各部分的联系。

（2）渗灌和调节十二经脉的气血：奇经八脉循行于十二经脉之间，当十二经脉中气血旺盛时，奇经八脉加以蓄积备用；当十二经脉气血不足或人体活动需要时，则由奇经八脉溢出，以渗灌周身组织。故古人将正经比作“沟渠”，将奇经比作“湖泽”。可见，奇经八脉对十二经气血和调节是双向性的，既能蓄入也能溢出。

（3）某些脏腑与奇经八脉关系密切：奇经八脉虽然不似十二经脉那样与脏腑有直接的络属关系，但它在循行分布过程中与脑、髓、女子胞等奇恒之腑以及肝、肾等脏的关系非常密切。在生理上相互联系，在病理上相互影响。如任、冲、带三脉与肝经相通，任主胞胎、冲脉主生殖功能，带脉司妇女带下，故女子经、带、胎、产的生理和病理均与肝经密切相关。

二、奇经八脉的循行及功能

1. 督脉 督脉起于胞中、下出会阴，沿人体后正中线上行至头面，能总督一身阳经，被称为“阳脉之海”。行于脊里，上行入脑，并从脊里分出属肾，与脑、髓、肾的功能活动密切相关。其生理功能为：①调节阳经气血，为“阳脉之海”。②反映脑、肾及脊髓的功能。③主生殖功能。

2. 任脉 任脉起于胞中、下出会阴，至阴阜，向人体前正中线上行，抵颏部，能总任一身阴经，被称为“阴脉之海”。起于胞中，与女子妊娠有关，主妊养胞胎，故又有“任主胞胎”之说。其生理功能为：①调节阴经气血，为“阴脉之海”。②调节月经，妊养胎儿。

3. 冲脉 冲脉起于胞中、下出会阴，并足少阴肾经夹脐上行，贯穿全身，上至头面、下至足，前至胸腹、后至背，为诸经气血要冲，能调节十二经气血，故被称为“十二经脉之海”“血海”。其生理功能为：①调节十二经脉的气血。②主生殖功能。

任、督、冲三脉均起于胞中，同出会阴，别道而行，称为“一源三歧”。

4. 带脉 带脉起于季肋，斜向下行至带脉穴，绕身一周，状如束带，能约束纵行的诸脉，故有“诸脉皆属于带”之说，又主司妇女带下。其生理功能为：约束纵行的各条经脉，司妇女的带下。

5. 阴跷脉、阳跷脉 阴跷脉起于内踝，经下肢内侧、腹、胸上行，至目内眦与阳跷脉会合。阳跷脉起于足外踝下，经下肢外侧、腹、胸、肩、颈外侧上行，至目内眦与阴跷脉会合。阴跷脉、阳跷脉共同调节下肢运动并司眼睑的开合。

6. 阴维脉、阳维脉 阴维脉起于下肢内侧，沿下肢内侧、腰、胸上行，至咽喉与任脉会合。阳维脉起于外踝下，经下肢外侧、躯干外侧上行，至颈后与督脉会合。阴维脉、阳维脉有联络、维系全身阴经、阳经的作用。

第四节　经络的生理功能及临床应用

经络学说是中医理论的重要组成部分，经脉和络脉遍布全身上下内外，把人体构成一个有机的整体，沟通表里上下，联络脏腑组织，运行气血，濡养全身。有保卫防御功能，有感应传导作用，能调节机体的阴阳平衡。应用于临床可以说明生理功能、病理变化，指导辨证治疗和防病养生。

一、经络的生理功能

经络是脏腑与组织器官联系的桥梁和枢纽，是血气灌注脏腑组织形体官窍的通道，其生理功能主要表现在以下几个方面：

（一）联络脏腑器官，沟通表里上下

人体是由五脏六腑、五官九窍、四肢百骸、皮肉筋骨等组成的，这些器官尽管生理功能不同，但却共同进行着整体活动，使机体上下、内外保持协调统一，构成一个有机整体，从而维持人体的正常生理活动。脏腑组织之间的这种互相联系，彼此配合协调，主要是依靠经络的联络、沟通而实现的。由于十二经脉及其分支入里出表，通达上下，纵横交错，联结脏腑器官，奇经八脉贯通联结十二经脉，十二经筋、十二皮部联结肢体皮肤、筋肉，这样就使全身的各脏腑组织器官有机地联系起来，成为一种具有完整结构的网络状的调节系统，如《灵枢・海论》说："夫十二经脉者，内属于脏腑，外络于肢节。"

（二）运行气血，濡养脏腑组织

人体各部都需要气血濡养，才能维持正常的生理活动。气血通过经络，循环贯注，通达全身。此外，络脉作为经脉的分支，还具有布散和渗灌经脉气血到脏腑形体官窍及经络自身的功能，从而发挥了营养和抗御外邪保卫机体的作用。正如《灵枢・本脏》所云："经脉者，所以行血气而营阴阳，濡筋骨，利关节者也。"

（三）感应传导作用

感应传导，是指经络系统具有感应及传导针灸或其他刺激等各种信息的作用。经络系统对于针刺或其他刺激产生感应和传递、传导的作用，通过表里上下的信息传导网，把针刺或其他刺激的感应传导于腑脏，将脏腑的功能活动和病理变化传导反映于体表，就是经络传导感应的具体表现。如针刺中的"得气"与"行气"现象，即局部有酸、麻、胀的感觉及沿经脉走向传导，就是经络感应传导作用的体现。经络的感应传导作用，是通过运行于经络之中的经气对信息的感受和负载作用而实现的，由此，各种治疗刺激及信息可以随经气到达病所，起到调整疾病虚实的目的。

（四）调节功能平衡

经络系统能通过其沟通联系、运输渗灌气血，及其经气的感受和负载信息的作用，自行调节气血的运行，协调脏腑的关系，使人体功能活动保持相对平衡，维持阴阳动态平衡状态。当人体发生疾病时，人体出现气血不和、阴阳偏衰的证候，可运用针灸等疗法，激发经络的调节作用，促使人体功能活动恢

复平衡协调。如针刺足阳明胃经的足三里穴，可调节胃的蠕动与分泌功能，当胃的功能低下时给予轻刺激，可使胃的收缩加强，胃液浓度增加；当胃处于亢奋状态时给予重刺激，则可引起抑制性效应，这是一种良性的双向调节作用，在针灸、推拿等疗法中具有重要意义。

二、经络学说的临床应用

经络学说不仅可以说明人体的生理功能，而且在阐释疾病病理变化，指导疾病诊断与治疗方面，也具有极为重要的价值。

（一）阐释病理变化

1. 在正常情况下，经络有运行气血、抗御外邪的作用，当发生疾病时，经络就成为传递病邪和反映病变的途径。当外邪侵犯人体时，可通过经络，从皮毛、肌腠而内传脏腑，使疾病由表及里、由浅入深。体内病变亦可通过经络反映于体表特定的部位，如肝火上炎可见目赤肿痛，肝气郁结可见两胁及少腹痛等。

2. 经络学说可以有效阐释脏腑之间病变相互影响、相互传变，由于脏腑之间通过经络沟通、联络，因此脏腑的病变亦可以通过经络传到另一脏腑，如足厥阴肝经属肝，挟胃，故肝病可以影响到胃，足少阴肾经入肺、络心，故肾虚水泛见凌心、射肺等。

（二）指导疾病诊断

经络有一定的循行部位和脏腑络属，因此临床可以根据疾病症状出现的部位，结合经络的循行走向和所联系的脏腑，作为诊断的依据。如两胁疾病，多为肝胆疾病。又如头痛一证，痛在前额者，多与阳明经有关；痛在两侧者，多与少阳经有关；痛在后头及项部者，多与太阳经有关；痛在颠顶者，多与厥阴经有关。临床实践中，还发现在经络循行通路上，或在经气聚集的某些穴位处有明显的压痛或有结节状、条索状的反应物，或局部皮肤的某些形态变化，也常有助于疾病的诊断。如肺病时可在肺俞穴出现结节或中府穴有压痛。故《灵枢·官能》说："察其所痛，左右上下，知其寒温，何经所在。"明确指出了经络对于指导临床诊断的意义和作用。

（三）指导疾病治疗

经络学说被广泛地运用于临床各科，特别是对于针灸、按摩和药物治疗，更具有重要指导意义。

针灸与按摩疗法，主要是根据某一经或某一脏腑的病变，而在病变的邻近部位或循行的远隔部位上取穴，通过针灸或按摩，以调整经络气血的功能活动，从而达到治疗的目的。而穴位的选取，就必须依据经络学说进行辨证，确定疾病属于何经后，根据经络的循行分布路线和联系范围来选穴，即"循经取穴"。

药物治疗也要以经络为渠道，通过经络的传导转输，使药到病所，发挥其治疗作用。在长期的临床实践中，古代医家发现某些药物对某一脏腑经络有特殊作用，便产生了"药物归经"理论。至金元时期，张洁古、李东垣依据经络学说，提出"引经报使"药，如治头痛，属太阳经的可用羌活；属阳明经的可用白芷；属少阳经的可用柴胡。羌活、白芷、柴胡，不仅分别归手足太阳、阳明、少阳经，且能引他药归入上述各经，而发挥治疗作用。

（四）指导养生保健

通过调整经络可以达到调理脏腑气血、预防疾病的目的，如保健灸法就是自古以来的防病治病之术。正如《针灸聚英》云："无病而先针灸曰逆，逆，未至而迎之也。"使用灸法保健称为"逆灸"，如临床上常灸足三里可强壮身体、延年益寿；灸关元穴有培肾固本等作用；常压睛明、翳风穴可耳聪目明等。 微课

实例分析 5－1

案例 吴某，女，68岁，家庭妇女。平素有高血压病史，测血压为200/109mmHg。患者因情绪激动，突然昏倒，面赤气粗，牙关紧闭，双手紧握，喉中痰鸣，无二便失禁，脉弦滑而数。

诊断：中风闭证。

治法：取督脉和十二井穴为主，毫针利用泻法或点刺放血。

处方：水沟、十二井、太冲、丰隆、劳宫。

讨论 请结合经络知识思考此病例治法处方的原理。

答案解析

目标检测

答案解析

一、选择题

（一）A型题（最佳选择题）

1. 下列哪一经的名称是错误的（　）

A. 手太阴肺经　B. 足少阳胆经　C. 足太阴肾经　D. 足厥阴肝经　E. 手少阴心经

2. 除下列哪项外，均属十二经表里相合关系（　）

A. 手太阴经与手阳明经　B. 足阳明经与足太阴经　C. 足太阳经与足少阴经　D. 足少阳经与足厥阴经　E. 手厥阴经与手太阳经

3. 奇经八脉中，起于季胁，环行腰间一周的是（　）

A. 冲脉　B. 任脉　C. 督脉　D. 带脉　E. 阳维脉

4. 关于奇经八脉的名称，下列哪项说法不正确（　）

A. 督有统率、总管之意　B. 任有总任、担任及妊养之意　C. 跷有轻健矫捷之意　D. 维有维系、连接之意　E. 带指妇女白带

（二）B型题（配伍选择题）

A. 足厥阴肝经　B. 足太阴脾经　C. 足少阴肾经　D. 足少阳胆经　E. 手少阴心经

1. 起于足大趾爪甲后丛毛处的经脉是（　）
2. 起于足小趾下，斜行于足心的经脉是（　）

A. 冲脉　B. 任脉　C. 督脉　D. 阴跷脉　E. 阴维脉

3. 称为"血海"的经脉是（　）

4. 称为“十二经脉之海”的经脉是（ ）

A. 能约束纵行诸脉
B. 加强相为表里的两条经脉在体内的联系
C. 抗御外邪、感应和传递相关信息
D. 连缀四肢百骸，主司关节屈伸运动
E. 参与女性的特殊生理活动

5. 十二经筋的主要功能是（ ）

6. 十二经别的主要功能是（ ）

（三）X 型题（多项选择题）

1. 主要循行于人体背部的经脉是（ ）

A. 肾经 B. 膀胱经 C. 任脉 D. 督脉 E. 胃经

2. 在目内眦（睛明穴）相交会的经脉有（ ）

A. 手太阳小肠经
B. 足太阳膀胱经
C. 足太阴脾经
D. 阴跷脉
E. 阳跷脉

3. 以经络学说指导临床诊疗，主要用于（ ）

A. 阐释病理变化
B. 指导疾病的诊断
C. 指导疾病的治疗
D. 指导养生保健
E. 调节功能平衡

二、综合问答题

1. 十二经脉的走向和交接规律是什么？
2. 为什么说“头为诸阳之会”？
3. 简述奇经八脉的生理作用。
4. 简述经络的生理功能。

三、实例解析题

李某，男，19 岁，面部反复起疹 5 年余，加重 2 个月。患者 5 年前面部起疹，时轻时重，近 2 个月加重，遂就诊。现症见面部出油多，额部、下颌部可见丘疹、结节、囊肿；纳食可，夜寐差，小便调，大便不爽，舌质红，苔黄厚腻，脉弦滑。常食辛辣、生冷及甜食。其父有同类病史。专科检查：颜面部脂溢明显，双颊部毛孔粗大，额部、下颌部粟粒大小红色炎性丘疹，下颌部可见较多的结节、囊肿及暗红色色素沉着斑。

要求：请运用经络学说说明患者主要病在何经并简述其病机。

书网融合……

知识回顾 微课 习题

第六章 体　质

微课

PPT

学习引导

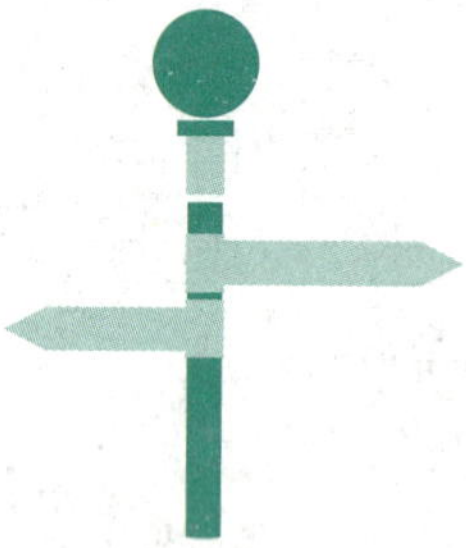

“健康中国 2030”规划纲要指出，“共建共享、全民健康”，是建设健康中国的战略主题。核心是以人民健康为中心，……落实预防为主，推行健康生活方式，减少疾病发生，强化早诊断、早治疗、早康复，实现全民健康。

《黄帝内经》中提出“上医治未病”。“治未病”是中医学的健康观，是几千年来不断总结和完善的“未病先防、既病防变”的科学思想，也是中医学奉献给人类的健康医学模式。

毛泽东同志在 1952 年曾题词“发展体育运动，增强人民体质”。什么是体质？体质与疾病和健康有什么关系？怎样才能拥有一个全面健康的体质？如何运用体质学说为保障人民健康提供全方位、全周期的服务？

学习目标

1. **掌握**　体质的概念、构成要素和基本特点。
2. **熟悉**　常见体质的主要特征。
3. **了解**　体质学说在中医学中的应用。

第一节　概　述

体质，是对个体身心特征的概括。较早运用“体质”一词的是明代医家张介宾。中医学史上对于“体质”有过几种不同的称谓，早在《内经》中常以“形”“质”等示之，其后历代医家对其各有称谓，如唐代孙思邈称之为“禀质”，宋代陈自明称之为“气质”，明清时代也有称之为“气体”“形质”，清代医家将“气体”“体质”合用，后直称“体质”，此后，人们便逐渐用“体质”一词来表述不同个体的生理特殊性。

体质学说是以中医理论为指导，研究人体体质的概念、形成、特征、类型，及其对疾病发生、发展和变化过程的影响，并以此指导疾病的防治及养生康复的理论，是中医学理论体系的一个重要组成部分。《内经》奠定了中医体质学的基础，其后历代医家虽对其进行了丰富和发展，但并未形成一个系统的理论体系。自 20 世纪 70 年代开始，中医体质学说的研究受到重视，学者们对体质理论进行了深入系统的整理、探讨和研究。目前，已从学科范畴、理论方法与临床运用等各方面，涉及体质人类学、遗传学、免疫学、医学心理学、流行病学等多个学科，初步形成了中医体质学的学科体系，丰富和促进了中医临床学的发展。

一、体质的概念

体质，指人类个体在生命过程中，在先天禀赋和后天获得的基础上所形成的形态结构、生理功能和心理状态方面，综合的、相对稳定的固有特质。表现为个体的结构、功能、代谢以及对外界刺激反应等各方面的差异性，对某些病因和疾病的易感性，以及疾病传变、转归中的某些倾向性，从而使人体带有明显的个体特异性。

体质具有遗传性、相对稳定性、趋同性、差异多样性、可变性、后天可调性、连续可测性等特点。体质禀受于先天而具有遗传性，遗传信息使个体呈现与亲代类似特征，也决定着个体体质的相对稳定性，表现为在生命过程中的某阶段，体质状态不会轻易发生改变。体质也有特定人群的趋同性，譬如同一种族或同一地域人群的体质具有类似特征。但又具有明显的个体特异性，使每个人都有自己的体质特点，即差异性。且这种个体间的差异性呈现多样性特征，个体的多样性差异现象特点也是体质学说研究的核心问题。体质得养于后天，而后天各种因素，如环境、营养状况、饮食习惯、精神、年龄变化、疾病损害、针药治疗等，又使得个体体质具有可变性。体质既是相对稳定的，又具有动态可变性，这就使体质具有可调性。体质具有的固有、连续的发展演变规律及缓慢演化的趋势，为治未病提供了可预测性，对未病者，可针对各种体质类型，采取相应的措施，如适宜药食、良好行为方式及健康生活习惯等，纠正体质的偏颇，减少个体对疾病的易感性，预防疾病发生，即“未病先防”。对已病者，一方面根据体质采取相应措施来阻止疾病的发展和传变，以到达“既病防变”的目的；另一方面，通过辨证、辨病、辨体相结合，“因人制宜”，制定适宜的个体化治疗措施，以提高疗效。

总之，体质一方面是人类个体在生长发育过程中所形成的与自然、社会环境相适应的个性特征，禀受于先天，受后天影响，先天因素决定着体质的稳定性及特异性，后天因素可以使体质在一定范围和程度内发生改变或调整。另一方面，体质又能影响人对自然、社会环境的适应能力，对疾病的抵抗能力，对某些病因的易感性，所患疾病的证候类型和对治疗的反应，以及疾病发展的倾向性等。譬如嗜食肥甘厚味容易形成痰湿体质，而修身养性、合理膳食、适当锻炼可以调畅情志，强壮筋骨，增强体质，预防疾病。因此，对人体体质的研究，有助于从整体上把握个体生命特征，分析疾病的发生、发展和演变规律，指导疾病的预防、诊断、治疗及养生康复，对临床实践具有重要意义。

二、体质的构成要素

体质包括形、神两方面的内容，具体由形态结构、生理功能和心理状态三个要素的差异性构成。“形神合一”是中医学最基本的生命观。形壮则神旺，形衰则神衰。一定的形态结构必然产生出相应的生理功能和心理特征，而良好的生理功能和心理特征又是正常形态结构的反映，三者相互依存、相互影响，在体质的固有特征中综合体现出来。

（一）形态结构的差异性

人体的形态结构包括外部形态结构和内部形态结构，前者是表征，后者是基础，二者是有机整体。外部形态结构由体表形态等构成，体表形态是外部形态的特征，是最直观的体质要素。具体包括体型、体格、体重、性征、体姿、面色、毛发、舌象等。而内部形态结构是体质的内在基础，包括脏腑、经络、精气血津液等。

人体在内部形态结构完好、协调的基础上，体质特征首先通过个体的体表形态，如体型、体格等方面体现出来。体型，又称身体类型，是指身体各部位大小比例的形态特征，是衡量体格的重要指标。中医观察体表形态，主要观察体型的肥瘦长短，皮肉的厚薄坚松，肤色的黑白老嫩差异等。其中尤以肥瘦最具代表性，如元代朱丹溪提出了“肥人湿多，瘦人火多”的著名论点。体格，是指反映人体发育水平、营养状况和锻炼程度的状态，是反映体质的标志之一。一般通过观察和测量身体各部分的大小、形状、匀称程度，以及体重、胸围、肩宽、骨盆宽度和皮肤与皮下软组织情况来等判断。

即学即练 6－1

答案解析

体型中最具代表性的观察指标是

A. 肤色　B. 肥瘦　C. 身高　D. 皮肉的坚松　E. 皮肤厚薄

（二）生理功能的差异性

人体的生理功能是脏腑、经络及精气血津液功能状态的体现，是内部形态结构的反映。通过观察气色、呼吸、语声、食欲、口味、寒热、二便、生育、经带、活动能力、睡眠、视听、感觉、嗅觉、耐受力、皮肉弹性、毛发状况、舌象、脉象等具体表现，可了解个体生长发育、消化功能、呼吸功能、循环功能、生殖功能、神经功能、运动功能、精神意识以及新陈代谢、自我调节及抗病能力等各方面生理功能情况，从而测知其体质类型。

（三）心理特征的差异性

心理是心、脑等脏腑对外界信息的反应，是感觉、知觉、情感、记忆、思维、性格、能力等的总和，属中医学“神”的范畴。中医学认为形与神是统一的，体质是特定的形态、生理功能和相关心理状况的统一体，三者密切相关。

第一，一定的形态结构与生理功能，是心理特征产生的基础。如《素问·阴阳应象大论篇》曰：“人有五脏化五气，以生喜怒悲忧恐。”因此，由于个体脏腑经络以及精气血津液功能活动的不同，表现出的情志活动也有差异。有人善喜、有人善悲、有人勇敢、有人胆怯等。第二，某种特定的形态结构往往表现出某种相应的心理倾向。如《灵枢·阴阳二十五人》根据阴阳五行学说，将人体禀赋不同的各种体质归纳为木、火、土、金、水五种类型。第三，即使是同种形态结构和生理功能的个体，由于生活经历及所处环境的不同，也可以表现出不同的心理类型。《灵枢·阴阳二十五人》将木、火、土、金、水五种类型，又各分出五类，合为二十五种人，表现为二十五种心理类型。第四，心理特征又影响形态结构与生理功能，表现出相应的行为特征，甚至导致疾病的发生。如长期抑郁可以导致气机郁滞，表现为性格内向，敏感多虑，情感脆弱，对精神刺激适应能力较差；形体特征多表现为瘦弱；易罹患脏躁、梅核气、郁证等。

三、体质的生理学基础

体质是个体在遗传的基础上，在内外环境的影响下，在生长发育过程中逐步形成的个性特征。人体以脏腑经络为中心，以精气血津液为物质基础，调节机体内外环境的平衡，因此脏腑经络和精气血津液是体质形成的生理学基础。

（一）体质与脏腑经络的关系

脏腑经络的盛衰偏颇决定体质的差异。脏腑是构成人体，维持正常生命活动的中心，脏腑的形态和功能特点是构成并决定体质差异的最根本因素。如《灵枢·本脏》说："五脏者，固有小大、高下、坚脆、端正、偏倾者，六腑亦有小大、长短、厚薄、结直、缓急。"凡此种种，造成了个体体质的差异。《景岳全书·传忠录》指出："若其同中之不同者，则脏气各有强弱，禀赋各有阴阳。脏有强弱则神志有辨也，……性情有辨也，筋骨有辨也，……勇怯有辨也，刚柔有辨也，……此固人人之有不同也。"明确阐述了五脏功能强弱与体质的关系。

体质有赖于脏腑功能活动的协调，而经络内属脏腑，外络肢节，是人体气血运行、联系沟通的道路，也是协调脏腑功能的结构基础。体质主要通过外部形态特征表现出来，不同个体脏腑精气阴阳的盛衰及经络气血的多少不同，表现于外的形体也就有了差异性。

（二）体质与精气血津液的关系

精气血津液是决定体质特征的重要物质基础，其中精的盈亏优劣是体质差异的根本。精的盈亏优劣使不同个体表现出某一脏腑功能的相对优势或劣势化趋向。精的不足可形成脾虚质、肾虚质、肺虚质等体质类型，老年体质的共性即为精的亏虚。

气是推动和调节各脏腑功能活动的动力来源。气的盛衰直接影响着脏腑生理特性的偏颇和形体特征的差异，从而形成了不同的体质类型，如气虚质、气郁质、阴虚质、阳虚质等。

血流于脉中，内养脏腑，外养形体，化神载气，对体质的强弱起重要作用；津液分布全身，无处不到，濡养脏腑，化生血液，也是影响体质的重要因素。人体血与津液的盈亏及其运行输布的差异，也形成了不同的体质类型，如血虚质、血瘀质、痰湿质等。

精气血津液均为人体生命活动的基本物质，气血互生，津血互化，精血同源。若精气血津液发生偏衰，还会出现气血两虚、气虚血瘀、血虚精亏、津亏血瘀等复杂的体质类型。

总之，脏腑、经络的结构变化和功能盛衰，以及精气血津液的盈亏，都是决定人体体质的重要因素。研究体质，实质上就是从差异性方面研究藏象。

第二节 体质的形成和分类

一、体质的形成

体质的形成是在遗传的基础上，机体内外环境中多种因素共同作用的结果。先天禀赋是体质形成的重要因素，而体质的形成、发展、强弱在很大程度上受到后天因素的影响。

（一）先天因素

1. 父母禀赋 先天因素，又称禀赋，指子代出生以前在母体内所禀受的一切特征。先天因素是体质形成的基础，是人体体质强弱的前提条件。父母生殖之精的盛衰和体质特征决定着子代禀赋的强弱，影响着子代的体质，使子代表现出体质的差异性，如身体的强弱、肥瘦、刚柔、长短、肤色，乃至先天性生理缺陷和遗传性疾病等。但是，先天因素只是确定了体质的"基调"，而体质的发展和定型，则是后天各种因素综合作用的结果。

2. 性别差异 男女体质上存在着性别差异。男为阳，女为阴。男性多禀阳刚之气，脏腑功能较强，体魄健壮魁梧，性格多外向，粗犷，心胸开阔；女性多禀阴柔之气，脏腑功能较弱，体形小巧苗条，性格多内向，喜静，细腻，多愁善感。男子以肾为先天，以精、气为本；女子以肝为先天，以血为本。男子多用气，故气常不足；女子多用血，故血常不足。男子之病，多由伤精耗气；女子之病，多由耗伤阴血。此外，女子由于经、带、胎、产、乳等特殊生理过程，故有月经期、妊娠期和产褥期的体质改变。

（二）后天因素

后天因素是人出生后赖以生存的各种因素的总和，包括个体年龄、饮食、起居、劳逸、情志、环境、疾病针药等诸内容。

1. 年龄 体质随个体生长壮老已的发展变化过程而不断演变。小儿为“纯阳之体”，生机旺盛，但脏腑娇嫩，形气未充，易虚易实，易寒易热，故又称“稚阴稚阳”。成年期气血充足，脏腑功能强健，精力充沛，体质处于壮盛时期。老年人体脏腑功能活动呈现生理性衰退，体质特点表现为精气神渐衰，阴阳失调、形体亏损，脏腑功能减退，以肾气不足为主。

2. 饮食 饮食结构和营养状况对体质有明显的影响。脏腑之精气阴阳，需五味阴阳和合而生。饮食不足影响精气血津液的化生，可使体质虚弱。饮食偏嗜，使体内某种物质缺乏或过多，可引起人体脏气偏盛或偏衰，形成有偏颇趋向的体质，甚则成为病因。如嗜食辛辣则易化火伤阴，形成阴虚火旺体质；嗜酒过度可损伤肝脾，导致痰瘀体质；过食生冷寒凉会损伤脾胃阳气，形成脾胃虚寒体质。

3. 劳逸 劳逸是影响体质的又一重要因素。劳逸结合，有利于人体的身心健康，保持良好的体质。适度的劳作或体育锻炼，可使筋骨强壮，关节通利，气机通畅，气血调和，脏腑功能旺盛。适当的休息，有利于消除疲劳，恢复体力和脑力，维持人体正常的功能活动。过度的劳作，则易于损伤筋骨，消耗气血，致脏腑精气不足，功能减弱，形成虚性体质。而过度安逸，四体不勤，则可使气血流行不畅，筋肉松弛，脾胃功能减退，而形成痰瘀型体质。

4. 情志 情志活动以脏腑精气阴阳为物质基础，有赖于内在脏腑的功能。七情通过影响脏腑精气的盛衰而影响人体的体质。情志和调，则气血调畅，脏腑功能协调，体质强壮；反之，可致脏腑精气阴阳不足或紊乱，对体质造成不良影响，甚至罹患疾病。如长期悲忧过度，耗伤气阴，易形成阴虚质；长期情志抑郁，压抑寡欢，易形成气郁质。

5. 环境 自然环境和社会环境，都对体质的形成和变异过程发挥着重要的作用。水土性质、饮食结构、居住条件、生活方式等特征形成、影响了不同条件下的体质特征。如北方之人多形体壮实，腠理致密；东南之人多体型瘦弱，腠理疏松；滨海临湖之人，多形成痰湿体质。另外，环境污染也会直接损害人的体质，危害人体健康。

意识形态、经济水平、社会地位、教育程度、职业等社会环境因素可直接或间接地影响人们的生产生活条件、医疗水平以及精神状态，进而影响人体体质。

6. 疾病针药 疾病是导致体质改变的一个重要因素，二者常互为因果。大病久病或病后调养不当，会严重地损伤脏腑功能和精气血津液而导致体质虚弱。针药用之得当，可纠正阴阳盛衰及气血偏颇，使体质恢复正常，但长期或过度不合理的用药，误施针药等，均会导致脏气偏盛或偏衰，对体质造成不良影响甚至加重损害。

二、体质的分类

体质分类研究是中医体质研究的核心，其目的在于把握个体的体质差异规律及体质特征，以便有效地指导养生及防治疾病，对于临床实践具有重要的指导意义。中医学体质分类，是以整体观念为指导思想，以阴阳五行学说为框架，以藏象和精气血津液神为理论基础进行的。

在中医学的发展过程中，不同的历史时期对于体质的分类各不一致。如《内经》提出阴阳五态分类法（太阴之人、少阴之人、太阳之人、少阳之人、阴阳平和之人）、五行分类法（木型人、火型人、土型人、金型人、水型人）、体型肥瘦分类及勇怯分类法等。后世医家又有阴阳平和质、偏阳质和偏阴质的体质三分法。现在我们通常采用根据 2009 年 4 月 9 日中华中医药学会发布的《中医体质分类与判定》标准，将人体体质分为平和质、气虚质、阳虚质、阴虚质、痰湿质、湿热质、血瘀质、气郁质、特禀质九个类型。

知识链接

体质五行分类法

《灵枢·阴阳二十五人》运用阴阳五行学说，结合人体肤色、体形、禀性、态度以及对自然界变化的适应能力等方面的特征，归纳总结五种不同的体质类型。每一类型再推演为五类，共二十五种。但每一行的五种类型基本特征是一致的，故按五行将体质划分为五种类型仍是主要的方法。

木质：皮肤苍色，头小，面长，两肩广阔，背部挺直，身体小弱，手足灵活。并有才能，好劳心，体力不强，多忧虑，做事勤劳。

火质：皮肤赤色，脊背肌肉宽厚，脸形瘦尖，头小，肩背髀腹匀称，手足小，步履稳重，对事物的理解敏捷，走路时肩背摇动，背部肌肉丰满。

土质：皮肤黄色，面圆，头大，肩背丰厚，腹大，大腿到足胫部都生得壮实，手足不大，肌肉丰满，全身上下都很匀称，步履稳重，举足轻。

金质：面方正，皮肤白色，头小，肩背小，腹小，手足小，足跟坚厚而大，似有小骨生于足跟外，骨轻。

水质：皮肤黑色，面部不光整，头大，颊腮清瘦，两肩狭小，腹大，手足好动，行路时身摇，尻骨和脊背很长。

（一）平和质（A 型）

总体特征：阴阳气血调和，以体态适中、面色红润、精力充沛等为主要特征。

形体特征：体形匀称健壮。

常见表现：面色、肤色润泽，头发稠密有光泽，目光有神，鼻色明润，嗅觉通利，唇色红润，不易疲劳，精力充沛，耐受寒热，睡眠良好，胃纳佳，二便正常，舌色淡红薄白，脉和缓有力。

心理特征：性格随和开朗。

发病倾向：平素患病较少。

对外界环境适应能力：对自然环境和社会环境适应能力较强。

（二）气虚质（B 型）

总体特征：元气不足，以疲乏、气短、自汗等气虚表现为主要特征。

形体特征：肌肉松软不实。

常见表现：平素语音低弱，气短懒言，容易疲乏，精神不振，易出汗，舌淡红，舌边有齿痕，脉弱。

心理特征：性格内向，不喜冒险。

发病倾向：易患感冒、内脏下垂等病；病后康复缓慢。

对外界环境适应能力：不耐受风、寒、暑、湿邪。

（三）阳虚质（C 型）

总体特征：阳气不足，以畏寒怕冷、手足不温等虚寒表现为主要特征。

形体特征：肌肉松软不实。

常见表现：平素畏冷，手足不温，喜热饮食，精神不振，舌淡胖嫩，脉沉迟。

心理特征：性格多沉静、内向。

发病倾向：易患痰饮、肿胀、泄泻等病；感邪易从寒化。

对外界环境适应能力：耐夏不耐冬；易感风、寒、湿邪。

（四）阴虚质（D 型）

总体特征：阴液亏少，以口燥咽干、手足心热等虚热表现为主要特征。

形体特征：体形偏瘦。

常见表现：手足心热，口燥咽干，鼻微干，喜冷饮，大便干燥，舌红少津，脉细数。

心理特征：性情急躁，外向好动，活泼。

发病倾向：易患虚劳、失精、不寐等病；感邪易从热化。

对外界环境适应能力：耐冬不耐夏；不耐受暑、热、燥邪。

（五）痰湿质（E 型）

总体特征：痰湿凝聚，以形体肥胖、腹部肥满、口黏苔腻等痰湿表现为主要特征。

形体特征：体形肥胖，腹部肥满松软。

常见表现：面部皮肤油脂较多，多汗且黏，胸闷，痰多，口黏腻或甜，喜食肥甘甜黏，苔腻，脉滑。

心理特征：性格偏温和、稳重，多善于忍耐。

发病倾向：易患消渴、中风、胸痹等病。

对外界环境适应能力：对梅雨季节及湿重环境适应能力差。

（六）湿热质（F 型）

总体特征：湿热内蕴，以面垢油光、口苦、苔黄腻等湿热表现为主要特征。

形体特征：形体中等或偏瘦。

常见表现：面垢油光，易生痤疮，口苦口干，身重困倦，大便黏滞不畅或燥结，小便短黄，男性易阴囊潮湿，女性易带下增多，舌质偏红，苔黄腻，脉滑数。

心理特征：容易心烦急躁。

发病倾向：易患疮疖、黄疸、热淋等病。

对外界环境适应能力：对夏末秋初湿热气候，湿重或气温偏高环境较难适应。

（七）血瘀质（G 型）

总体特征：血行不畅，以肤色晦暗、舌质紫暗等血瘀表现为主要特征。

形体特征：胖瘦均见。

常见表现：肤色晦暗，色素沉着，容易出现瘀斑，口唇暗淡，舌暗或有瘀点，舌下络脉紫暗或增粗，脉涩。

心理特征：易烦，健忘。

发病倾向：易患癥瘕及痛证、血证等。

对外界环境适应能力：不耐受寒邪。

（八）气郁质（H型）

总体特征：气机郁滞，以神情抑郁、忧虑脆弱等气郁表现为主要特征。

形体特征：形体瘦者为多。

常见表现：神情抑郁，情感脆弱，烦闷不乐，舌淡红，苔薄白，脉弦。

心理特征：性格内向不稳定、敏感多虑。

发病倾向：易患脏躁、梅核气、百合病及郁证等。

对外界环境适应能力：对精神刺激适应能力较差；不适应阴雨天气。

（九）特禀质（I型）

总体特征：先天失常，以生理缺陷、过敏反应等为主要特征。

形体特征：过敏体质者一般无特殊；先天禀赋异常者或有畸形，或有生理缺陷。

常见表现：过敏体质者常见哮喘、风团、咽痒、鼻塞、喷嚏等；患遗传性疾病者有垂直遗传、先天性、家族性特征；患胎传性疾病者具有母体影响胎儿个体生长发育及相关疾病特征。

心理特征：随禀质不同情况各异。

发病倾向：过敏体质者易患哮喘、荨麻疹、花粉症及药物过敏等；遗传性疾病如血友病、先天愚型等。胎传性疾病如五迟（立迟、行迟、发迟、齿迟和语迟）、五软（头软、项软、手足软、肌肉软、口软）、解颅、胎惊等。

对外界环境适应能力：适应能力差，如过敏体质者对易致过敏季节适应能力差，易引发宿疾。

实例分析 6－1

案例 张某，女，35岁，体形中等，痤疮反复发作。平素面部油垢，阴雨天时感身体困倦乏力。素日大便常黏滞不爽，带下量多，舌质偏红，苔黄腻，脉滑数。

讨论 请分析病人属于何体质？除上述表现外，还可出现什么表现？应如何进行调理？

答案解析

第三节 体质学说的应用

体质学说，重在研究个体的差异性规律、特征及机制。体质的差异性在很大程度上决定了疾病的发生发展、转归、预后的不同及个体对治疗措施的反应。中医学强调“未病先防、既病防变、愈后防复”，体质与养生防病、病因病机、治疗均有密切关系。因此，体质学说在临床诊疗及全生命周期健康理念方面有重要的应用价值。体质学说，也是中医学强调“因人制宜”诊疗思想的具体体现。

一、体质与疾病

（一）阐释发病与病机

体质的偏性等因素决定着个体对某些疾病的易感性。如偏阳质者易感受风、暑、热之邪；偏阴质者易感受寒湿之邪，即所谓“同气相求”。体质因素还决定着发病的倾向性。如小儿气血未充，易患咳喘、腹泻、食积等；老年人精气亏虚，易患痰饮、咳喘、眩晕、心悸、消渴等病。肥人多痰湿，善病中风；瘦人多火，易得痨嗽等。此外，遗传性、先天性以及过敏性疾病的发生，也与个体体质密切相关。

体质的强弱决定着发病与否及发病情况。正气亏虚是疾病发生的内在根据，而体质的强弱决定正气的盛衰。体质健壮，正气旺盛，则难以致病；体质衰弱，正气亏虚，抵抗力差，邪气易于乘虚侵袭而发病。发病过程中，因体质的差异可导致发病时机因人而异，如即时而发、伏而后发或时而复发。体质的差异还可影响证候类型，相同的致病因素或患同一种疾病，因个体体质的差异可表现出不同的证候类型，即“同病异证”。如同样感受寒邪，素体强壮，正气可以御邪于肌表者，表现为恶寒发热、头身疼痛、苔薄白、脉浮等风寒表证；而素体阳虚，正不胜邪者，一发病就出现寒邪直中脾胃的畏寒肢冷、纳呆食减、腹痛泄泻、脉象缓弱等脾阳不足之证。而感受不同病因或患不同疾病的不同个体，若体质类似，常可表现为相同或类似的证候，即“异病同证”。如阳热体质者，感受暑、热邪气势必出现热证，但若感受风寒邪气，亦可郁而化热而见热证。另外，情志、饮食、营养、劳逸、环境等多方面因素可影响体质状态，使机体的调节和适应能力下降而发病，个体体质的特殊状态或缺陷是内伤情志病变发生的关键性因素。

体质因素决定病机的从化。从化，即病情随体质而变化。如同为风寒之邪，偏阳质者得之易从阳化热；偏阴质者得之易从阴化寒。同为湿邪，阳热之体得之，易从阳化热而为湿热之候；阴寒之体得之，易从阴化寒而为寒湿之证。

体质因素决定疾病的传变。疾病传变与否，主要取决于体质因素。体质一是通过影响正气的强弱，决定发病和影响传变。如体质虚弱，不但易于感邪，且病情易深入多变而发生重证或危证。二是通过病邪的“从化”而影响传变。

（二）指导辨证施治

体质是辨证的基础，在很大程度上决定和影响了疾病的证候类型及个体对治疗措施反应的差异性。注重体质辨识是辨证论治的重要环节，所谓因人制宜，其本质就是区别体质而治疗；而“同病异治”和“异病同治”是以病人的体质状态为基础进行辨证施治的具体体现。如同感寒湿阴邪，阳虚体质易从阴化寒化湿，药宜大热之品；而阴虚体质易从阳化热伤阴，药宜清润之品。

体质有阴阳、寒热、强弱之别，临床施治要以个体的体质状态作为重要依据。如体质偏阳者用药宜寒、润，忌辛热温散；体质偏阴者用药宜温、补，忌苦寒泻火。气虚质者宜补气培元，忌耗散克伐；痰湿质者宜健脾化湿，忌阴柔滋补；湿热质者宜清热利湿，忌滋补厚味；瘀血质者，宜疏利气血，忌固涩收敛等。体质强壮者耐受性强，用药剂量宜大，药性可峻猛；针灸进针宜深，刺激量大。反之体质瘦弱者，用药剂量宜小，药性宜平和；进针宜浅，刺激量小。

另外，善后调理亦须兼顾病人的体质特征。大病初愈，体质偏阳者慎食温热辛辣之味；体质偏阴者慎食滋腻、酸涩收敛之品。

二、体质与治未病

治未病，即采取一定的措施防止疾病的发生和发展，未病先防，重在养生。体质与发病有密切的关系，不同的体质类型当根据具体情况，通过调摄精神、起居有常、劳逸适度、合理膳食、顺应四时等措施以达到形神共养、强身健体、预防疾病、延年益寿的目的。如阳虚质之人，因性格多沉静、内向，多自卑而缺乏勇气，应注意保持良好心态，排解不良情绪，助其树立信心，饮食宜甘温补脾肾之品，忌生冷、苦寒。阴虚质之人，因性情急躁、外向好动、活泼，应安定神志，舒缓情绪，保持稳定的心态，饮食宜甘润生津之品，忌肥腻厚味、辛辣燥烈。气郁质者，精神多抑郁不爽，神情多愁闷不乐，性格多孤僻内向，多愁善感，气度狭小，应注意情感上的疏导，消解其不良情绪。湿热质者，性格多急躁易怒，宜条畅情志，调整心态，平心静气，克制过激的情绪，饮食宜清淡、甘寒、甘平之品，忌辛辣刺激、肥甘厚腻，戒烟酒等。痰湿质者，形体肥胖，易患消渴、中风、胸痹等病，饮食宜清淡，忌肥甘厚味生冷，戒烟酒，规律起居，适度体育活动，以助气血通畅。

总之，中医学“治未病”方法很多，应在中医理论的指导下，未病者，根据不同体质，采用相应干预措施，纠正、改善偏颇，以达到“未病先防”的目的；已病者，针对不同体质的“从化”“传变”规律，提早采取措施，阻断、扭转其病理进程，从而达到“既病防变”的目的。

目标检测

答案解析

一、选择题

（一）A 型题（最佳选择题）

1. 畏寒怕冷、手足不温的体质是（ ）

A. 痰湿质　B. 阳虚质　C. 气虚质　D. 阴虚质　E. 湿热质

2. 气虚湿盛体质，受邪后多从化为（ ）

A. 寒　B. 热　C. 燥　D. 火　E. 湿

3. 人体体质强弱的前提条件是（ ）

A. 父母禀赋　B. 饮食营养　C. 性别　D. 年龄　E. 发病与否

4. 先天失常，以生理缺陷、过敏反应等为主要特征的是（ ）

A. 阴虚质　B. 阳虚质　C. 血瘀质　D. 湿热质　E. 特禀质

5. 肥人多（ ）

A. 风　B. 痰湿　C. 火　D. 寒湿　E. 湿热

6. 女，36 岁，形体正常，性格外向，时感口干咽燥，喜饮水，手足心热，舌红少津，脉细数。属于（ ）

A. 阴虚质　B. 湿热质　C. 气虚质　D. 血瘀质　E. 阳亢质

（二）B 型题（配伍选择题）

A. 痰湿质　B. 阳虚质　C. 血瘀质　D. 湿热质　E. 气虚质

1. 平素喜生冷食品饮料容易形成的体质是（ ）
2. 感邪后易从寒化的是（ ）

3. 不耐受风、寒、暑、湿邪的是（　）

（三）X 型题（多项选择题）

1. 决定人体体质的因素是（　）

A. 精　B. 气　C. 血　D. 津液　E. 脏腑经络

2. 体质的构成要素包括（　）

A. 疾病易感性差异　B. 疾病倾向性差异　C. 生理功能差异

D. 形态结构差异　E. 心理特征差异

3. 体质的特点包括（　）

A. 稳定性　B. 普遍性　C. 可调性　D. 可测性　E. 连续性

4. 气虚质者（　）

A. 容易疲乏　B. 体型偏胖　C. 病后康复慢　D. 易患虚劳　E. 口唇暗淡

5. 湿热质者（　）

A. 形体中等或偏瘦　B. 口苦　C. 容易心烦急躁

D. 肤色晦暗，色素沉着　E. 性格敏感多虑

二、简答题

1.《中医体质分类与判定》标准中把体质分为哪几个类型？

2. 体质的形成因素有哪些？

3. 体质与治未病的关系是怎样的？

书网融合……

知识回顾　微课　习题

第七章　病因病机

PPT

学习引导

病因学说是研究各种致病因素的性质和致病特点的学说。中医学认为：疾病的发生是致病因素作用于人体后，正常生理活动遭到了破坏，导致脏腑经络、阴阳气血失调所致。病因可分为六淫、疫疠、七情、饮食失宜、劳逸失度、外伤、胎传等。

病机学说是研究疾病发生、发展和演变机制的学说，其内容包括发病机制、病变机制和病程演化机制三部分。发病机制研究人体疾病发生的一般规律。中医学认为疾病的发生关系到正气和邪气两个方面，即“正气存内，邪不可干”“邪之所凑，其气必虚”。病变机制简称病机、病理，研究包括邪正盛衰、阴阳失调、精气血津液失常以及脏腑经络失常等人体病理变化的一般规律。病程演变机制研究疾病发生、发展和结局的一般规律，包括病位传变、病理转化、疾病转归与复发等。

学习目标

1. **掌握**　六淫致病的共同特点和各自的性质、致病特点。

2. **熟悉**　痰饮、瘀血的概念、形成及致病特点；正邪相争的概念及变化过程；阴阳失调的概念及基本内容。

3. **了解**　七情与脏腑气血的关系及致病特点；气血失常的概念及常见病理状态。

生理状态下，人体各脏腑组织之间及其与外界环境之间始终保持着相对的动态平衡。如果这种动态平衡遭到破坏，且又不能自行调节得到及时恢复，机体就会发生疾病。中医的病因病机学说，就是探讨疾病发生的原因和机制，对指导疾病的预防、辨证论治有重要的意义。

第一节　病　因

病因是指能破坏人体生理动态平衡及其与外界环境之间的相对平衡状态而引起疾病的特定因素，简而言之就是指导致人体发生疾病的原因，又称作“致病因素”“病邪”。致病因素多种多样，诸如六气异常、疠气传染、七情内伤、饮食失宜、劳逸失度、外伤等，均可成为病因而发病。然而，在疾病过程中，原因和结果是相互作用着的，在某一病理阶段中是结果的，而在另一阶段则可成为新的致病因素，即病理产物可成为病因，如痰饮、瘀血、结石等。根据疾病的发病途径及形成过程，可将病因分为外感致病因素、内伤致病因素、继发致病因素以及其他致病因素四类（图 7－1）。

- 病因
  - 外感致病因素
    - 六淫
    - 疫疠
  - 内伤致病因素
    - 情志失常
    - 饮食失宜
    - 过劳过逸
    - 久病失养
  - 继发致病因素
    - 痰饮
    - 瘀血
    - 结石
  - 其他致病因素
    - 外伤
    - 寄生虫

图 7－1　病因的分类

中医认识病因的方法称为“辨证求因”，又称“审证求因”，是以病证的临床表现为依据，通过综合分析疾病的症状、体征来推求病因，为治疗用药提供依据。如周身游走性疼痛或瘙痒，因风性善行，风胜则动，故确认其病因为“风”邪，治疗时需考虑应用相应的祛风药物。只有采用辨证求因的方法认识病因，把对病因的研究与对症状、体征的辨析联系起来，才能更好地指导疾病的诊断和防治。

一、外感致病因素

外感致病因素，是指由外而入，或从皮毛，或从口鼻，侵入机体，是引起外感疾病的致病因素。外感致病因素包括六淫和疫疠两类。

（一）六淫

六气，是指风、寒、暑、湿、燥、火六种正常的自然界气候。这种正常的气候变化，是万物生长的条件，对于人体是无害的。六淫，是风、寒、暑、湿、燥、火六种外感病邪的统称，又称“六邪”。如果气候变化异常，六气发生太过或不及，或非其时而有其气（如春天当温而反寒，冬季当凉而反热），以及气候变化过于急骤（如暴寒、暴暖），超过了一定的限度，使机体不能与之相适应的时候，就会导致疾病的发生。此外，当人体的正气不足，抵抗力下降，不能适应基本正常的气候变化时，亦会导致疾病的发生。以上情况下，六气由对人体无害而转化为对人体有害，对于患病机体来说，六气便称之为“六淫”。

知识链接

内生五邪

内生五邪，是指在疾病的发展过程中，由于脏腑经络及精气血津液的功能失常而产生的化风、化寒、化湿、化燥、化火等病理变化。因病起于内，又与风、寒、湿、燥、火外邪所致病证的临床征象类似，故分别称为“内风”“内寒”“内湿”“内燥”和“内火”，统称为内生五邪。

内生五邪与外感六淫有一定区别，内生五邪由脏腑及精气血津液功能失常而产生，属内伤病的病机；外感六淫由自然界的气候变化失常而产生，属于外感病的病因。内生五邪病机所反映的病证，多为里证、虚证或虚实夹杂证；外感六淫邪气所致的病证，多为表证、实证。

1. 六淫致病的共同特点

（1）外感性：六淫之邪多从肌表或口鼻而入，或同时从这两个途径侵犯人体而发病，故称六淫为“外感病因”。如风寒湿邪易犯肌表，温热燥邪易自口鼻而入。六淫致病的初起阶段，每以恶寒发热、舌苔薄白、脉浮为主要临床特征，称为表证。

（2）季节性：六淫本为四时主气的太过或不及，故容易形成季节性多发病。如春季多风病，夏季多暑病，长夏初秋多湿病，深秋多燥病，冬季多寒病等。

（3）地域性：六淫致病常与工作或居处环境密切相关。如西北高原地区多寒病、燥病；东南沿海地区多湿病、温病；久处潮湿环境多湿邪为病，高温环境作业又常有暑邪、燥热或火邪为害等。

（4）相兼性：六淫邪气既可单独伤人致病，又可两种以上同时侵犯人体相兼为害。如风寒感冒、湿热泄泻、风寒湿痹等。

（5）转化性：六淫致病以后，在一定条件下，其病理性质可向不同于病因性质的方向转化。如寒邪可郁而化热，暑湿日久又可以化燥伤阴，六淫又皆可化火等。

2. 六淫各自的性质及其致病特点 微课

（1）风：风为春季的主气，但终岁常在，四时皆有。故风邪引起的疾病虽以春季为多，但不限于春季，其他季节亦可发生。风邪的性质和致病特征如下：

①风为阳邪，其性开泄，易犯阳位：风邪具有轻扬、升发、向上、向外的特性，故属阳邪，致病易犯头面、肌表、肩背等阳位。风邪伤肺则肺气不宣，故现鼻塞流涕、咽痒咳嗽等。风邪上扰头面，则现头晕头痛、头项强痛、面肌麻痹、口眼歪斜等。风邪客于肌表，可见恶风、发热等表证。又因其性开泄，侵袭肌表易使肌腠疏松，汗孔开张，而出现汗出症状。

②风性善行数变：“善行”是指风邪具有易行而无定处的性质，致病有病位游移、行无定处的特性。如风疹、荨麻疹之发无定处，此起彼伏；游走性的关节疼痛，痛无定处者，称为“风痹”或“行痹”。“数变”是指风邪致病变化无常、发病迅速。如风疹、荨麻疹之时隐时现，癫痫、中风之猝然昏倒，不省人事等。总之，以风邪为先导的疾病，一般都具有发病急、变化多、传变快的特征。

③风性主动：是指风邪致病具有动摇不定的特征。常表现为眩晕、震颤、四肢抽搐、角弓反张、直视上吊等症状，故称“风胜则动”。

④风为百病之长：一是指风邪终岁常在，致病机会多，又可侵害不同的脏腑组织，发生多种病证，二是指风邪是外感病因的先导，寒、湿、燥、热等邪，往往都依附于风而侵袭人体，从而形成风寒、风热、风湿、风燥等证。由于临床上风邪为患较多，又易与六淫诸邪相合而为病，故称“风为百病之长，六淫之首”。

【附】内风

内风，是指因阳盛或阴虚不能制阳，阳升无制，亢逆变动而形成的一种病理产物。致病以动摇、眩晕、抽搐等为临床特点。内风多与肝的功能异常有关，故又称为肝风，形成原因主要有肝阳化风、热极生风、阴虚风动、血虚生风等四个方面。

（2）寒：寒为冬季的主气，故冬季多寒病，但也可见于其他季节，因气温骤降、涉水淋雨、汗出当风、空调过凉等，人体防寒保温不够而感寒邪为病。寒邪的性质和致病特征如下：

①寒为阴邪，易伤阳气：寒邪最易损伤人体阳气，阳气受损，失于温煦，全身或局部可出现明显的

寒象。如寒邪束表，卫阳郁遏，则现恶寒、发热、无汗等，称之为“伤寒”。若寒邪直中于里，损伤脏腑阳气者，谓之为“中寒”。如伤及脾胃，可致吐泻清稀，脘腹冷痛；寒伤脾肾，则表现为畏寒肢冷、腰脊冷痛、尿清便溏、水肿腹水等。若心肾阳虚，寒邪直中少阴，则可见恶寒蜷卧、手足厥冷、下利清谷、精神萎靡、脉微细等。

②寒性凝滞：凝滞，即凝结阻滞。寒邪侵入人体，经脉气血失于阳气温煦，易使气血凝结阻滞，涩滞不通，不通则痛，故疼痛是寒邪致病的重要临床表现，其痛得温则减，逢寒增剧。若寒客肌表，凝滞经脉，则头身肢体关节剧痛，故痹证中若以关节冷痛为主者，称为“寒痹”或“痛痹”。若寒邪直中于里，使气机阻滞，则胸、脘、腹冷痛或绞痛。

③寒性收引：是指寒邪具有收引拘急之特性。寒邪侵袭人体，使气机收敛，腠理闭塞，经络筋脉收缩而挛急。若寒邪侵袭肌表，则毛窍收缩，卫阳郁闭，故发热恶寒而无汗。若寒客经络关节，则筋脉收缩拘急，以致拘挛作痛、屈伸不利或冷厥不仁。

④寒性清澈：因寒邪不伤阴液，故分泌物或排泄物出现清稀状，多属寒邪所致。如风寒感冒初起，鼻流清涕；寒邪束肺，咳痰清稀等。

【附】内寒

内寒是指机体阳气虚衰，温煦气化功能减退，虚寒内生，其形成主要与脾肾阳虚不足有关。临床上常见面色苍白或晦暗，畏寒肢冷，腹冷痛喜温喜按，或筋脉拘挛、肢节疼痛，或尿频清长、涕唾痰涎稀薄清冷，或大便泄泻，或水肿，脉沉迟无力等。

（3）暑：暑为夏季主气，有明显的季节性，主要发生在夏至以后，立秋以前。暑邪独见于夏令，故有“暑属外邪，并无内暑”之说。暑邪的性质和致病特征如下：

①暑为阳邪，其性炎热：暑为夏月火热之气所化，故暑属阳邪，具有酷热之性。暑邪伤人多表现出一系列阳热症状，如高热、心烦、面赤、烦躁、脉洪大等，称为伤暑（或暑热）。

②暑性升散，易耗气伤津：升，指暑邪易于上犯头目，内扰心神，出现心胸烦闷不宁、头昏、目眩、面赤等；散，指暑邪为害，可致腠理开泄而多汗，汗出过多，不仅伤津，而且耗气，故临床除见口渴喜饮、尿赤短少等津伤之症外，往往可见气短乏力，甚则气津耗伤太过，清窍失养而突然昏倒，不省人事（中暑）。

③暑多挟湿：暑季不仅气候炎热，且常多雨而潮湿，热蒸湿动，水气弥漫，故暑邪为病常挟湿邪。其临床特征，除发热、烦渴等暑热症状外，常兼见身热不扬、四肢困倦、胸闷呕恶、大便溏泄不爽等湿阻症状。

（4）湿：湿为长夏主气。长夏即夏至至处暑5个节气，时值夏秋之交，湿热熏蒸，水气上腾，湿气最盛，故一年之中长夏多湿病；亦可因涉水淋雨、居处潮湿或水中作业等于环境中感受湿邪而致病。湿邪为患，四季均可发病，且其伤人缓慢难察。湿邪的性质和致病特征如下：

①湿为阴邪，易阻气机，损伤阳气：湿性类水，故湿为阴邪。湿邪侵及人体，留滞于脏腑经络，最易阻滞气机，使脏腑气机升降失常，经络阻滞不畅。若湿阻胸膈，气机不畅则胸闷；湿困脾胃，纳运失职，升降失常，故现纳谷不香、不思饮食、脘痞腹胀、便溏不爽、小便短涩之候。因湿为阴邪，致病则易伤阳气，脾主运化水湿，喜燥而恶湿，故外感湿邪，常易困脾，使脾阳不振，运化无权，水湿停聚，发为泄泻、水肿、小便短少等症。

②湿性重浊：“重”，即沉重、重着之意。湿邪致病其临床症状有沉重的特性。如湿邪外袭肌表，困遏清阳，清阳不升，则头昏沉重，状如裹束。湿滞经络关节，阳气布达受阻，则见肌肤不仁、关节疼

痛重着等，称之为“湿痹”或“着痹”。“浊”，即秽浊垢腻之意。湿邪为患易出现排泄物和分泌物秽浊不清的现象。如湿浊在上则面垢、眵多；湿滞大肠，则大便溏泻、下痢脓血黏液；湿浊下注，则小便浑浊、妇女黄白带下过多；湿邪浸淫肌肤，则见疮疡、湿疹、脓水秽浊等。

③湿性黏滞：“黏”，即黏腻；“滞”，即停滞。湿性黏滞是指湿邪致病具有黏腻停滞的特性。表现在两个方面：一是症状的黏滞性。如大便黏腻不爽、小便涩滞不畅以及分泌物黏浊和舌苔黏腻等。二是病程的缠绵难愈，病程较长，或易于反复发作。如湿温、湿疹、湿痹等，均表现出起病缓、传变慢、病程长、难速愈的明显特征。

④湿性趋下，易袭阴位：湿邪类水，致病有下趋之势，易于伤及人体下部，其病多见下部的症状，如水肿多以下肢较为明显，此外还有带下、小便浑浊、泄泻、下痢等，亦多由湿邪下注所致。但湿邪浸淫，上下内外，无处不到，非独侵袭人体下部，所谓“伤于湿者，下先受之”。

【附】内湿

内湿，是脾的运化失职，化生和输布津液的功能障碍，导致水湿内停。内湿亦具有重浊、黏滞、易阻碍气机的致病特点，如内湿留滞经脉，则头闷重如裹，肢体重着或屈伸不利；湿阻上焦，则胸闷咳痰；湿阻中焦，则脘腹胀满、食欲不振，口腻或甜，舌苔厚腻；湿注下焦，则腹胀便溏，或为泄泻、小便不利；水湿泛滥肌肤，则发为水肿。

（5）燥：燥为秋季主气。燥邪为病，有温燥、凉燥之分。初秋有夏热之余气，久晴无雨，秋阳以曝之时，燥与热相结合而侵犯人体，故多病温燥；深秋近冬之际，西风肃杀，燥与寒相结合而侵犯人体，则多病凉燥。燥邪的性质和致病特征如下：

①燥性干涩，易伤津液：燥性干涩枯涸，故曰“燥胜则干”。燥邪为害，最易耗伤人体的津液，形成阴津亏损的病变，表现出各种干燥、涩滞的症状和体征，如皮肤干涩皲裂、鼻干咽燥、口唇燥裂、毛发干枯不荣、小便短少、大便干燥等。

②燥易伤肺：肺为娇脏，性喜润而恶燥。肺外合皮毛，开窍于鼻，直接与自然界大气相通，燥邪多从口鼻而入，最易伤肺，使肺津受损，宣肃失职，从而出现干咳少痰，或痰黏难咳，或痰中带血，喘息胸痛等。

【附】内燥

内燥，是指机体津液不足，人体各组织器官和孔窍失其濡润而干燥枯涩。常因久病伤阴，耗津损液或大汗、大吐、大泻、大失血所致，临床上以各脏腑组织干燥失润为特征，尤以肺、胃及大肠为多见。

（6）火（热）：火具有炎热特性，旺于夏季，因夏季主火，故火与心气相应。但是火并不像暑那样具有明显的季节性，也不受季节气候的限制。火邪的性质和致病特征如下：

①火性炎上：火为阳邪，其性炎热并升腾向上，“阳胜则热”，故火邪致病临床上表现出高热、恶热、脉洪数等热盛之征。同时具有明显的炎上特性，其病多表现于上部。如心火上炎，则见舌尖红赤疼痛、口舌糜烂、生疮；肝火上炎，则见头痛如裂、目赤肿痛；胃火炽盛，可见齿龈肿痛、齿衄等。

②易伤津耗气：火热之邪，蒸腾于内，一方面迫津外泄，致气随津泄而致津亏气耗；另一方面则直接消灼津液，使人体阴津耗伤，即“热盛伤阴”。故火邪致病，其临床表现除热象显著外，往往伴有口渴喜饮、咽干口燥、小便短赤、大便秘结等津伤液耗之征，津伤气耗，故易兼见少气懒言、肢体乏力等气虚之症。

③易生风动血：火邪燔灼肝经，劫耗津血，使筋脉失于濡养，而致肝风内动，称为热极生风。临床上表现为高热、神昏谵语、四肢抽搐、颈项强直、角弓反张、目睛上视等。火邪灼伤脉络，并使血行加

速，迫血妄行，易于引起各种出血，如吐血、衄血、便血、尿血，以及皮肤发斑，妇女月经过多、崩漏等。

④易致肿疡：火热之邪入于血分，聚于局部，腐肉败血，则发为痈肿疮疡。“火毒”“热毒”是引起疮疡的比较常见的原因，其临床表现以疮疡局部红肿热痛为特征。

⑤易扰心神：火与心气相应，心主血脉而藏神，故火邪伤于人体，最易扰乱神明。轻者心神不宁而心烦失眠，重者可导致狂躁妄动，甚至神昏谵语等。

【附】内火

内火亦称内热。因阳盛化火、邪郁化火或五志化火所形成的，属于实热、实火，临床上均可见面红目赤，烦热渴饮，尿黄便干，舌红，脉数等火热实象。因阴虚生热所致的，属于虚热、虚火，临床常见五心烦热，潮热盗汗，消瘦，尿少便干，舌红苔少，脉细数无力等症。

（二）疠气

1. 疠气的基本概念 疠气是一类具有强烈致病性和传染性的病邪，又名戾气、疫疠之气、毒气、异气、杂气、乖戾之气等。疠气经过口鼻等途径，由外入内，故属于外感致病因素。由疠气而致的具有剧烈流行性传染性的一类疾病，称之为疫病、疫疠、瘟疫（或温疫）等，包括了现代许多传染病和烈性传染病。

2. 疠气的性质及其致病特点

（1）发病急骤，病情危笃：疠气致病具有发病急骤、来势凶猛、病情险恶、变化多端、传变快的特点，《温疫论》提及某些疾病，“缓者朝发夕死，重者顷刻而亡”。

（2）传染性强，易于流行：疫疠之气具有强烈的传染性和流行性，可通过空气、食物、接触等途径在人群中传播。《温疫论》曰：“此气之来，无论老少强弱，触之者即病。”诸如大头瘟、白喉、烂喉丹痧、天花、霍乱、鼠疫等。

（3）一气一病，症状相似：疠气种类不同，所致之病各异。每一种疠气所致之疫病，均有各自的临床特征和传变规律，所谓“一气致一病”。疠气对机体作用部位具有一定选择性，某种疠气会专门侵犯某脏腑经络或某一部位发病，所以“众人之病相同”。如大头瘟，无论男女老少，患病一般都表现为耳下腮肿。

3. 疠气形成和疫病流行的因素

（1）气候反常：自然气候的反常，如久旱、酷热、水涝、湿雾瘴气等均可滋生疠气导致疫病发生。

（2）环境污染和饮食不洁：环境卫生差，如水源、空气污染也会滋生疠气；同样，食物污染、饮食不当也可引起疫病发生。临床上见到的疫痢、疫黄有的就是疠气直接随饮食进入体内而发病的。

（3）预防因素：疠气具有强烈传染性，易于造成疫病流行。故没有及时做好预防隔离工作，也往往会造成疫病发生或流行。

（4）社会因素：社会因素对疠气的发生与疫病的流行也有一定影响。若战乱不停、社会动荡不安，人们所处环境恶劣，生活极度贫困，疫病会不断发生和流行。而国家安定，注重卫生防疫工作，采取一系列积极而有效的防疫和治疗措施，疫病便能得到有效地控制或消灭。

二、内伤致病因素

内伤致病因素，泛指因人的情志或行为不循常度，超过人体自身调节范围，直接伤及脏腑而发病的致病因素，如七情内伤、饮食失宜、劳逸失度等。

（一）七情

1. 七情的基本概念 七情是指喜、怒、忧、思、悲、恐、惊等七种正常的情志活动，是人的精神意识对外界事物的反应。七情是人对客观事物的不同反映，一般不会使人致病。只有突然强烈或长期持久的情志刺激，超过人体本身的正常生理适应范围，使人体气机紊乱，脏腑阴阳气血失调，才会导致疾病的发生，此时称之为“七情内伤”。故七情是否致病还与机体本身的耐受、调节能力有关。

2. 七情与脏腑气血的关系

（1）七情与脏腑的关系：人体的情志活动与脏腑有密切关系。情志活动必须以五脏精气作为物质基础。《素问》云：“人有五脏化五气，以生喜怒悲忧恐。”因此，情志活动与五脏有相对应的规律，即心在志为喜，肝在志为怒，脾在志为思，肺在志为忧，肾在志为恐。

（2）七情与气血的关系：气血是人体精神情志活动的物质基础，情志活动与气血有密切关系。脏腑气血的变化，也会影响情志的变化。故曰：“血有余则怒，不足则恐。”“肝气虚则恐，实则怒，……心气虚则悲，实则笑不休。”

3. 七情的致病特点

（1）直接伤及脏腑：《素问·阴阳应象大论篇》云：“怒伤肝，喜伤心，思伤脾，忧伤肺，恐伤肾”。临床上不同的情志刺激，可对各脏产生不同的影响。但并非绝对如此，因为人体是一个有机的整体，心主血而藏神，肝藏血而主疏泄，脾主运化而居中焦，为气机升降的枢纽、气血生化之源，故情志所伤以心、肝、脾三脏及气血失调为多见。如过喜、惊吓、思虑劳神均可伤心而致心神不宁，出现心悸失眠、健忘，甚则精神失常等症。思虑劳神过度，常损伤心脾，导致心脾气血两虚，出现神志异常和脾失健运之症。郁怒伤肝，怒则气上，血随气逆，可出现肝经气郁之两胁胀痛，善太息等症；或气滞血瘀，出现胁痛，妇女痛经、闭经、癥瘕等证。此外，情志内伤还可化火，即“五志化火”，而致阴虚火旺等症，或导致湿、食、痰诸郁为病。

（2）影响脏腑气机：七情主要是通过影响脏腑气机，导致气血运行紊乱而发病的。《素问·举痛论篇》云：“怒则气上，喜则气缓，悲则气消，恐则气下，……惊则气乱，思则气结。”

怒则气上，是指过度愤怒，影响肝的疏泄功能，导致肝气上逆，血随气逆，并走于上。常见头胀头痛，面红目赤，呕血，甚则昏厥猝倒等症。喜则气缓，包括缓和紧张情绪和心气涣散两个方面。在正常情况下，喜能缓和精神紧张，使营气通利，心情舒畅；但暴喜过度可使心气涣散不收，神不守舍，出现精神不能集中，甚则失神狂乱的症状。悲则气消，是指过度悲忧会损伤肺气，从而出现气短乏力，精神萎靡不振，意志消沉等症。恐则气下，是指恐惧过度，可使肾气不固，气泄于下。常见二便失禁、甚则昏厥、遗精等症。惊则气乱，是指突然受惊，损伤心气，导致心气紊乱，心无所倚，神无所归，虑无所定，出现心悸、惊恐不安等症。思则气结，是指思虑过度，导致脾气郁结，从而出现纳呆，脘腹胀满，便溏等脾失健运的症状。此外，思虑过度，尚能暗耗心血，使心神失养出现心悸、失眠、健忘、多梦等症。

（3）情志波动，可致病情改变：七情变化对病情具有两方面的影响，一是情绪积极乐观，七情反应适当，有利于病情的好转乃至痊愈。二是情绪消沉，悲观失望或异常情志波动，可使病情加重或迅速恶化，如肝阳偏亢之眩晕患者，若遇恼怒，可使肝阳暴张，气血并走于上，出现眩晕欲仆，甚则突然昏仆不语、半身不遂、口眼歪斜，发为中风。

知识链接

情志相胜法

情志相胜法，是根据情志及五脏间存在的阴阳五行生克原理，用互相制约、互相克制的情志，来转移和干扰原来对机体有害的情志，借以达到协调情志的目的。《素问》曾指出："怒伤肝，悲胜怒"；"喜伤心，恐胜喜"；"思伤脾，怒胜思"；"忧伤肺，喜胜忧"；"恐伤肾，思胜恐"。清代《冷庐医话》记载：一江南书生在京考中状元，因过于高兴而发狂，大笑不止。一位名医看后对他说："你的病治不好了，过不了十天就会死的，赶快回家吧，迟了就来不及了。你回家路过镇江时，一定要找一位何医生再给你看看病。"同时写了一封信，让他面呈那位何医生。书生到了镇江，果然病就好了。医生的信中写有这样的话："这位书生因喜极而狂，喜则心窍开张，不可复合，非药石之所能治。故以危言惧之以死，令其惊恐忧郁，则心窍闭，到镇江当已愈矣。"上述病案即属于中医"情志相胜法"典型病案，治疗原则是"以恐胜喜"。

（二）饮食失宜

饮食是健康的基本条件。饮食贵在有节，进食定量、定时谓之饮食有节。如饮食失宜常会导致许多疾病，首先可以损伤脾胃，导致脾胃的腐熟、运化功能失常，引起消化功能障碍；其次，还能生热、生痰、生湿，产生种种病变，成为疾病发生的一个重要原因。饮食失宜包括饮食不节、饮食偏嗜、饮食不洁等。

1. 饮食不节

（1）饥饱失常：过饥，则摄食不足，化源缺乏，终致气血衰少，临床可见面色不华、心悸气短、神疲乏力等症。亦可因正气虚弱，抵抗力降低易于继发其他病证。反之，暴饮暴食，过饱，超过脾胃的消化、吸收能力，可导致饮食阻滞，出现脘腹胀满、嗳腐泛酸、厌食、吐泻等食伤脾胃之病。故《素问·痹论篇》曰"饮食自倍，肠胃乃伤"。

饥饱失常在小儿尤为多见，因其脾胃较成人为弱，食滞日久还可出现手足心热、心烦易哭、脘腹胀满、面黄肌瘦等症，称之为"疳积"。此外，在疾病过程中有"食复"之说，如在热性病中，疾病初愈，脾胃尚虚，饮食过量或吃不易消化的食物，常可引起疾病复发，称为"食复"。

（2）饮食无时：食无定时，一方面因时饥时饱，从而导致上述饥饱失常所引起的病证；另一方面，更主要的是影响脾胃气机升降以及六腑传化虚实更替的正常秩序，可导致气机郁滞，甚则进一步发展为气滞血瘀，津停生湿酿痰的病变。

2. 饮食偏嗜

（1）种类偏嗜：饮食种类合理搭配，膳食结构合理，才能获得充足的营养，以满足生命活动的需要。若结构不适，调配不宜，有所偏嗜，则味有所偏，又脏有偏胜，从而导致脏腑功能紊乱。如过嗜醇酿之品，则导致水饮积聚；过嗜瓜果乳酥，则水湿内生，发为肿满泻利。饮食种类偏嗜使营养失衡亦可致脚气病、夜盲症、瘿瘤等病。

（2）寒热偏嗜：饮食宜寒温适中，否则亦伤机体。如多食生冷寒凉，可损伤脾胃阳气，寒湿内生，发生腹痛泄泻等症。偏食辛温燥热，可使胃肠积热，出现口渴、腹满胀痛、便秘等，或酿成痔疮。

（3）五味偏嗜：五味与五脏，各有其亲和性，如酸入肝，苦入心，甘入脾，辛入肺，咸入肾。若长期嗜好某味食物，就会使该脏腑功能偏盛或偏衰，久之可损伤他脏而发生疾病。如多食咸味，会使血脉凝滞，面色失去光泽；多食苦味，会使皮肤干燥而毫毛脱落；多食辛味，会使筋脉拘急而爪甲枯槁；多食酸味，会使皮肉坚厚皱缩，口唇干薄而掀起；多食甘味，则骨骼疼痛而头发脱落。

3. 饮食不洁

进食不洁，会引起多种胃肠道疾病，出现腹痛、吐泻、痢下等；或引起寄生虫病，如蛔虫、蛲虫、寸白虫等，临床表现为腹痛时作、嗜食异物、面黄肌瘦等。若蛔虫窜进胆道，还可出现上腹部剧痛、时发时止，吐蛔，四肢厥冷等蛔厥证。若进食腐败变质有毒食物，可发生食物中毒，轻者腹痛、吐泻，重者昏迷甚至死亡。

（三）劳逸失度

正常的劳动和体育锻炼有助于气血流通，增强体质。必要的休息，可以消除疲劳，恢复体力和脑力，不会使人致病。只有较长时间的过度劳累或过度安逸，才能成为致病因素，使人发病。

1. 过劳　过劳是指过度劳累，包括劳力过度、劳神过度和房劳过度三个方面。

（1）劳力过度：劳力过度可以损伤内脏功能，致使脏气虚少，可出现神疲乏力、四肢倦怠、少气懒言、形体消瘦等，即所谓“劳则气耗”。此外，劳力过度还可损伤形体组织，即劳伤筋骨，如《素问》云：“久立伤骨，久行伤筋。”

（2）劳神过度：劳神过度可耗伤心血，损伤脾气，出现心悸、健忘、失眠、多梦及纳呆、腹胀、便溏等症，甚则耗气伤血，使脏腑功能减弱，正气亏虚，乃至积劳成疾。

（3）房劳过度：房劳过度是指性生活不节，房事过度。正常的性生活，一般不损伤身体，但房劳过度会耗伤肾精，可致腰膝酸软、眩晕耳鸣、精神萎靡，或男子遗精滑泄、性功能减退，甚或阳痿。

2. 过逸　过逸是指过度安逸。若长期不劳动，又不运动，则使人体气血运行不畅，筋骨柔脆，脾胃呆滞，体弱神倦，或发胖臃肿，动则心悸、气喘、汗出等，或继发他病。如《素问》说。“久卧伤气。”

三、继发致病因素

痰饮、瘀血、结石都是在疾病过程中所形成的病理产物。它们滞留体内而不去，又可成为新的致病因素，作用于机体，引起各种新的病理变化，因其常继发于其他病理过程而产生，故又称“继发致病因素”。

（一）痰饮

1. 痰饮的基本概念　痰饮是机体水液代谢障碍所形成的病理产物。一般将较稠浊的称为痰，较清稀的称为饮，两者同出一源，故并称痰饮。痰有有形和无形之分。有形的痰是指视之可见、触之可及、闻之有声的实质性痰浊。无形的痰饮是指由痰饮引起的特殊症状和体征，只见其症，不见其形。其作用于人体，可表现出头晕目眩、心悸气短、恶心呕吐、神昏谵狂等，多以苔腻、脉滑为重要临床特征。饮，多停留于人体脏腑形体的间隙或疏松部位。其停留部位不同，表现各异，可分为“痰饮”“悬饮”“溢饮”“支饮”等类型。

2. 痰饮的形成　痰饮多由外感六淫，或饮食及七情所伤等，使肺、脾、肾及三焦等脏腑气化功能失常，水液代谢障碍，以致水津停滞而成。因肺主宣降，敷布津液，通调水道；脾主运化水湿；肾阳主水液蒸化；三焦为水液运行之道路，故肺、脾、肾及三焦功能失常，均可聚湿而生痰饮。痰饮形成后，饮多留积于肠胃、胸胁及肌肤；痰则随气升降流行，内而脏腑，外而筋骨皮肉，泛滥横溢，无处不到，形成各种复杂的病理变化。

3. 痰饮的致病特点

（1）阻碍气血运行：痰饮既可阻滞气机，影响脏腑气机升降；又可流注经络，阻碍气血的运行。若痰饮停肺，使肺失宣肃，可出现胸闷、咳嗽、喘促等。若痰饮停胃，使胃失和降，则出现恶心呕吐等。若痰饮流注经络，易使经络阻滞，气血运行不畅，出现肢体麻木、屈伸不利，甚至半身不遂等。若结聚于局部，则形成瘰疬、痰核，或形成阴疽、流注等。若痰浊上扰，蒙蔽清阳，则会出现头昏目眩、精神不振。若痰迷心窍，或痰火扰心、心神被蒙，则可导致胸闷心悸、神昏谵妄，或引起癫狂痫等疾病。

（2）症状复杂，变幻多端：从发病部位言，饮多见于胸腹四肢，与脾胃关系较为密切。痰之为病，则全身各处均可出现，无处不到，形成多种病证（图 7 - 2），因此有“百病多由痰作祟”“怪病多痰”之说。

痰饮的病证特点
- 痰
  - 肺——咳喘，痰多
  - 心——心悸，神昏，失眠，癫狂
  - 肝——面青，眩晕，动风
  - 脾——腹胀，身重，肢倦
  - 肾——腰膝痹痛，足冷
  - 胃——脘痞，呕恶
  - 脑——眩晕，昏不知人
  - 咽喉——喉中梗阻（梅核气）
  - 胸胁——胸胁胀满疼痛
  - 四肢经脉筋骨——瘰疬，痰核，阴疽，流注，麻木，疼痛，瘫痪等
- 饮——四饮
  - 肌肤（溢饮）——肢体水肿，身重无汗
  - 胸胁（悬饮）——咳嗽引胁疼痛，胸胁胀满
  - 胸膈（支饮）——胸闷，咳喘不得平卧，其形如肿
  - 肠间（痰饮）——肠鸣，腹满，口干，食少

图 7 - 2　常见的痰饮证及特点

（3）重浊黏滞缠绵：痰饮由水湿停滞积聚而成，同样具有湿邪重浊黏滞的特性，致病亦多具有沉重、秽浊或黏滞不爽的症状，如舌苔一般多见腻苔或滑苔，病势黏滞缠绵，病程较长。

（二）瘀血

1. 瘀血的基本概念　瘀血是指体内有血液停滞，包括离经之血积存体内；或运行不畅，阻滞于脉道、经络及脏腑内的血液。瘀血作为病理产物又是一种继发性的致病因素。瘀血证则是由瘀血而引起的各种病理变化，临床上表现出一系列的症状和体征。

2. 瘀血的形成

（1）外伤：各种外伤，使血离经脉，停留体内，不能及时消散或排出体外，或血液运行不畅，从而形成瘀血。

（2）出血：出血后，离经之血未能排出体外而为瘀；或因出血之后，妄用止涩，或过用寒凉，使离经之血凝滞，未离经之血郁滞不畅而形成瘀血。

（3）气虚：气虚运血无力，血行迟滞致瘀；或气虚不能统摄血液，血溢脉外而为瘀，此为因虚致瘀。

（4）气滞：气行则血行，气滞血亦滞，气滞必致血瘀。

（5）血寒：血得温则行，得寒则凝。感受外寒，或阴寒内盛，使血液凝涩，运行不畅，则成瘀血。

（6）血热：热入营血，血热互结，或使血液黏滞而运行不畅，或热灼脉络，血溢于脏腑组织之间，亦可导致瘀血。

3. 瘀血的致病特点

（1）病位不一，病证各异：瘀血致病相当广泛，其临床表现因瘀阻的部位和形成瘀血的原因不同而各异。瘀阻于心，可见心悸，胸闷心痛，口唇、爪甲青紫；瘀阻于肺，可见胸痛、咯血；瘀阻胃肠，可见呕血，大便色黑如漆；瘀阻于肝，可见胁痛痞块；瘀血攻心，可致发狂；瘀阻胞宫，可见少腹疼痛、月经不调、痛经、闭经、经色紫暗成块，或见崩漏；瘀阻肢末，可成脱骨疽；瘀阻肢体肌肤局部，可见局部肿痛青紫。

（2）病证虽多，特点共同：瘀血致病，虽然症状错综繁多，但其主要病证特点可大致归纳如下：①疼痛：一般表现为刺痛，痛处固定不移，拒按，夜间痛势尤甚。②肿块：瘀血积于皮下或体内则可见肿块，肿块部位多固定不移。若在体表则可见局部青紫，肿胀隆起，即血肿；若在体腔内则扪之质硬，坚固难移，即癥积。③出血：部分瘀血为病者可见出血之象，通常出血量少而不畅，血色紫暗，或夹有瘀血块。④色紫暗：一是面色紫暗，口唇、爪甲青紫等；二是舌质紫暗，或舌有瘀斑、瘀点等。⑤可表现出肌肤甲错及脉象上的某些异常，如涩脉或结代脉等。此外，精神神经症状（善忘、狂躁、昏迷）等也较为多见。

知识链接

唐容川与《血证论》

唐容川，原名宗海，四川彭县（今四川省彭州市）人，晚清著名医学家。唐氏倡导中西医汇通，意在以西医的观点论证中医理论，是中西医汇通学派的代表人物之一。其学术成就主要表现在对血证的研究方面，代表作《血证论》具有较高的学术价值。全书综合了各种血证的证治，包括血证总论和一百七十余种血论，还选录了二百余方，论证用药颇有独到之处，是中医学史上有关血证的首创专著。《血证论》不单是研究血证治疗的专书，而且是研究血瘀证的重要文献。唐容川在血瘀证的病机、诊断和治疗方面发展了历代医家的学术思想，丰富了活血祛瘀的临床应用，为现代学者研究血瘀证及活血化瘀法的临床应用做出了不可磨灭的贡献。

（三）结石

1. 结石的概念 体内湿热浊邪蕴结不散，或久经煎熬，形成砂石样的病理产物，称为结石。结石是在疾病过程中形成的病理产物，但又可成为某些疾病的致病因素。

2. 结石的形成

（1）饮食不当：偏嗜肥甘厚味，影响脾胃运化，蕴生湿热，内结于胆，久则可形成胆结石；湿热下注，蕴结于下焦，日久可形成肾结石或膀胱结石。若空腹多吃柿子，影响胃的受纳通降，又可形成胃结石。此外，某些地域的水质中含有过量的杂质等，也是诱发结石的原因之一，如饮用硬水可导致肾结石病证的发生。

（2）情志内伤：情志不遂，肝气郁结，疏泄失职，胆气不达，胆汁郁结，排泄受阻，日久可煎熬而成结石。

（3）服药不当：长期过量服用某些药物，致使脏腑功能失调，或药物沉积于体内某些部位而形成结石。如长期服用某些磺胺类药物，能影响肾、膀胱的气化，水道不利，可形成肾结石。

3. 结石的致病特点

（1）好发于肝、肾、胆、胃及膀胱：肝气疏泄，关系着胆汁的生成和排泄；肾的气化，影响尿液的生成和排泄，故肝肾功能失调易生成结石。且肝合胆，肾合膀胱，而胃、胆、膀胱等均为空腔性器官，结石易于停留，故结石为病，多为肝、胆结石，肾、膀胱结石和胃结石。

（2）病程较长，轻重不一：结石多半为湿热内蕴，日久煎熬而成，故大多数结石的形成过程缓慢而漫长。结石的大小不等，停留部位不一，其临床表现各异。一般来说，结石小，病情较轻，有的甚至无任何症状；结石过大，则病情较重，症状明显，发作频繁。

（3）阻滞气机，损伤脉络，易致疼痛：结石为有形实邪，停留体内，势必阻滞气机，影响气血津液运行。可见局部胀闷酸痛等，程度不一，时轻时重，甚则因结石损伤脉络而出血。结石性疼痛具有间歇性特点，发作时剧痛难忍，而缓解时一如常人；亦可呈持续性，或为隐痛、胀痛，甚或绞痛。疼痛部位常固定不移，亦可随结石的移动而有所变化。

四、其他致病因素

在中医病因学中，还有外伤、烧烫伤、冻伤、虫兽伤和寄生虫等致病因素。因其不属外感内伤和病理因素，故称其为其他致病因素。

（一）外伤

外伤包括枪弹、金刃、跌仆、持重等造成的损伤。轻则引起皮肤肌肉瘀血肿痛、出血，或筋伤、骨折、脱臼；重则损伤内脏。若出血过多，可导致昏迷、抽搐、亡阳虚脱等严重病变。

（二）烧烫伤

烧烫伤，多由高温物品、沸水或热油烫伤，或火烧灼伤等引起。轻者损伤肌肤，受伤部位红、肿、热、痛，或起水疱；重度烧烫伤则可损伤肌肉、筋骨，使痛觉消失，创面如皮革样，或蜡白、焦黄，甚至炭化；严重大面积烧烫伤，除有局部症状外，常因剧烈疼痛，火毒内攻，体液蒸发或渗出，出现烦躁不安、发热、口干渴、尿少等，甚至可导致死亡。

（三）冻伤

冻伤，是指人体遭受低温侵袭所引起的全身性或局部性损伤。全身性冻伤，因阴寒过盛，阳气受损，失于温煦和推动血行，可见寒战，体温逐渐下降，面色苍白，唇青，指甲青紫，感觉麻木，神疲乏力，或昏睡，呼吸减弱，脉迟细。如不及时救治，易致死亡。局部冻伤，多发生在手、足、耳郭、鼻尖和面额部位。初期，受冻部位因寒主收引，经脉挛急，气血凝滞不畅，影响受冻局部的温煦和营养，致使局部皮肤苍白，冷麻；继则肿胀青紫，痒痛灼热，或出现大小不等的水疱等，水疱溃破后常易感染。

（四）虫兽伤

虫兽伤，包括毒蛇、猛兽、疯狗咬伤，或蝎、蜂蜇伤等。轻则局部损伤，出现肿痛，出血等；重则损伤内脏，甚至出血过多而死亡。毒蛇咬伤则出现全身中毒症状，如不及时救治，常导致中毒死亡。疯狗咬伤，初起仅见局部疼痛，出血，伤口愈合后，经一段潜伏期，然后出现烦躁、惶恐不安、牙关紧闭、抽搐、恐水、恐风等症，多不治而亡。

（五）寄生虫

寄生虫寄居于人体内，不仅消耗人的气血津液等营养物质，还可损伤脏腑的生理功能，导致疾病的发生。

中医学早已认识到诸如蛔虫、钩虫、蛲虫、绦虫（又称寸白虫）、血吸虫等寄生虫能导致疾病的发生。患病之人，或因进食被寄生虫虫卵污染的食物，或接触疫水、疫土而发病。由于感染的途径和寄生虫寄生的部位不同，临床表现也不一样。如蛔虫病，常可见脘腹疼痛，甚则四肢厥冷等，称之为“蛔厥”；蛲虫病可有肛门瘙痒之苦；血吸虫病，因血液运行不畅，久则水液停聚于腹，形成“蛊胀”。上述蛔虫、钩虫、绦虫等肠道寄生虫，其为病多共有面黄肌瘦、嗜食异物、腹痛等临床特征。

第二节　病　机

病机是指疾病发生、发展与变化的机制，是分析疾病的临床表现、发展转归以及进行诊断治疗的依据。病机学说，即是研究和探讨病机变化规律的学说。临床疾病多种多样，其病变机制亦是非常复杂的，但不同的病证，都有某些共同的病理发展过程，离不开正邪相争、阴阳失调、气血失常、津液代谢异常等基本规律。

一、正邪相争

正气，是指人体的功能活动及其产生的抗病、康复能力，简称为“正”。邪气，则泛指各种致病因素，简称为“邪”。在疾病的发生发展过程中，始终贯穿着正邪相争，这种斗争不仅关系到发病与否、是否传变、病证的虚实，还直接影响着病势的发展与转归。从一定意义上说，各种疾病的发展过程，也是邪正斗争及其盛衰变化的过程。

（一）正邪相争与发病

正气的强弱对于疾病的发生、发展及其转归起着主导作用。正气不足是发病的内在因素，正气旺盛，气血充盈，卫外功能固密，则病邪难入，病无以发生。强调正气在发病中的主导地位，也不可忽视邪气对疾病发生的重要作用。邪气是发病的重要条件，可以影响发病的性质、类型、特点、病位及病情轻重，在某些特殊情况下甚至可能起主导作用，如烧伤、冻伤、疫疠、毒蛇咬伤、食物中毒等，此类邪气毒性强烈、致病作用强，即使正气强盛，也难避免疾病的发生。

正邪相争，正胜则邪退、邪胜则正衰。正能胜邪则不发病，即便邪气已侵入，正气亦能驱邪外出或扑灭于内，不会产生病理改变，疾病使无从发生；邪气胜，正气不足则发病，卫外不固、抗邪无力则邪气乘虚侵入而发病。即所谓“正气存内、邪不可干”“邪之所凑，其气必虚”。

（二）正邪盛衰与病邪出入

在疾病的发生、发展、变化过程中，正、邪两种力量不是固定不变的，而是在正邪相争过程中，发生着力量对比上的消长盛衰变化。正邪之间的此种变化，在疾病发展趋势上表现为表邪入里，或里邪出表的病理变化过程。邪气亢盛，正气损耗，抗邪无力，则在表之病邪可依次内传，转化入里，提示病情加重；反之，若正气渐复，正气驱邪外出，邪气日减，则内在之邪可由里透达于外，提示病情好转和向愈。

1. 表邪入里 表邪入里是指外邪侵入机体，停留于肌肤卫表而引发表证，而后内传入里，转为里证的病理传变过程。其原因是邪气过盛，或因失治、误治，表邪不解，传变入里所致，或因机体正气受损，抗病能力减弱，正不胜邪，使疾病向纵深发展。如外感风寒证，可出现恶寒发热、无汗等寒邪在表的病变，若风寒过盛或因失治、误治，表邪内传入里，影响肺、胃功能，则发展为高热、口渴、喘咳、便秘等症，这即是由表寒证转化为里热证。

外感病发于表，其传变由表入里、由浅而深，一般按规律依次相传。如伤寒病的六经传变，通常是依太阳、阳明、少阳、太阴、少阴、厥阴的顺序。温病则依卫、气、营、血或由上焦、中焦、下焦的次序传变。病邪依次转化入里，多因正气受损，正不胜邪所致。但当邪气过盛，正气暴伤时，袭表邪气也可不按上述次序“顺传”入里，在伤寒有直中三阴，于温病则可逆传营血而入里，即所谓“逆传心包”。

2. 里邪出表 里邪出表，是指病邪由里透达于表的传变过程。是因正气渐复，邪气日衰，正气驱邪外出，邪气由里出表。如温热病变，内热炽盛，见高热、烦渴胸闷、咳逆等症，经积极治疗则汗出而热邪外解，脉静身凉，症状缓解，即属里邪出表。

（三）正邪盛衰与虚实变化

正邪相争的运动变化，贯穿于疾病过程的始终。《素问·通评虚实论篇》云：“邪气盛则实，精气夺则虚。”体内邪正的消长盛衰变化，形成了疾病的虚实病机变化。实证是邪气过盛，脏腑功能活动亢盛所表现的证候，常见于外感六淫致病的初、中期，或因痰、食、水、血等滞留体内引起的病证。实证较多见于体质比较壮实的患者。虚，指正气不足，临床上出现一系列虚弱、衰退和不足的证候，称为虚证，常见于外感六淫病和内伤杂病的后期，亦可见于体质素虚或患多种慢性病者。

邪正的消长盛衰，不仅可产生单纯的虚或实的临床证候，且在某些长期、复杂的病变中，还会引起虚实病机间的多种变化，主要包括虚实错杂、虚实转化及虚实真假。

虚实错杂是指在疾病发展过程中，由于病邪与正气相互斗争，邪盛与正衰同时并存的病理状态。如脾虚湿滞证既有脾气虚弱的神疲肢倦、不思饮食、食后腹胀、大便不实等症状，又兼见属湿滞病变的口黏、脘痞、苔厚腻的邪实之象。

虚实转化是指在疾病发展过程中，由于实邪久留而损伤正气，或正气不足而致实邪积聚所导致的虚实病理转化过程。如肝胆湿热证初见黄疸、胁痛、脘闷等，之后影响脾胃运化，逐步演变为面色苍白、神疲乏力、纳减腹胀的脾气虚证，体现了由实证转化为虚证。又如初见面白神疲、少气乏力、舌淡、脉虚无力的气虚患者，日久失治或误治，气虚推动无力以致瘀血蓄积，逐步演变为面色黧黑、肌肤甲错、脘腹有痞块、舌质紫暗、脉细涩的血瘀证，即为虚证转化为实证。

虚实真假是指在疾病发展过程中某些特殊情况下，疾病表现出与其本质不符的假象。临床上有“大实有羸状”的真实假虚证和“至虚有盛候”的真虚假实证。

即学即练 7-1

答案解析

病证的虚实变化主要取决于（　）

A. 正邪的盛衰　　B. 气血的盛衰

C. 脏腑功能的盛衰　　D. 阴阳的盛衰

E. 气机升降的失调

（四）正邪盛衰与疾病转归

正邪相争，双方力量对比不断发生消长盛衰的变化，不仅能左右疾病的发展趋势与虚实变化，而且对疾病转归起着决定性作用。正胜邪退，是疾病向好转和痊愈方面转归的一种结局；邪胜正衰，则是疾病向恶化甚至死亡方面转归的一种趋势。此外，若邪正双方力量对比势均力敌，则出现邪正相持或正虚邪恋，或邪去而正未复等情况，这常是某些疾病由急性转为慢性，或留下后遗症状，或慢性病持久不愈的主要原因（图7－3）。

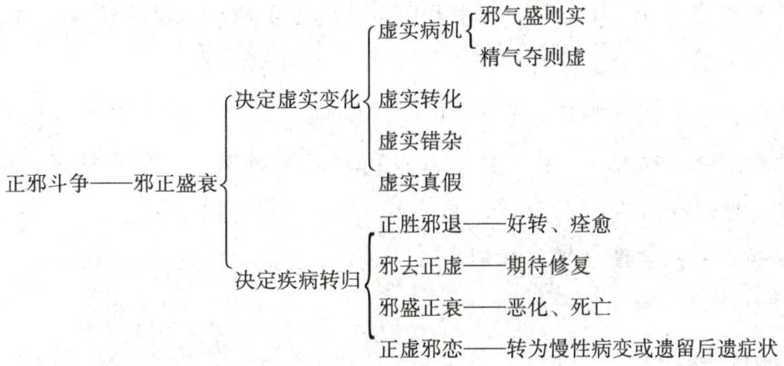

图7－3　正邪相争

二、阴阳失调

阴阳失调，即阴阳之间失去平衡协调之简称。《内经》云："阴平阳秘，精神乃治。"各种致病因素作用于人体，引起机体内部的阴阳失调，从而发生疾病，故阴阳失调是疾病发生、发展与变化的内在根据。阴阳失调的病机甚为复杂，包括阴阳偏胜、阴阳偏衰、阴阳互损等几方面。

（一）阴阳失调与发病

正常情况下，人体内阴阳保持相对的动态平衡和协调。当机体在某些致病因素作用下，脏腑经络、气血津液等功能发生异常改变，导致整体或局部的阴阳失调，即会发生疾病，并出现相应临床症状。

（二）阴阳盛衰与寒热变化

寒热是辨别疾病性质的标志之一，是阴阳偏盛偏衰的具体表现。故寒热证候的形成，主要是阴阳消长盛衰的结果。阳或阴的偏盛，可致"邪气盛则实"的实证，如阳胜则热（实热证），阴胜则寒（实寒证）；阴或阳的偏衰，可致"精气夺则虚"的虚证，如阴虚则热（虚热证），阳虚则寒（虚寒证）。

在疾病发展过程中，其寒热属性不是一成不变的，常随机体阴阳两方消长盛衰的变化而变化，主要有阴阳盛衰病位转移或阴阳互损所致的寒热错杂，阴阳转化所致的寒热转化，阴阳格拒所致的寒热真假等。

寒热错杂是指在疾病发展过程中，寒象与热象共存于同一患者的病理状态。形成寒热错杂的原因主要有两个方面，一是上下或表里，阴阳盛衰不一致；二是由于阴阳互损，导致阴阳两虚，虚寒与虚热并存。如上寒下热之患者，脾胃虚寒，又病膀胱湿热，既有胃脘疼痛、喜温喜按、呕吐清涎等中焦虚冷的症状；又见小便短赤、尿频、尿急、尿痛等下焦湿热的症状。

寒热转化是指在疾病发展过程中，疾病寒热性质向相反方向转化的过程，寒热转化包括由阳转阴和由阴转阳两个方面。如某些温热病，在急重阶段，由于热毒极重，大量耗伤机体元阳，阳气骤虚，可由原来的壮热、面赤，突然出现面色苍白、四肢厥冷等一派阳气暴脱所致的阴寒危象（由阳转阴）。

寒热真假，是指在疾病发展过程中，尤其是病情危重的阶段，由于阴阳格拒而出现寒热假象的病理现象。寒热真假包括阴盛格阳之真寒假热和阳盛格阴之真热假寒。阴阳格拒的形成，主要是由于某些原因使阴阳中的一方偏盛至极，或阴阳中的一方极端虚弱，盛衰悬殊，将另一方格拒排斥于外，迫使阴阳之间不相维系。

实例分析 7-1

案例 患儿，男，17 个月，1965 年 2 月 4 日诊。发热 3 日，体温高达 41.7℃，体胖面白发青，舌淡苔滑，脉疾无力，喘促肢冷，烦躁哭闹不得稍安，疹淡稀隐隐。

此阳虚不能托疹，予参附汤加味，以回阳益气托疹。

方予：炮附子 6g、人参 6g、鹿茸 4.5g、当归 6g。浓煎频服。2 剂药服完，面色由青转红，肢冷亦除，麻疹一日即布满全身，热亦降。

讨论 请结合病因病机学说分析该病例。

答案解析

（三）阴阳盛衰与疾病转归

阴阳盛衰消长变化，不仅是疾病发生、发展与变化的内在依据，也是疾病好转或恶化，痊愈或死亡的根本机制。

一般情况下，阴阳相对的失衡经调整得以重新恢复，是疾病向好转和痊愈方面转归的内在机制。而机体的阴液或阳气突然大量脱失或消耗、丢失，导致阳或阴的功能严重衰竭，出现生命垂危的病理状态，则是导致疾病恶化甚至向死亡方面转化的根本原因。

阴阳的亡失包括亡阴和亡阳。亡阴和亡阳在病机及临床征象等方面虽有不同，但因阴阳互根，故阴亡则阳无所依附而散越，阳亡则阴无所化生而耗竭。所以，亡阴可迅速导致亡阳，亡阳也可继之出现亡阴，最终导致“阴阳离决，精气乃绝”，生命活动便告终结。

三、气的失常

气的失常主要包括两方面：一是气的生化不足或耗损过多，从而形成气虚之病理状态。二是气的某些功能不足及气的运动失常或紊乱，表现为气机失调的病理状态。气机失调，即气的升降出入运动失常，导致体内出现气滞、气逆、气陷、气闭、气脱的病理状态。

（一）气虚

气虚，是指元气虚损，脏腑组织功能低下或衰退，抗病能力下降的病理状态。其形成的主要原因多是先天不足，或后天失养，或肺脾肾功能失调，也可因劳伤过度、久病耗伤、年老体弱所致。气虚多见于慢性疾患、老年患者、营养缺乏、疾病恢复期以及体质衰弱者等。其临床表现以少气懒言、疲倦乏力、脉细软无力等为主要特点。

各脏腑气虚的特点，多与其生理功能有关。如肺气虚的特点是“主气”的功能衰退；心气虚的特点是“主血脉”和“藏神”的功能衰退；脾胃气虚的特点是“腐熟水谷”和“运化精微”的功能衰退以及中气下陷等；肾气虚的特点是“藏精”“生髓”和“气化”“封藏”以及“纳气”等功能的衰退等。因肺主一身之气，脾为后天之本、气血生化之源，脾肺气虚直接影响宗气的生成，故临床上之气虚证，多是指脾气虚和肺气虚以及脾肺气虚。

（二）气滞

气滞，是指气机郁滞而阻塞不畅的病理状态。气滞的发生多与情志不畅、痰饮、水湿、食积、瘀血、结石等阻滞有关。由于上述因素，影响到局部或全身气的运行，形成气机郁滞不畅，从而导致气血津液在机体脏腑、经络的循行输布受阻。机体某一局部出现气滞，其共同的临床特点不外闷、胀、疼痛。“气行则血行，气滞则血瘀”，气滞可使血行滞涩，而形成血瘀。若气滞导致津液代谢障碍，亦可发为痰饮或水肿等病证。气滞还可使某些脏腑功能失调而形成脏腑气滞，常见肺气、肝气和脾胃气滞等。肺气壅滞，常见咳喘、胸膺胀满疼痛；肝气郁滞常见胁肋或少腹胀痛、善太息；脾胃气滞，常见脘腹胀痛，时作时止，得矢气、嗳气则舒，完谷不化等症。

（三）气逆

气逆，是指体内气机升降失常，表现为降之不及或不降反升或升之太过，使脏腑气机上逆的病理状态。气逆的发生，多由情志内伤、饮食寒温不适、痰浊壅阻及外邪侵袭等所致，与肝、肺、胃等脏腑关系密切。因肝主疏泄，升泄太过，肝气上逆，可见头痛而胀、目赤面红、烦躁易怒等症状，甚则导致血随气逆，出现咯血、吐血、中风、昏厥等症。因肺主肃降，肺失肃降而致肺气上逆，则见咳嗽、气喘、痰鸣诸症。胃主降，胃失和降，则胃气上逆，而见呕吐、嗳气、呃逆、腹胀等症状。

（四）气陷

气陷，是指在气虚的情况下，以气的上升不及和升举无力为主要特征的病理状态。气陷的发生常因素体虚弱、久病耗伤或思虑劳倦等所致。气陷多发生于脾脏，故又称“中气下陷”。脾主升清，一方面上输水谷精微于头目清窍，另一方面托举内脏，以维系人体内脏器官位置的相对恒定。因此在气虚升举无力的情况下，既可导致清气不能上养头目清窍，而见头晕、眼花、耳鸣等症；又可出现脏腑器官的维系乏力，而引起某些内脏的下垂，如胃下垂、子宫下垂、脱肛等；还可兼见脘腹或腰腹胀满重坠、便意频频等症。此外，因气陷由气虚发展而来，故临床中常见疲乏无力、气短声低、少气懒言、面色不华、脉弱无力等气虚症状。

（五）气闭

气闭，是指气之出入障碍，气不能外达，闭郁结聚于内，而出现的突然闭厥的病理状态。气闭多由情志刺激而气郁至极，或痰饮、外邪、秽浊之气阻闭气机所致。其发生，可因感受秽浊之气而致闭厥、外感热病过程中热盛内厥、突然遭受巨大的精神刺激而致气厥等。临床上，可因气机闭郁，壅于心胸，闭塞清窍，见突然昏倒、不省人事；阳气内郁，不能外达，则见四肢逆冷、拘挛、两掌握固、牙关紧闭；肺气闭郁，气道阻滞，则见呼吸困难、气急鼻扇、面青唇紫；气闭于内，腑气不通，则见二便不通。

（六）气脱

气脱，是指气不内守，大量向外逸脱，从而出现功能突然衰竭的病理状态。气脱多由正不敌邪，正气骤伤，或正气长期持续耗损而衰弱，以致气不内守而外脱；或因大出血、大汗出、频繁吐泻等，使气随血脱或气随津泄所致。临床上，因气大量外散脱失，脏腑功能突然衰竭，常出现面色苍白、汗出不止、目闭口开、手撒肢冷、二便失禁、脉微欲绝等危象。

四、血的失常

血的失常，主要表现在两方面：一为血的生化不足或耗伤太过，或血的濡养功能减退，从而形成血虚之病理状态。二为血的循环运行失常，或为血行迟缓，或为血行加速，或为血行逆乱，从而形成血瘀、血热，以及血液妄行等病理变化。分述如下。

（一）血虚

血虚，主要指血液不足，或血的濡养功能减退，以致脏腑经脉失养的病理状态。

血虚的产生，多由失血过多，新血不及生成以补充；或因脾虚胃弱，纳运无力，饮食摄取不足，以及化生血液功能减退，如气虚无以生血等；或因久病不愈，慢性损耗而致营血暗耗等，均可导致血虚的形成。

血是维持人体生命活动的重要物质之一，对人体具有营养作用。因此，血液虚亏不能营养脏腑组织，必然导致全身或局部失于营养，生理功能逐渐减退等病理变化。其临床表现以眩晕，面色不华，唇、舌、爪甲淡白无华为重要特征。由于心主血，肝藏血，脾为气血生化之源，肾精能化血，所以血虚多与心、肝、脾、肾等脏功能失调关系密切。

（二）血瘀

血瘀，是指血液循行迟缓，或郁滞流行不畅，甚则血液瘀结停滞成积的病理状态。

瘀血的形成，主要有两个方面：一是由于气虚、气滞、血寒、血热等内伤因素，导致气血功能失调而形成瘀血；二是由于各种外伤或内出血等因素，直接形成瘀血。所以，瘀血是血瘀病变的病理性产物，但在瘀血形成之后，则又能阻滞脉道成为血瘀形成的原因。

血瘀病变既可发生于全身，亦可发生于局部。局部的血瘀，可以发生于脏腑、经络、形体、官窍等任何部位。血瘀阻滞，阻碍气的运行，可形成气滞，气滞又致血瘀，形成恶性循环，则可使脉络气血不通，不通则痛，发为疼痛，且痛有定处，得寒温而不减。局部血液瘀积，气血经脉阻滞不通，甚则发展成为肿块，同时并见面目黧黑，肌肤甲错，唇舌紫暗，或见瘀点、瘀斑、红缕等症。

（三）血热

血热，指血分有热，从而使血液运行加速，或使血液妄行的病理状态。

血热病变，多由邪热入于血分，如外感温热邪气入于血分，或外感寒邪，入里化热，伤及血分等皆能导致血热；另外，若因情志郁结，五志过极，郁久化火伤及血分，亦可导致血热。

血热病变的表现，以既有热象，又有耗血伤阴及动血出血等为其特征。可见身热以夜间为甚，口干不欲饮，心烦或躁扰发狂、谵语，甚则昏迷，或衄血、吐血、尿血、妇女月经提前量多，舌质红绛、脉细数等症。

（四）出血

出血是指由于脉络损伤，血液妄行于脉外，或气虚血失统摄，而致血液不循常道，逸出于脉外的病理状态。

血液妄行的形成，多由于大怒伤肝，肝气上逆，血随气壅而溢于脉外；或火热邪盛，灼伤脉络，以及负重努伤等损伤脉络所致。

由于人体各脏腑组织器官，均有丰富的脉络分布，故血液妄行之病变即可在各个部位出现。如肺络受损之咯血；胃络受损之呕血、便血；肠络受损之便血；膀胱或尿道络伤之尿血；冲任脉络受损之月经提前量多；鼻络受损之衄血等。若病久脾气虚损，或劳倦伤脾，中气不足，统摄无权，则可致血不循经，渗溢于脉外而出血，可见皮下出血或紫斑、便血、尿血、月经过多或崩漏不止等病证。出血过多，则能致血虚气弱，可发展成为气血双亏，从而使机体脏腑组织器官功能衰退。若出现突然性大出血，则亦可致气随血脱，甚则发生“阴阳离决”而死亡。

知识链接

气血关系失调

气和血的关系极为密切，生理上相互依存，相互为用，故病理上也相互影响而致气血同病。气血关系失调，主要有气滞血瘀、气不摄血、气随血脱、气血两虚和气血不荣经脉等几方面。气滞血瘀，指由于气的运行郁滞不畅，以致血行障碍而出现血瘀的病理状态。气血两虚，则是指气虚，功能减退，血虚而机体失养两者同时存在的病理状态。气不摄血，是指气虚不能统血，血不循经，逸出于脉外，从而导致各种失血的病理状态。气随血脱，是指由于气可随血液的大量流失而脱散，故大失血时，可形成气血骤然并脱的严重病理状态。气血不荣经脉，是指气血虚衰或气血失和，以致气血相互为用功能减退，筋肉肌肤失于濡养之病理状态。

五、津液代谢失常

津液代谢是机体新陈代谢的重要组成部分。津液的正常代谢，不仅仅维持着津液在生成、输布和排泄之间的协调平衡，而且也是机体各脏腑组织器官进行正常生理活动的必要条件。因此，津液代谢的失常，必然会导致机体一系列生理活动的障碍。津液代谢失常原因有二：一是由于津液的生成不足或消耗过多而致；二是由于津液输布与排泄障碍而致体内的津液滞留，形成湿、痰、饮、水等病理产物。

（一）津液不足

津液不足是指体内津液在数量上的减少，导致内则脏腑，外则皮肤，孔窍缺乏津液，失其濡润滋养，产生一系列干燥失润的病理现象。多由于燥热之邪，或脏腑之火、五志过极化火灼伤津液；或因久病、精血不足而致津液枯涸；或过用燥热之剂，耗伤阴液所致。一般来说，如炎夏多汗，高热时的口渴引饮，气候干燥季节中常见的口、鼻、皮肤干燥等，均属于伤津的表现；如热病后期或久病精血不足等，可见舌质光红无苔，形体瘦削等，则属于液枯的临床表现。

（二）津液的输布与排泄障碍

津液的输布障碍是指津液不能正常的向全身输布，因而形成津液在体内的环流缓慢，或是津液停滞于体内某一局部，以致湿从内生，或酿为痰，或成饮，或水泛为肿等。其成因甚多，除了外邪因素外，主要责之于气、血和有关脏腑的功能失调。

津液的正常输布有赖于肺、脾、肝、肾、三焦等脏腑的正常生理功能，一旦脏腑的功能失调，则津液不能外输于皮毛和下输于膀胱，而致痰壅于肺，甚则发为水肿。脾的运化功能减退，则可使津液在体内环流减弱，而痰湿内生；肝失疏泄，则气机不畅、气滞则津停；肾失蒸腾气化，则气不化津而致津液停滞；三焦的水道不利，影响了津液在体内的环流和气化功能。水液内停，经常导致气机阻滞。如水饮阻肺，则可见胸满咳嗽、喘促不能平卧；水气凌心，则可见心悸、心慌，甚至胸闷心痛等症；水饮停滞中焦则可见头昏困倦，脘腹胀满，纳食呆滞，甚则恶心、呕吐、腹胀、腹泻等症；水饮阻滞于经脉则可见肢体困倦、沉重等症出现。

津液的排泄障碍，主要是指津液转化为汗液和尿液的功能减退，而致水液潴留，溢于肌肤而为水肿。

知识链接

津液与气、血关系的异常

[气随液脱] 主要指由于津液大量丢失，气失依附而随津液外泄，从而导致阳气暴脱的危候，多由高热、大汗，或严重吐泻所致。

[津枯血燥] 主要指津液亏耗，血脉中的津液干涸的病理状态。多因大热伤津，或烧伤灼液，或阴虚劳热等导致。常见心烦，鼻咽干燥，或五心烦热，形体消瘦，小便短少，舌红少津，脉细数等症。

[津亏血瘀] 主要指津液亏损，血液循行郁滞不畅的病理状态。

目标检测

答案解析

一、选择题

（一）A 型题（最佳选择题）

1. “六淫”是指（　）
   A. 六种有毒气体　　B. 六气　　C. 六种外感病邪的统称
   D. 六气的太过或不及　　E. 风寒暑湿燥火
2. 六淫中易导致疼痛的邪气是（　）
   A. 寒邪　　B. 暑邪　　C. 湿邪　　D. 燥邪　　E. 风邪
3. 六淫中易扰心神的邪气是（　）
   A. 寒邪　　B. 火邪　　C. 湿邪　　D. 风邪　　E. 燥邪
4. 被称之为“六淫之首”的邪气是（　）
   A. 火邪　　B. 湿邪　　C. 寒邪　　D. 燥邪　　E. 风邪
5. 只有外感而无内生的邪气是（　）
   A. 火　　B. 寒　　C. 湿　　D. 燥　　E. 暑
6. 以下哪一项为燥、暑、火邪的共同致病特点（　）
   A. 扰神　　B. 伤津　　C. 动血　　D. 耗气　　E. 趋下
7. 提出了“三因学说”概念的医家是（　）
   A. 陈无择　　B. 张仲景　　C. 李时珍　　D. 扁鹊　　E. 刘完素
8. 气的生发太过或下降不及，称作（　）
   A. 气闭　　B. 气陷　　C. 气脱　　D. 气逆　　E. 气滞
9. 阳胜则阴病的病机是指（　）
   A. 阳热亢盛，感受温邪　　B. 阴寒内盛，格阳于外　　C. 阳热亢盛，损伤阴液
   D. 阳热亢盛，阴寒内生　　E. 阳热亢盛，热极生寒
10. 最易出现阳气亢逆的是哪一个脏（　）
    A. 肝　　B. 心　　C. 脾　　D. 肺　　E. 肾

（二）B 型题（配伍选择题）

A. 收引　B. 重浊　C. 干涩　D. 炎上　E. 扰神

1. 湿邪的性质是（　）
2. 燥邪的性质是（　）

（三）X 型题（多项选择题）

1. 火邪的致病特点（　）

A. 伤津耗气　B. 其性炎上　C. 易扰心神　D. 生风动血　E. 易致肿疡

2. 气血关系失调的病机包括（　）

A. 气血两虚　B. 气虚血瘀　C. 气随血脱　D. 气不摄血　E. 气滞血瘀

二、简答题

1. 简述痰饮的致病特点。
2. 简述瘀血的致病特点。

书网融合……

知识回顾　微课　习题

第八章　诊　法

PPT

学习引导

中医药学包含着中华民族几千年的健康养生理念及其实践经验，是中华文明的一个瑰宝，凝聚着中国人民和中华民族的博大智慧。几千年来，每当中华民族遭遇重大疾病侵袭、面临危难关头，中医药都会挺身而出，及时有效消灭瘟疫等各种传染性疾病，化解重大疾病风险，为中华民族一次次转危为安做出贡献。

中医是如何诊断疾病的？我们如何学习中医诊法并将之应用于工作和临床，展现中医药发展自信，促进中国特色卫生健康事业发展？

学习目标

1. **掌握**　望、闻、问、切四诊的概念；望神、色、形体、头项五官的基本内容和临床意义；舌诊的基本内容和临床意义；问寒热、汗、疼痛的基本内容和临床意义；切脉的部位、正常脉象的内容；常见病脉的临床意义。

2. **熟悉**　闻诊中听声音和嗅气味的内容及临床意义；问诊的方法与技巧；非常见病脉的临床意义。

3. **了解**　望诊的注意事项；问饮食口味、睡眠的基本内容和临床意义；切诊的原理；按肌肤、按手足、按脘腹的方法。

中医理论里的四诊，是指望、闻、问、切四种诊察疾病的基本方法。现代实验研究和临床实践都证明了体表和内脏相关的学说，身体任何一个局部都能在一定程度上反映整体的信息。因此，作为搜集临床资料的主要方法，四诊的结果要求客观、准确、系统、全面、重点突出，这就必须“四诊合参”。

第一节　望　诊

望诊在四诊中占有重要地位。因为，人们在对客观事物认识过程中，视觉与其他感官相比，获取信息较早，占有信息量也较多。望诊是用视觉观察病人的神、色、形、态、舌象、排泄物、小儿指纹等的异常变化，以了解病情的诊断方法。主要内容包括：人的神色形态，舌象、脉络、皮肤、五官九窍等情况，以及排泄物、分泌物等形、色、质、量等。

望诊时需要注意：诊室温度适宜，选择合适的光线，以自然光线为宜，尽量避开有色光线，充分暴露受检部位，但要保护受检者隐私。

一、望神 微课

望神是用视觉观察人体生命活动的整体外在表现和精神状态的诊断方法。望神主要观察目光、面色、表情、言谈举止、感觉反应、声息体态等。临床根据神的盛衰和病情的轻重一般可分为得神、少神、失神、假神四类。

（一）得神

“得神”又称为“有神”，是指精神饱满，目光灵活，反应灵敏，语言清晰，面色润泽，呼吸平稳，脉象和缓有力等生命活动正常的表现。神志清楚，双目灵活，明亮有神，语言清楚，声音洪亮，面色红润，表情自然，肌肉不削，体态自如，动作灵活，反应灵敏，呼吸均匀，提示正气未伤，脏腑精气充足，为健康的表现；或虽有病，但疾病轻浅，预后良好。

（二）少神

即“神气不足”，是轻度失神的表现。患者目光乏神，面色少华，精神不振，思维迟钝，少气懒言，肌肉松软，动作迟缓，提示精气不足，功能减退，多见于虚证或慢性疾病的恢复期。

（三）失神

即“无神”，是指精神萎靡，神情恍惚，目光呆滞，反应迟钝，言语低微，面色无华，肌肉瘦削或二便失禁等生命活动衰败的表现。患者循衣摸床，撮空理线，或猝然倒地而目闭口开，呼吸气微或喘，则表示正气已伤，多属虚证、寒证、阴证，多见于重病及慢性病。

（四）假神

重危病人突然出现精神、食欲等暂时“好转”的虚假表现。主要表现为本已神识不清，却突然精神转佳，神志清楚；或本来目无光彩，却突然目光转亮；或久病面色无华，却突然两颧泛红如妆；或本不欲食，却突然欲进饮食；或久病懒言少语，却突然言语不休，想见亲人等。“假神”又称“回光返照”“残灯复明”，提示脏腑精气将绝，属病危，是临终死亡的征兆。

望神可以了解人体脏腑的精气盛衰，从而判断疾病的轻重及预后。精充，则形健神旺，抗病力强，即使有病也多属轻病，预后较好；精亏，则体弱神衰，抗病力弱，病多重，预后较差。即“得神者昌，失神者亡。”

二、望色

望色是观察皮肤的颜色光泽，是脏腑气血的外在体现。颜色的变化可反映不同脏腑的病证和疾病的不同性质；光泽的变化即肤色的荣润或枯槁，可反映脏腑精气的盛衰。面部气血充盛，且皮肤薄嫩，色泽变化易于显露，所以望色主要指面部色泽。通过面部色泽的变化，可以帮助了解气血的盛衰和疾病的发展变化。望面色应分清常色和病色。

（一）常色

常色是指正常人面色，其特征是明润、含蓄。黄种人健康的面色应是红黄隐隐，红润而有光泽。

（二）病色

1. 青色 主寒证、痛证、瘀血和惊风。青色，多由寒凝气滞，气血不通，肝风内动，脉络阻滞所致。如阴寒内盛，心腹疼痛，可见面色苍白而带青。面色青灰，口唇青紫，伴心胸闷痛或刺痛，多因心血瘀阻所致。小儿高热，眉间、鼻柱、唇周发青者，多属惊风。

2. 红色 主热证，也可见于戴阳证。血液充盈皮肤脉络则显红色。血得热则行，脉络充盈，所以热证多见红色。如满面通红，多是实热证。若两颧潮红，多为阴虚火旺之虚热证。久病重病之人，面色苍白，却时而泛红如妆，为虚阳外浮的戴阳证。

3. 黄色 主脾虚、湿证。黄色，多由脾虚机体失养或湿邪内蕴、脾失运化所致。面色淡黄、枯槁无泽为萎黄，多为脾胃虚弱，营血不足。面色黄胖多为气血虚而有湿邪内蕴。若爪甲、一身面目俱黄，称为黄疸，其中面目鲜黄为阳黄，多属湿热；面目暗黄为阴黄，多属寒湿。妇女面如熏黄者，多为经脉不调所致。

4. 白色 主虚证、寒证或失血证。白色，多为气血虚少，或寒凝经脉，气血不荣致血脉空虚所致。若面色苍白而虚浮多为气虚；面色苍白而枯槁多为血虚。

5. 黑色 主肾虚、水饮、血瘀证。肾为水脏，水色为黑，故肾虚、水饮证皆可见黑色。脉络拘急，血行不畅亦可见黑色。面黑暗淡或黧黑者，多属肾阳虚。面黑干焦者，多属肾阴虚。面色黧黑肌肤甲错者，多为血瘀日久所致。目眶周围发黑，多因肾虚水泛或寒湿带下所致。印堂黑暗，耳门黑气入口者，为死证恶兆。

三、望形态

望形态为通过观察形体和姿态进行诊断的方法。外形与五脏相应，一般地说，五脏强壮，外形也强壮；五脏衰弱，外形也衰弱。

（一）望形体

主要是观察形体的强弱胖瘦和躯干肢体外形。体形结实，肌肉充实，皮肤润泽，表示体格强壮，正气充盛；瘦长者多阴虚阳盛；矮胖者多阳虚阴盛。同时，形体胖瘦还可体现病邪性质，如胖人多痰，瘦人多火等。

（二）望姿态

主要观察动静姿态、行为动作。如面唇指趾颤动，若为热病属热盛动风，若为内伤杂病属血虚阴亏。四肢抽搐痉挛，颈项背强直，角弓反张，属痉病，多见于肝风内动或热盛动风等证；一侧手足举动不遂，多为中风偏瘫。畏缩不欲去衣，是恶寒的表现，为表寒或里寒证；欲揭衣被，是恶热，为表热或里热证。卧而蜷曲，喜向里，多为阳虚寒证；卧而袒露，喜向外，多为阳盛热证。坐而喜伏，多为肺虚少气；坐而喜仰，多属肺实气逆等。

四、望舌

舌诊是通过观察舌象，以了解机体生理功能和病理变化的诊察方法。舌为心之苗，脾之外候。舌通过经络与五脏相连，因此人体脏腑、气血、津液的虚实，疾病的深浅轻重变化，都能客观地反映于舌象，通过舌诊可以了解脏腑的虚实和病邪的性质、轻重与变化。望舌内容可分为望舌质和望舌苔两部分。舌质又称舌体，是舌的肌肉和脉络等组织，其变化主要反映脏腑的虚实和气血的盛衰；舌苔是舌体上附着的一层苔状物，其变化主要用来判断感受外邪的深浅、轻重，以及胃气的盛衰。

（一）舌的形态结构

中医将舌划分为舌尖、舌中、舌根和舌边，认为舌尖属心肺，舌中属脾胃、舌根属肾，舌两边属肝胆（图8-1）。根据舌的不同部位反映不同的脏腑病变在临床上具有一定的参考价值，但不能机械地看，需与其他症状和体征综合考虑。

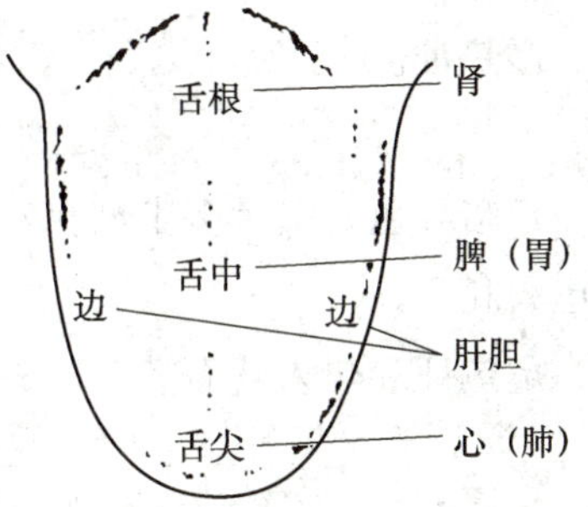

图8-1 舌诊脏腑部位分属图

（二）舌诊的注意事项

1. 病人将舌自然伸出口外，充分暴露，要呈扁平形，使舌体放松，不要卷缩，也不要过分用力，以免引起颜色的改变。望舌时尽量迅速敏捷地看清舌质、舌体、舌苔，避免病人伸舌过久，必要时可稍休息后再重复观察。

2. 令病人面对光线，使光线直射入口，光线要充足，否则舌质及舌苔的颜色不易分辨。

3. 注意饮食对舌诊的影响。如食后因食物的摩擦使舌苔变薄；饮后使舌苔变润；食温热或刺激性食物后，舌质易变红或绛。所以一般不宜在病人进饮食或漱口后立即进行舌诊。

4. 注意染苔。如饮用牛奶后舌苔呈白色；食乌梅、杨梅、咖啡、陈皮梅、橄榄等，可将舌苔染为黑色或褐色；食蚕豆、橘子、柿子及黄连、核黄素等，可使舌苔染成黄色。这些暂时的外物沾染，不可误认为病理的舌苔。

（三）正常舌象

1. 正常舌象特征 淡红舌、薄白苔。舌体柔软，运动灵活自如，颜色淡红而红活鲜明；其胖瘦老嫩大小适中，无异常形态；舌苔薄白润泽，颗粒均匀，薄薄地铺于舌面，揩之不去，其下有根与舌质如同一体，干湿适中，不黏不腻等。

2. 舌象的生理变异 正常舌象受到内外环境的影响，可以产生生理性变异。变异因素有年龄、性别、体质、气候等。正常生理变异的舌象有先天性裂纹舌、齿痕舌、地图舌等。

（四）舌诊的内容

1. 望舌质

（1）望舌色

①淡红舌

舌象特征：舌体淡红而润泽，为心气充足，气血调和的征象。

临床意义：正常人；外感病初起。

②淡白舌

舌象特征：舌色比正常浅淡。多为气血亏虚，血不荣舌；或阳虚生化阴血的功能减退，推动血液运行之力亦减弱，以致血液不能营运于舌中，运血无力，不能载血上荣所致。

临床意义：气虚、血虚、阳虚。

③红舌

舌象特征：舌色较正常红，呈鲜红色。实热或因阴液匮乏，虚火上炎均可使血液运行加速，脉络充盈，故舌色鲜红。舌体不小，色鲜红，多属实热证；舌体小，鲜红少苔，或红光无苔，多为虚热。

临床意义：主热证，包括实热证、虚热证。

④绛舌

舌象特征：较红舌颜色更深，或略带暗红色。绛舌多由红舌发展而成，绛色愈深，热邪愈甚。在外感病为热入营血；在内伤杂病，为阴虚火旺。

临床意义：主热证，包括实热证、虚热证和热入营血。

⑤紫舌（表8-1）

舌象特征：全舌呈紫色，或局部有青紫色斑点。

临床意义：主气血运行不畅。

表8-1　青紫舌与淡紫舌的鉴别

	青紫舌	淡紫舌
舌象特征	淡红中泛现青紫色	淡紫而湿润
临床意义	气滞、气虚，血流缓慢	阴盛阳虚，血脉瘀滞

⑥瘀斑舌

舌象特征：舌面局部出现青紫色斑点，大小不一。

临床意义：气血瘀滞。

⑦瘀点舌

舌象特征：舌面局部出现大小不一的瘀点，舌色淡紫。

临床意义：气血瘀滞。

（2）望舌形

①荣枯舌（表8-2）

表8-2　荣枯舌的鉴别

	荣舌	枯舌
舌象特征	舌质滋润，红活鲜明	舌质干枯，色泽晦暗
临床意义	平人正气旺盛，病者预后良好	正气虚衰，病者预后不良

②老嫩舌（表8-3）

表8-3　老嫩舌的鉴别

	老舌	嫩舌
舌象特征	舌体坚敛苍老，纹理粗糙，舌色较暗	舌体胖娇嫩，纹理细腻，舌色浅淡
临床意义	实证	虚证

③淡胖舌

舌象特征：舌胖色淡，舌边有齿痕。

临床意义：脾肾阳虚，水湿停聚。

④肿胀舌

舌象特征：舌体肿胀色红绛。

临床意义：心脾热盛，热毒上壅。

⑤瘦舌（表8-4）

表8-4 红瘦舌与淡瘦舌的鉴别

	红瘦舌	淡瘦舌
舌象特征	舌瘦色红绛	舌瘦色淡白
临床意义	阴虚火旺	气血两虚

⑥点刺舌（表8-5）

表8-5 点红舌与芒刺舌的鉴别

	红点舌	芒刺舌
舌象特征	舌的蕈状乳头增大，数目增多，乳头内充血水肿	舌的蕈状乳头增大、高突，并形成尖峰，形如芒刺
临床意义	脏腑热极或血分热甚	

⑦裂纹舌

舌象特征：舌面上有各种形状的裂纹、裂沟。

临床意义：热盛伤津，血虚不润，脾虚湿侵。

正常人也可见此舌。

⑧齿痕舌

舌象特征：舌边有牙齿压迫的痕迹。

临床意义：脾虚、湿盛。

（3）望舌态

①痿软舌

舌象特征：舌体软弱，活动无力。

临床意义：伤阴，气血俱虚。

②强硬舌

舌象特征：舌体强直发硬，活动不便。

临床意义：热入心包，高热伤津，风痰阻络。

③歪斜舌

舌象特征：伸舌时舌体偏向一侧。

临床意义：中风。

④颤动舌

舌象特征：舌体不自主地颤动。

临床意义：肝风内动表现之一。

⑤吐弄舌

舌象特征：吐舌，舌伸于口外，不即回缩。弄舌，伸舌即回缩，反复舔舐口唇。

临床意义：皆主心脾有热。吐舌还见于心气已绝；弄舌多为热甚动风先兆或见于先天愚型患儿。

⑥短缩舌

舌象特征：舌体卷缩、紧缩，不能伸长。

临床意义：多为病情危重的征象。见于寒凝筋脉、气血虚衰、热病伤津、风痰阻络。

2. 望舌苔

(1) 望苔质

①薄苔、厚苔（表8-6）

表8-6 薄苔与厚苔的鉴别

	薄苔	厚苔
舌象特征	透过舌苔能见到舌体	从舌苔见不到舌体
临床意义	正常人、表证	里证

②润苔（滑苔）、燥苔（糙苔）（表8-7）

表8-7 润苔与燥苔的鉴别

	润苔	滑苔	燥苔	糙苔
舌象特征	舌态润泽	舌面水分过多，伸舌欲滴	干燥无津，甚则舌苔干裂	十分干燥，苔质粗糙
临床意义	津液未伤	寒证；痰湿	津液耗损，湿浊内阻，津液不能上承	热甚伤津之重症

③腻苔、腐苔（表8-8）

表8-8 腻苔与腐苔的鉴别

	腻苔	腐苔
舌象特征	苔质颗粒细腻致密，黏糊	苔质颗粒粗大疏松，如豆腐渣堆铺于舌面
临床意义	湿证	热证

④剥苔

舌象特征：舌苔部分或全部剥落。分为前剥苔、中剥苔、根剥苔、花剥苔和镜面舌。

临床意义：主胃气匮乏，胃阴枯涸或气血两虚。

⑤真苔、假苔（表8-9）

舌象特征：真、假苔以“有根”“无根”为诊断标准。

表8-9 真苔与假苔的鉴别

	真苔	假苔
舌象特征	舌苔紧贴舌面，刮之不净，为有根之苔	舌苔似浮涂于舌面，刮之即净，为无根之苔
临床意义	胃气尚存	多为胃气匮乏

(2) 望苔色

①白苔

舌象特征：苔色白。常见薄白苔（表8-10）、白厚苔（8-11）。

临床意义：主表证、寒证。

表 8-10 薄白苔

舌象特征	苔薄白而润	苔薄白而干	苔薄白而滑
临床意义	正常人；表证，轻证	风热表证	外感寒湿，或水湿内停

表 8-11 白厚苔

舌象特征	白厚腻苔	白厚干苔	苔白如积粉
临床意义	痰饮、湿浊、食积	痰浊湿热	瘟疫或内痈

②黄苔（表 8-12）

舌象特征：苔色黄，包括淡黄、深黄、焦黄。

临床意义：主热证。

表 8-12 黄苔

舌象特征	薄黄苔	黄腻苔	黄糙苔	黄滑苔
临床意义	风热表证	湿热证	热甚伤津	阳虚寒湿、痰饮化热；体虚感受湿热之邪

③灰黑苔

舌象特征：浅黑为灰，深灰为黑。苔质的润燥是判断灰黑苔寒热属性的关键。

临床意义：主里热炽盛和阴寒内盛。

表 8-13 灰黑苔

舌象特征	灰黑腻苔	灰黑黄腻苔	焦黑苔	霉酱苔
临床意义	阳虚寒湿，痰饮内停	湿热内蕴	主热极津枯	主湿热

3. 舌下络脉 正常舌脉长度不超过舌下肉阜至舌尖的五分之三，颜色为淡紫色。舌脉短浅为气血不足；舌脉粗长为瘀血内阻。

五、望局部

（一）望头面部

1. 望头 望头部主要是观察头之外形、动态及头发的色质变化及脱落情况。以了解脑、肾的病变及气血的盛衰。

（1）望头形：头形过大，可因脑积水引起。望小儿头部，尤须诊察颅囟。若小儿囟门凹陷，称为囟陷，是津液损伤，脑髓不足之虚证。囟门高突，称囟填，多为热邪亢盛，见于脑髓有病。若小儿囟门迟迟不能闭合，称为解颅，是为肾气不足，发育不良的表现。

（2）望发：正常人发多浓密色黑而润泽，是肾气充盛的表现。发稀疏不长，是肾气亏虚。发黄干枯，久病落发，多为精血不足。若突然出现片状脱发，为血虚受风所致。青少年落发，多因肾虚或血热。青年白发，伴有健忘，腰膝酸软者，属肾虚；若无其他病象者，不属病态。小儿发结如穗，常见于疳积。

2. 望面部 面肿，多见于水肿病。腮肿多兼咽喉肿痛或伴耳聋，多属温毒，见于痄腮。面部口眼歪斜，多属中风。面呈惊怖貌，多见于小儿惊风，或狂犬病患者；面呈苦笑貌，见于破伤风病人。

（二）望五官

望五官是对目、鼻、耳、唇、口、齿龈、咽喉等头部器官的望诊。诊察五官的异常变化，可以了解脏腑病变。

1. 望目 望目主要望目的神色、形态。

（1）目神：人之两目有无神气，是望神的重点。凡视物清楚，精彩内含，神光充沛者，是眼有神；若白睛混浊，黑睛晦滞，失却精彩，浮光暴露，是眼无神。

（2）目态：目睛上视，不能转动，称戴眼反折，多见于惊风、痉厥或精脱神衰之重证。瞳仁扩大，多属肾精耗竭，为濒死危象。

2. 望鼻 望鼻主要是审察鼻之颜色、外形及其分泌物等变化。

（1）鼻之色泽：鼻色明润，是胃气未伤或病后胃气来复的表现。鼻头色赤，是肺热之征。鼻孔干燥，为阴虚内热，或燥邪犯肺；若鼻燥衄血，多因阳亢于上所致。

（2）鼻之分泌物：鼻流清涕，为外感风寒；鼻流浊涕，为外感风热；鼻流浊涕而腥臭，是鼻渊，多因外感风热或胆经蕴热所致。

3. 望耳 望耳应注意耳的色泽、形态及耳内的情况。

（1）耳之色泽：正常耳部色泽微黄而红润。全耳色白多属寒证；色青而黑多主痛证。

（2）耳内病变：耳内流脓，是为脓耳。由肝胆湿热，蕴结日久所致。

4. 望口唇 要注意观察唇口的色泽和动态变化。

（1）望唇：唇以红而鲜润为正常。若唇色深红，属实、属热；唇色淡红多虚、多寒；唇色淡白，多属气血两虚；唇色青紫，常为阳气虚衰，血行郁滞的表现。嘴唇干枯皲裂，是津液已伤，唇失滋润。唇口糜烂，多由脾胃积热，热邪灼伤。唇内溃烂，其色淡红，为虚火上炎。唇边生疮，红肿疼痛，为心脾积热。

（2）望口：望口须注意口之形态。口噤，指口闭而难张。如口闭不语，兼四肢抽搐，多为痉病或惊风；如兼半身不遂者，为中风入脏之重证。

5. 望齿龈 牙齿干燥，是胃津受伤。病中咬牙龂齿是肝风内动之征，睡中龂齿，多为胃热或虫积。牙齿有洞腐臭，多为龋齿，欲称“虫牙”。

6. 望咽喉 如咽喉红肿而痛，多属肺胃积热。如咽部两侧红肿突起如乳突，称乳蛾，是肺胃热盛，外感风邪凝结而成。如咽间有灰白色假膜，擦之不去，重擦出血，随即复生者，是白喉，因其有传染性，又称“疫喉”。

六、望排出物

排出物包括痰涎、呕吐物、涕、泪、汗、脓液、二便、经带等。观察排出物的形、色、质、量的变化，为辨证分析提供必要的参考资料。一般排出物色泽清白，质地稀，多为寒证、虚证；色泽黄赤，质地黏稠，形态秽浊不洁，多属热证、实证；如色泽发黑，挟有块物者，多为瘀证。

（一）望呕吐物

若呕吐物清稀无臭，多是寒呕，多由脾胃虚寒或寒邪犯胃所致。呕吐未消化的食物，腐酸味臭，多属食积，为胃热或肝胆有热。呕血鲜红或紫黑，多为肝火犯胃或瘀血所致。若呕吐频发频止，呕吐不化食物而少有酸腐，为肝气犯胃所致。若呕吐黄绿苦水，因肝胆郁热或肝胆湿热所致。

（二）望小便

观察小便要注意颜色，尿质和尿量的变化。正常小便颜色淡黄，清净不浊，尿后有舒适感。如小便清长量多，伴有形寒肢冷，多属寒证。小便短赤量少，尿量灼热疼痛，多属热证。尿浑如膏脂或有滑腻之物，多是膏淋。尿有砂石，小便困难而痛，为石淋。尿中带血，为尿血，多属下焦热盛，热伤血络；尿血，伴有排尿困难而灼热刺痛者，是血淋。尿混浊如米泔水，形体日瘦，多为脾肾虚损。

（三）望大便

主要是观察大便的颜色及便质、便量。大便色黄，呈条状，干湿适中，便后舒适者，是正常大便。大便燥结者，多属实热证。大便干结如羊屎，排出困难，或多日不便而不甚痛苦者，为阴血亏虚。大便如黏冻而夹有脓血且兼腹痛，里急后重者，是痢疾。便黑如柏油，是胃络出血。小儿便绿，多为消化不良的征象。大便下血，有两种情况，如先血后便，血色鲜红的，是近血，多见于痔疮出血；若先便后血，血色褐暗的，是远血，多见于胃肠病。

（四）望痰液

痰黄黏稠，坚而成块者，属热痰，因热邪煎熬津液所致。痰白而清稀，或有灰黑点者，为湿饮所致的寒痰。痰少而黏，难于咳出者，属燥痰。痰中带血，或咯吐鲜血者，为热伤肺络。咳吐脓痰，有腥臭气的，多为肺痈热毒。痰中带血且咯紫黑色血者，多有瘀血。口常流稀涎者，多为脾胃阳虚。

答案解析

即学即练 8－1

脾胃气虚病人多见（　　）

A. 面色萎黄　B. 面黄虚浮　C. 面目一身俱黄　D. 面色青黄　E. 面如熏黄

第二节 闻 诊

闻诊是医生通过听觉和嗅觉，了解由病体发出的各种异常声音和气味，以诊察病情的方法，包括听声音和嗅气味两方面的内容。闻诊也是一种不可缺少的诊察方法，是医者获得客观体征的一个重要途径。

一、听声音

主要是听患者言语气息的高低、强弱、清浊、缓急等变化，以及咳嗽、呕吐、呃逆、嗳气等声响的异常，以分辨病情的寒热虚实。

（一）正常声音

正常声音，虽有个体差异，但发声自然、音调和畅，刚柔相济。由于性别、年龄、体质等形质禀赋之不同，正常人的声音亦各有不相同，男性多声低而浊，女性多声高而清，儿童声音尖利清脆，老人则声音浑厚低沉。

（二）病变声音

病变声音，指疾病反映于声音上的变化。一般来说，在正常生理变化范围之外以及个体差异以外的声音，均属病变声音。

1. 发声异常　在患病时，若呼吸有力，声高气粗，多言而躁动，多属实证、热证。若语声低微无力，少言而沉静，多属虚证、寒证或邪去正伤之证。

（1）音哑与失音：语声低而清楚称音哑，发音不出称失音。新病多属实证，因外感风寒或风热袭肺，或因痰浊壅肺，肺失清肃所致。久病多属虚证，因精气内伤，肺肾阴虚，虚火灼金所致。

（2）鼻鼾：鼻鼾是指气道不利时发出的异常呼吸声。正常人在熟睡时亦可见鼾声。若鼾声不绝，昏睡不醒，多见于高热神昏或中风入脏之危证。

2. 语言异常 语言异常多属心的病变。一般来说，沉默寡言者多属虚证、寒证；烦躁多言者，多属实证、热证。语声低微，时断时续者，多属虚证；语声高亢有力者，多属实证。

谵语与郑声均是病人在神志昏迷或朦胧时，出现的语言异常，为病情垂危，失神状态的表现。谵语表现为神志不清，胡言乱语，声高有力，往往伴有身热烦躁等，多属实证、热证。郑声表现为神志昏沉，语言重复，低微无力，时断时续，多因心气大伤、神无所依而致，属虚证。

3. 呼吸异常与咳嗽 呼吸异常与咳嗽是肺病常见的症状。肺主呼吸，肺功能正常则呼吸均匀，当外邪侵袭或其他脏腑病变影响于肺，就会使肺气不利而出现呼吸异常和咳嗽。

（1）喘：又称“气喘”，是指呼吸急促困难，甚至张口抬肩，鼻翼扇动，端坐呼吸，不能平卧的现象。呼多吸少，气不得续为虚喘。

（2）哮：呼吸急促困难，喉中痰鸣如哨声。多反复发作，不易痊愈，往往在季节转换、气候变动突然时复发。

（3）咳嗽：是肺病中最常见的症状，是肺失肃降，肺气上逆的表现。“咳”是指有声无痰；“嗽”是指有痰无声，“咳嗽”为有声有痰。

4. 呕吐嗳气与呃逆 呕吐、嗳气与呃逆均属胃气上逆所致，因病邪影响的部位不同，而见呕吐、嗳气与呃逆等不同表现。

（1）呕吐：又可分呕吐、干呕。有声有物称为呕；有物无声称为吐，如吐酸水、吐苦水等；干呕是指欲吐而无物有声，或仅呕出少量涎沫。临床上统称为呕吐。虚证呕吐多因脾胃阳虚和胃阴不足所致。

（2）嗳气：俗称“打饱嗝”，是气从胃中上逆出咽喉时发出的声音。饱食之后，偶有嗳气不属病态。临床上根据嗳气声音的强弱和气味的不同，判断病证的虚实寒热。实证多为食滞胃脘，胃气上逆或肝气犯胃所致；虚证多为脾胃气虚，胃失和降或寒邪客胃，胃阳亏虚所致。

（3）呃逆：是胃气上逆，从咽部冲出，发出的一种不由自主的冲击声，为胃气上逆，横膈拘挛所致。一般呃声高亢，音响有力的多属实、属热；呃声低沉，气弱无力的多属虚、属寒。

5. 叹息 又称“太息”。是指病人自觉胸中憋闷而长嘘气，嘘后胸中略舒的一种表现。是因气机不畅所致，以肝郁和气虚多见。

二、嗅气味

（一）病体气味

1. 口臭 是指患者张口时，口中发出臭秽之气。多见于口腔本身的病变或胃肠有热之人。口腔疾病致口臭的，可见于牙疳、龋齿或口腔不洁等。胃肠有热致口臭的，多见胃火上炎，宿食内停或脾胃湿热之证。

2. 汗气 因引起出汗的原因不同，汗液的气味也不同。外感六淫邪气，如风邪袭表，或卫阳不足，肌表不固，汗出多无气味。气分实热壅盛，或久病阴虚火旺之人，汗出量多而有酸腐之气。

3. 身臭 身体有疮疡溃烂流脓水或有狐臭、漏液等均可致身臭。

（二）病室气味

病室的气味由病体本身及其排出物等发出。瘟疫病开始即有臭气触人，轻则盈于床帐，重则充满一室。室内有血腥味，多是失血证。室内有腐臭气味，多有浊腐疮疡。室内有尸臭气味，是脏腑败坏。室内有尿臊气，多见于水肿病晚期。室内有烂苹果气味，多见于消渴病。

第三节 问 诊

实例分析 8－1

案例 扁鹊到了虢国，听说太子暴亡不足半日，还没有入土。他赶到宫门询问中庶子关于太子生病前后的种种症状。内臣说："太子得病了，气血运行、阴阳交错都出问题了，最后伤了内脏，突然昏倒而死。"扁鹊："什么时候死的？"内臣："鸡鸣的时候。"扁鹊："死尸收殓了吗？"内臣："没有，死了还不到半天。"扁鹊告诉中庶子，自己能够让太子复活。扁鹊说："太子所得的病，就是所谓的'尸厥'，其实并没有死，只是一时的昏厥。"中庶子遂带扁鹊入宫。扁鹊命弟子协助他用针砭对太子进行急救，不久太子果然醒了过来。经过扁鹊精心配药调理，二十多天后，太子的病就痊愈了。

答案解析

讨论 扁鹊是如何巧用问诊得知太子可以"复活"的呢？

问诊是医生通过询问病人或陪诊者，了解疾病的发生、发展、治疗经过、现在症状和其他与疾病有关的情况，以诊察疾病的方法。有关疾病的很多情况，如病人的自觉症状、起病过程、治疗经过、生活起居、平素体质及既往病史、家族病史等只有通过问诊才能了解。在辨证中，问诊获得的资料所占比重较大，其资料最全面，最广泛。所以问诊是中医四诊的重要一环，它对辨别疾病的阴阳、表里、寒热、虚实能提供重要的依据。

一、问诊的原则

（一）确定主诉

主诉反映的多是疾病的主要矛盾，抓住了主诉，就是抓住了主要矛盾。围绕主诉进行询问，分析归纳，初步得出所有可能的疾病诊断，再进一步围绕这些疾病诊断询问进行鉴别，从而最终得出确定的临床诊断或印象诊断。

（二）问辨结合

边问边辨。问诊时，不是全部问完之后再综合分析的，而是一边问，一边对病人或陪诊者的回答加以分析辨证，采取类比的方法，与相似证中的各个方面加以对比，搜集的资料全面准确。问诊结束时，医生的头脑中就可形成一个清晰的印象诊断或结论。

二、问诊的注意事项

（一）态度

注意力要集中，抛去其他杂念，认真询问，不可敷衍了事。态度要和蔼可亲，关注患者的心理活动，帮助患者树立起战胜疾病的信心，解除精神负担，不要给患者的心理带来不良影响。

（二）问法

为求病情真实，避免暗示性提问和逼问。

（三）语言

要通俗易懂，避免使用医学术语。

三、问诊的内容

问诊的主要内容包括一般项目、主诉、现病史、既往史、个人史、婚姻史、生育史及家族史。问诊的一般内容及主诉大致与西医问诊相同。首先抓住主诉，围绕主诉的症状，深入询问现病史等，则需根据中医学理论，从整体出发，按辨证要求，搜集资料，与西医问诊的重点有所区别。

（一）一般项目

包括姓名、性别、年龄、民族、婚姻、职业、工作单位、籍贯、住址、就诊或入院日期、记录日期、病史叙述者及可靠性等。

了解一般情况，可取得与疾病有关的资料，不同的年龄、性别、职业、籍贯等可有不同的生理状态和不同的病证。如男子可有遗精、早泄、阳痿等病；妇女可有经、带、胎、产等病。同一疾病，因年龄不同亦有虚实差异。一般来说，青壮年气血充足，患病多实；老年人气血衰，患病多虚。问职业可帮助了解某些病的病因，如水中作业，易中湿邪。还可了解某些职业病，如铅中毒、汞中毒等。问其婚否，女子已婚可了解有无妊娠、妊娠病及生产史；男子已婚可有男性功能衰退与过亢等病。问籍贯、住址可以了解地方病，如长江以南的江湖岸区有血吸虫病；蚕桑地区则多见钩虫病。

（二）主诉

主诉即迫使病人就诊的最主要、最明显的症状或体征及其持续时间。主诉包括不同时间出现的几个症状时，则应按其症状发生的先后顺序排列。一般主诉所包含的症状只能是一个或两三个，不能过多。记录主诉时，文字要准确、简洁明了，不能繁琐、笼统、含糊其辞；不能使用正式病名做为主诉；不能记录疾病演变过程。

内容包括主要症状、重要体征、体检异常及发现上述内容到就诊的时间。

如：1. 反复咳嗽、咳痰十余年，加重 3 天。2. 发现右下腹包块 1 月。3. 血糖增高 10 天。

要求：简练，重点突出。

（三）现病史

即起病到就诊时疾病的发生、发展、变化及治疗经过。

现病史，是整个疾病史的主要组成部分。了解现病史，可以帮助医生分析病情，摸索疾病的规律，在确定诊断提供依据方面有着重要意义。

1. 问起病 起病的原因、过程及症状，发生症状的部位及性质，突然发病或起病缓慢，发病的诱因。要按时间顺序询问从起病到就诊时病情发展变化的主要情况，症状的性质、部位、程度有无明显变化，其变化有无规律性，影响变化的原因或诱因是否存在，了解疾病的经过和主要症状的特点及变化规律，其总的趋势如何？例如是持续性还是间歇性，加重还是减轻，性质有无变化，病程中是否经过治疗，曾服何药，有何反应等等。还要询问自起病之初到就诊前的整个过程中被作出过的诊断与治疗情况。疾病初起曾到何处就医？诊为何病？作过何种检查？检查结果如何？作何治疗？服用何药物，剂量、用法、时间、效果如何？有否出现其他不良反应等。

2. 问现在症状

（1）问寒热：询问患者有无寒与热的感觉。患者体温高于正常，或者体温正常，但全身或局部有热的感觉，都称为发热。二者是单独存在还是同时并见，还要注意询问寒热症状的轻重程度、出现的时间、持续时间的长短、临床表现特点及其兼症等。寒热的产生，主要取决于病邪的性质和机体的阴阳盛衰两个方面。因此，通过问患者寒热感觉可以辨别病变的寒热性质和阴阳盛衰等情况。

恶寒、发热常是某些疾病的主要表现，注意有无恶寒、发热，其发作时间、发作特点和恶寒发热的关系及轻重。

①恶寒发热同时并见，多为表证或半表半里证。出现恶寒发热症状的病理变化，是外感表证初起，外邪与卫阳之气相争的反应。外邪束表，郁遏卫阳，肌表失煦导致恶寒。卫阳失宣，郁而发热。如果感受寒邪，可导致束表遏阳之势加重，恶寒症状显著；感受热邪，助阳而致阳盛，发热症状显著。

询问寒热的轻重不同表现，常可推断感受外邪的性质。如外感风寒的表寒证，表现为恶寒重，发热轻。外感风热的表热证，表现为发热重，恶寒轻。外感表虚证，表现为恶寒发热，并有恶风、自汗、脉浮缓。外感表实证，表现为恶寒发热，兼有头痛、身痛、无汗、脉浮紧。外邪侵入机体，在由表入里的过程中，邪气停留于半表半里之间，既不能完全入里，正气又不能抗邪外出，此时正邪相争处于相持阶段，则见寒热往来。

②发热不恶寒，多为里热证。发热而无怕冷的感觉，称为但热不寒。由于热势轻重、时间长短及其变化规律的不同，临床上有壮热、潮热、微热之分。

壮热：即患者身发高热，持续不退，可伴有口渴、尿赤、便秘，属里实热证。为风寒之邪入里化热或温热之邪内传于里，邪盛正实，交争剧烈，里热炽盛，蒸达于外所致。

阴虚潮热：特点是午后或夜间发热加重，热势较低，往往仅能自我感觉，体温并不高，多见胸中烦热，手足心发热，故又称“五心烦热”。严重者有热自骨髓向外透发的感觉，称为“骨蒸潮热”。是由各种原因致阴液亏少，虚阳偏亢而生内热所致。

微热：即发热时间较长，热势较轻微，体温一般不超过38℃，又称长期低热。可见于温病后期，内伤气虚、阴虚、小儿夏季热等病证中。

③恶寒不发热，怕冷，手足发凉，体温低，为阳虚里寒证。

（2）问汗：汗由津液所化生，在体内为津液，经阳气蒸发从腠理外泄于肌表则为汗液。

正常人在过劳、运动剧烈、环境或饮食过热、情绪紧张等情况下都可以出汗。

①外感病发热恶寒而有汗者，为表虚证；发热恶寒而无汗者，为表实证。高热大汗出而不恶寒者，为里热盛。

②日间经常出汗，活动后更甚，汗后自觉发凉，气短乏力，伴少气懒言或畏寒肢冷等症状，称为自汗，多因阳虚或气虚不能固护肌表。入睡后出汗，醒来汗止，称为盗汗。多伴有潮热、颧红、五心烦

热、舌红脉细数等症，属阴虚。

③出汗局限于头部，可见于热不得外泄，郁蒸于上的湿热证。半身出汗，多属气血运行不周。

④全身汗出，大汗淋漓不止，或汗出如油，并见呼吸喘促，面色苍白，身凉肢冷，属阳气欲绝的亡阳证，是久病重病正气大伤，为正气已衰，阳亡阴竭的危候，预后不良。

（3）问饮食：注意询问是否口渴，饮水多少，食欲食量，喜冷喜热，以及口中异常味觉及气味等。

①口渴与饮水（表8－14）

表8－14　口渴与饮水的关系及临床意义

症状特点	口渴多饮，且喜冷饮	口不渴不喜饮，或喜热饮	口渴不喜饮	口干咽燥，但饮水不多
临床意义	实热证	虚寒证	湿热	阴虚内热

②食欲与进食：食欲减退，又称“纳呆”“纳少”，即病人不知饥饿、不思进食，多因伤食而致。若妇女妊娠初期，厌食呕吐者，为妊娠恶阻。饥不欲食，是患者感觉饥饿而又不想进食，或进食很少，可见于胃阴不足证。食欲亢进，多食善饥，又称为“消谷善饥”，多伴有身体逐渐消瘦等症状，属胃火亢盛，亦可见于消渴病。

③偏嗜：指嗜食某种食物或某种异物。其中偏嗜异物者，又称异嗜。若小儿异嗜，喜吃泥土、生米等异物，多属虫积。若病重不能食，突然暴食，食量较多，是脾胃之气将绝的危象，称“除中”，实际上是中气衰败，死亡前兆，属“回光返照”的一种表现。

④口中异常味觉和气味（表8－15）

表8－15　口味异常的症状特点及临床意义

症状特点	口苦	口酸腐	口淡无味	口咸	口有臭味
临床意义	肝胆郁热	胃肠积滞	脾虚湿盛	肾虚	胃火炽盛

（4）问大小便：是询问患者大小便的有关情况，如大小便的性状、颜色、气味、便量多少、排便的时间、两次排便的间隔时间、排便时的感觉及排便时伴随症状等。

①大便：问排便次数，时间，粪便性状及伴随症状。健康人一般一日或两日大便一次，为黄色成形软便，排便顺利通畅。

便秘，便次减少，排便困难，粪便量少，干燥而坚硬。新病便秘，腹满胀痛，多属实证、热证；久病，老人或产妇便秘，大便难解，多属津亏血少或气阴两虚。

腹泻，便次增多，粪便稀软不成形，甚则呈水样，排便间隔时间缩短，一日三四次以上，多为脾胃虚寒。黎明即泻，或久泻不愈，多属脾肾阳虚。大便色黑，为内有瘀血；便血鲜红，肛门肿痛，为血热等证。

②小便：问小便色、量、次数和伴随症状。健康人在一般情况下，一昼夜排尿量约为1000～1800ml，尿次白天3～5次，夜间0～1次。排尿次数、尿量，可受饮水、气温、出汗、年龄等因素的影响而略有不同。小便量少，色黄而热，多属热证。小便清长，多属虚寒证、肾阳虚证，也可见于消渴证。小便频数不禁或遗尿，多属气虚或肾气不固。尿痛或尿频、尿急，多属膀胱湿热；或伴尿血、砂石，则为淋证。排尿困难，点滴而出，为癃证；小便闭塞不通无尿，为闭证。

（5）问疼痛及不适（表8－16～8－20）

①部位：头、身、胸、胁、腹、少腹、腰、关节等不同部位的疼痛或不适反映不同脏器的病变。

②性质与程度。

表 8-16 问头痛病变

头痛部位	后头部、枕部为重，连及项背	前额疼痛连及眉棱骨	巅顶痛
临床意义	太阳经病	少阳经病	厥阴经病

表 8-17 问身痛病变

身痛性质	全身酸痛，发热恶寒	久病身痛
临床意义	外感	气血不足

表 8-18 问胸胁痛病变

胸胁痛性质	胸痛，伴发热咳喘，咳痰	久病胸痛反复发作	胁痛
临床意义	肺热	胸阳不振，夹有气血痰饮瘀阻	少阳证，或为肝气郁结

表 8-19 问腰腹关节痛病变

疼痛部位	上腹（胃脘）疼痛	腹痛	少腹疼痛	腰痛	关节疼痛
临床意义	脾胃病或食滞	肠病、虫积，或大便秘结	肝脉郁滞，或为疝气，肠痈，妇科疾病	肾虚	病邪阻于经脉

表 8-20 问疼痛性质与程度

疼痛性质与程度	游走疼痛	沉重、酸困、肿胀	冷痛、怕凉、痛剧	热痛、怕热、红肿
临床意义	病邪阻于经脉	湿证	寒证	热证
疼痛性质与程度	疼痛胀满、持续不解	隐痛、绵绵痛、时痛时止	窜痛、胀痛、时重时轻	刺痛、剧痛，痛有定处
临床意义	实证	虚证	气滞	血瘀

③一般情况下，暴痛多实，久痛多虚。疼痛拒按为实证；喜按为虚证。喜温为寒证；喜凉为热证。食后胀痛加重为实证；食后疼痛缓解为虚证。

（6）问睡眠情况：可以了解病人有无失眠或嗜睡，睡眠时间的长短、入睡难易、有梦无梦等。临床常见的睡眠失常有失眠和嗜睡。

失眠又称“不寐”，是指经常难以入睡，或睡而易醒，不易再睡，或睡而不酣，易于惊醒，甚至彻夜不眠。入睡困难或醒后不易再睡多属心阴不足，心阳不藏，或心肾不交。夜睡不安，心烦而易醒，口舌生疮，舌尖红赤为心火亢盛。梦中惊呼多为胆气虚或胃热。

神疲困倦，睡意很浓，常不自主的入睡称为嗜睡，多为气虚、阳虚，或湿困于脾，清阳不升。

（7）问耳目：即询问听觉与视觉的改变。

①问耳：患者自觉耳内鸣响，如闻蝉鸣，或如潮水，影响听觉者称为耳鸣。突发耳鸣，声大，按之鸣声不减者，多为实证。渐觉耳鸣，声音细小，如闻蝉鸣，按之鸣声减轻者，多为虚证。

患者有不同程度的听力减退，甚至听觉丧失称为耳聋。耳暴聋者多为实证，多由肝胆实火上逆，清窍失灵而成。久病耳渐聋者，多属虚证，多因精气不足，不能上充清窍所致。

②问目：视物昏暗不明，模糊不清称为目昏，多由肝肾亏虚，精血不足，目失充养所致，常见于久病或年老体弱之人。视物旋转动荡，如在舟车之上，或眼前如有蚊蝇飞动之感，称为目眩。目眩有虚实之分，实证多见于肝阳上亢、肝火上炎、肝阳化风及痰蒙清窍等；虚证多见于气虚血亏、阴精不足等。

（8）问妇女经带胎：询问月经初潮年龄、停经年龄及周期。月经的量、质、色泽及行经的天数，月经时伴见症状。已婚妇女询问胎产情况，末次月经日期。

①月经推迟，血色暗，有血块，伴痛经，多属血瘀或寒证；经量少，色淡，多为血虚；经量多而色

淡，多为气虚。月经先后无定期，伴有痛经，或经前乳房胀痛，属肝郁气滞。

②崩漏，指不规则的阴道出血。多为血热、气虚或瘀血导致。血得热则妄行，损伤冲任，经血不止，其势多急骤。脾虚，中气下陷，或气虚冲任不固，血失摄纳，经血不止，其势多缓和。

③月经不来潮，须分别是有孕还是闭经。闭经指成熟女性，月经未潮，或来而中止，停经三月以上，又未妊娠，可有血枯，血瘀，血痨及肝气郁结。如行经突然停止，应询问有无受寒或郁怒太过。

④白带，问白带的量、色和气味等。白带量多、清稀、色白、少臭或有腥味多属虚寒；白带量多、黏稠、色黄、臭秽，多属湿热。

(9) 问小儿患者病史：小儿患者病史依靠询问家属及陪带人员，除一般内容外，还应询问出生前后生长和发育状况，父母、兄妹等健康情况，预防接种史，传染病史等。

(四) 既往史

既往史又称过去病史，即就医时医生向患者问询的患者既往的健康状况和过去曾经患过的疾病等方面的问题。

1. 既往健康状况 如素体健壮，现患疾病多为实证；素体虚弱，现患疾病多为虚证或虚实夹杂证；素体阴虚，易感温燥之邪，多为热证；素体阳虚，易感寒湿之邪，多为寒证，或寒湿病证。

2. 既往患病情况 曾患过何种主要疾病（不包括主诉中所陈述的疾病）。其诊治的主要情况，现在是否痊愈，或留有何种后遗症。是否患过传染病，有无药物或其他物品的过敏史，做过何种手术治疗等，都应该加以询问。

(五) 个人史

生活经历包括出生地、居住地及经历地，尤其是生活时间较长的地区，应注意有无地方病或传染病流行。还应询问患者精神状况如何，是否受到过较大精神刺激。并问其生活习惯，饮食嗜好，有无烟酒等其他嗜好。妇女应询问月经及生育史。工作劳逸，应询问劳动性质、强度、作息时间是否正常等。

(六) 婚姻史、生育史及家族史

患者的婚姻状况，妇女的孕产情况对病情会有一定影响。家族史主要询问与患者有血缘关系的直系亲属的健康与患病情况。对患传染性和遗传性疾病者，询问病人的家族史，有助于诊断。

知识链接

十问歌

清代 陈修园

一问寒热二问汗，三问头身四问便，
五问饮食六胸腹，七聋八渴俱当辨，
九问旧病十问因，再兼服药参机变，
妇女尤必问经期，迟速闭崩皆可见，
再添片语告儿科，天花麻疹全占验。

第四节 切 诊

切诊是医生用手对病人体表某些部位进行触、摸、按、叩，从而诊察病情的方法。包括脉诊和按诊两个部分。

一、脉诊

脉诊即切脉，是医生用手指切按病人特定部位的脉搏，感知脉动应指的形象，以了解身体状态、辨别病证的诊察方法。脉诊运用历史悠久，在长期的实践中，脉诊理论和临床应用不断发展和完善，成为中医学最具特色的诊断方法之一。

脉象是手指感觉脉搏跳动的形象，或称为脉动应指的形象。中医学认为，脉象与心脏的搏动、心气的盛衰、脉管的通利和气血的盈亏及各脏腑的协调作用直接有关，因此能够反映全身脏腑功能、气血、阴阳的综合信息。

（一）诊脉部位

关于诊脉的部位，在历史上有多种认识。《素问·三部九候论》载有三部九候诊法，《灵枢·终始》提出人迎寸口相参合的诊法等。到西晋，王叔和的《脉经》中，将“独取寸口”理论完善，并确立方法，也就是直至现在临床常用的“寸口诊脉法”。

寸口诊脉法是指切按桡骨茎突内侧一段桡动脉的搏动，根据其脉象，以推测人体生理、病理状态的一种诊察方法。寸口脉分为寸、关、尺三部，通常以腕后高骨（桡骨茎突）为标记，其内侧的部位为关，关前（腕侧）为寸，关后（肘侧）为尺。两手各有寸、关、尺三部，共六部脉。

现在临床上一般是根据《黄帝内经》“上竟上”“下竟下”的原则，即上（寸脉）以候上（身躯上部），下（尺脉）以候下（身躯下部），来划分寸口三部所分候的脏腑：左寸候心，右寸候肺，并统括胸以上及头部的疾病；左关候肝胆，右关候脾胃，并统括膈以下至脐以上部位的疾病；两尺候肾，并包括脐以下至足部的疾病。

（二）诊脉方法

1. 时间 诊脉的时间以清晨未起床、未进食及未活动为最佳。临床实际中让患者在平静的环境中休息 10 分钟，使其气息调匀，情绪稳定即可。医生切脉的时间一般不应少于 50 次脉动，每手不应少于 1 分钟，双手不应少于 3 分钟。

2. 体位 患者取坐位或仰卧位，前臂和心脏近于同一水平（坐位屈肘），手腕伸直，手掌向上，在腕关节下垫一脉枕。

3. 平息 一呼一吸谓之一息。医生在诊脉时要保持呼吸自然均匀，清心宁神，以自己的呼吸计算患者脉搏的至数。平息还有利于医生思想集中，以便仔细地辨别脉象。

4. 诊脉手法 先定三关，医生面对患者，左手切按患者右手，右手按其左手；先用中指定关，然后用食指按寸脉部位，环指按尺脉部位。其次布指，寸、关、尺三部位置确定后，三指略呈弓形倾抖，指端平齐，与受诊者体表约呈 45°角为宜，以使指目（指尖与指腹交界处）紧贴于脉搏搏动处。布指疏密根据患者的身高决定。布指之后，运用指力的轻重，或结合推寻以诊察、辨识脉象。常用的指力有举、按、寻等。

（1）举法：指医生用指轻按在脉搏搏动处以体察脉象，又称浮取或轻取。

（2）按法：指医生用指重按到筋骨以体察脉象，又称沉取或重取。

（3）寻法：指医生指力从轻到重，从重到轻，左右前后推寻，以寻找脉动最明显的特征。

5. 诊脉的指法 常用的有总按和单按两种。临床时一般三指均匀用力，但亦可总按和单按配合运用，以全面掌握脉象信息。

（1）总按：即三指用大小相等的指力同时诊脉的方法。从总体上辨别寸、关、尺三部和左右两手脉象的形态、脉位、脉力等。

（2）单按：也称单诊，是用一个手指诊察一部脉象的方法。主要用于分别了解寸、关、尺各部脉象的位、数、形、势等变化特征。

（三）脉象要素与正常脉象

1. 脉象要素 中医文献常从位、数、形、势四个方面进行归纳分析，它与脉搏的频率、节律，显现的部位、长度、宽度，脉管的充盈度、紧张度，血流的流利度，心脏搏动的强弱等因素有关。近代也将脉象的因素归纳为脉位、至数、脉长、脉宽、脉力、脉律、流利度、紧张度八个方面。

（1）脉位：指脉动显现部位的浅深。脉位的深浅主要通过指力的轻重来体会。脉位表浅为浮脉；脉位深沉为沉脉。正常脉象应不浮不沉，中取即得，寸、关、尺三部有脉。

（2）脉数：指脉搏的至数和节律。一息脉来四五至为平脉；一息五至以上为数脉；一息不足四至为迟脉；出现歇止者，有促、结、代等脉的不同。

（3）脉形：指脉搏跳动的形态。如脉管较充盈，搏动幅度较大者为洪脉；脉管充盈度较小，搏动幅度较小者为细脉；脉体柔软无力者为濡脉、缓脉等。

（4）脉势：指脉搏的强弱的趋势。正常脉象，应指和缓，力度适中。脉搏应指有力为实脉；应指无力为虚脉；脉来滑利圆滑者为滑脉；脉来艰涩不畅者，为涩脉。

2. 正常脉象 正常脉象也称为平脉、常脉。正常脉搏的形象特征是：寸、关、尺三部皆有脉，不浮不沉，不快不慢，一息四五至，相当于72～80次/分（成年人），不大不小，从容和缓，节律一致，尺部沉取有一定的力量，并随生理活动、气候、季节和环境等的不同而有相应变化。古人将正常脉象的特点概括称为“有胃”“有神”“有根”。有胃，即有胃气，从容和缓、不疾不徐。有神，即脉有神气，脉律整齐，柔和有力。有根，即脉有根基，尺脉沉取应指有力。

（四）常见病理脉象及其临床意义

疾病反映于脉象的变化，称为病理脉象，简称“病脉”。根据诊察获得脉象形态的不同，近代将常见脉象分为：浮、沉、迟、数、洪、细、虚、实、滑、涩、弦、紧、结、代、促、长、短、缓、濡、弱、微、散、芤、伏、牢、革、动、疾28种。

1. 浮脉

【脉象特征】 轻取即得，重按稍减而不空，举之有余，按之不足。

【临床意义】 一般多见于表证，也可见于虚阳外越证。

【机制分析】 外邪侵袭肌表，卫阳抵抗外邪，则脉气鼓动于外，故见浮脉。但久病体虚也有见浮脉者，多浮大无力，不可误作外感论治。

生理性浮脉可见于形体消瘦之人；夏秋之时阳气升浮，脉象也可微浮。

2. 沉脉

【脉象特征】 轻取不应，重按始得，举之不足，按之有余。

【临床意义】多见于里证。若正气充盛，邪滞于里，则脉沉而有力。若脏腑虚弱，或阳虚气陷，脉气鼓动无力，则脉沉而无力。

【机制分析】病理性沉脉的形成，一为邪实内郁，正气尚盛，邪正相争于里，致气滞血阻，阳气被遏，不能鼓搏脉气于外，故脉沉而有力，可见于气滞、血瘀、食积、痰饮等病证。二为气血不足，或阳虚气乏，无力升举鼓动，故脉沉而无力，可见于各脏腑的虚证。

生理性沉脉可见于形体肥胖之人或冬季气血收敛之时。

3. 迟脉

【脉象特征】脉来迟缓，一息不足四至（相当于每分钟脉搏60次以下）。

【临床意义】主寒证，有力为实寒，无力为虚寒。亦可见于实热证。

【机制分析】阳气被遏，气血凝滞，故脉象迟而有力；阳气虚衰，鼓动无力，故脉象迟而无力。若阳明病肠热与燥屎互结，阻塞肠道，腑气壅滞不通，可见脉迟而有力。

生理性迟脉可见于久经锻炼的运动员或常人静息状态下。

4. 数脉

【脉象特征】脉来急促，一息五至以上（相当于脉搏90～120次/分）。

【临床意义】多见于热证，有力为实热，无力为虚热。

【机制分析】热邪亢盛，逼迫气血运行加速，故见脉象数而有力；久病阴虚，虚热内生，脉象细数无力。

生理性数脉可见于儿童（每分钟110次左右）和婴儿（每分钟120次左右）。正常人在运动和情绪激动时，脉率也可加快。

5. 洪脉

【脉象特征】脉体宽大，充实有力，来盛去衰，状若波涛汹涌。

【临床意义】多见于阳明气分热盛证。亦主邪盛正衰。

【机制分析】外感热病，阳明气分热盛，邪热充斥内外上下，邪正交争剧烈，气血涌盛，脉管扩大，故脉大而充实有力。

生理性洪脉可见于夏季，夏季阳气亢盛，脉象稍显洪大。

6. 细脉

【脉象特征】脉细如线，但应指明显。

【临床意义】多见于气血两虚，湿邪为患。

【机制分析】营血亏虚不能充盈脉道，气虚则无力鼓动血液运行，故脉体细小而软弱无力。湿邪阻遏脉道，气血运行受限，也见脉细小而缓。若温热病神昏谵语见细数脉，是热邪深入营血或邪陷心包的证候。

生理性细脉可见于冬季，因寒冷外束，脉道收缩，故脉象略见沉细。

7. 微脉

【脉象特征】极细极软，按之欲绝，若有若无。

【临床意义】多见于气血大虚，阳气衰微。

【机制分析】营血大虚，脉失充盈，则见脉微细。阳气虚衰，鼓动无力，故见脉微而欲绝。久病脉微，是正气将绝；新病脉微，主阳气暴脱。

8. 散脉

【脉象特征】浮散而无根，稍按则无，至数不齐。

【临床意义】多见于元气离散，脏腑精气衰败。

【机制分析】气血衰败，阴阳不敛，元气欲绝，脉气涣散不收，以致脉象浮乱无根，节律紊乱，古人形容为“散似杨花无定踪”。

9. 虚脉

【脉象特征】三部脉举之无力，按之空虚，应指松软。

【临床意义】多见于气血两虚证。

【机制分析】气不足以运其血，故脉来无力。血不足以充其脉，则脉道空虚。因此，虚脉可提示气、血及脏腑诸虚。

10. 实脉

【脉象特征】三部脉举按均有力。

【临床意义】多见于实证，亦见于常人。

【机制分析】邪气亢盛而正气不虚，正邪相搏，气血壅盛，脉道坚满，故应指有力。

11. 滑脉

【脉象特征】往来流利，如珠走盘，应指圆滑。

【临床意义】主痰饮、食滞、实热。

【机制分析】痰饮、食滞壅盛于脉道，鼓动脉气，故脉见应指圆滑流利。

生理性滑脉可见于妇女妊娠期。正常人脉滑而冲和，是营卫充实之象，亦属正常脉象。

12. 涩脉

【脉象特征】脉细而迟，往来艰涩不畅，如轻刀刮竹。

【临床意义】主精伤血少，或气滞血瘀，痰食内阻。

【机制分析】精亏血少，不能充养经脉，脉中气血往来不畅，故脉象涩而无力。若气滞血瘀或痰食胶固，气机受阻，血行壅滞，则脉象涩而有力。

13. 长脉

【脉象特征】首尾端直，超过本位。

【临床意义】多见于阳热内盛等有余之证。亦可见于健康人。

【机制分析】阳热亢盛，痰火内蕴，正气未衰，使脉气盈满，长而有力，前、后超过寸、尺。

长脉也可见于正常人，其脉象长而和缓有力，是气血充足、运行通畅，精神健旺之象。

14. 短脉

【脉象特征】首尾俱短，不及三部。

【临床意义】有力为气郁，无力为气虚。

【机制分析】气虚不足，无力鼓动血行，故脉短而无力，所谓“短则气病”。又有因气郁血瘀，或痰滞食积，阻碍脉道，以致脉气不伸而见短脉，则短涩而有力。

15. 弦脉

【脉象特征】端直而长，如按琴弦。

【临床意义】主肝胆病，疼痛，痰饮，亦可见于胃气衰败。

【机制分析】肝主疏泄，调畅气机，以柔和为贵。邪气滞肝，疏泄失常，气机郁滞，或痰饮内阻，或经络不通而痛，脉气皆因此而紧张，则出现弦脉。若虚劳内伤，中气不足，肝病乘脾，亦见弦脉。若弦细而劲急，如循刀刃，便是胃气全无，病多难治。

生理性弦脉可见于春季，应自然界生发之气，故脉弦而柔和。老年人阴血不足，血脉失于濡养而失柔和之性，亦可见弦脉。

16. 紧脉

【脉象特征】脉来紧张，状如牵绳转索。

【临床意义】主寒证、疼痛、食积等。

【机制分析】寒邪侵袭人体，寒性收引，阻碍阳气运行，正气与寒邪相搏，导致脉道紧张而拘急，而见紧脉。寒邪在表，脉象浮紧。寒邪在里，脉象沉紧。剧痛、宿食之紧脉，多因寒邪、食积与正气相搏所引起。

17. 缓脉

【脉象特征】一息四至，来去缓怠。

【临床意义】主湿病，脾胃虚弱。

【机制分析】湿性黏滞，气机为湿所困，或脾胃虚弱，气血不足，脉道失于充盈，无力鼓动，故脉象缓怠无力，弛纵不张。患病之人脉象转缓，是正气恢复之征。

生理性缓脉，从容不迫，应指均匀，和缓有力，是神气充沛的正常脉象。

18. 芤脉

【脉象特征】浮大中空，如按葱管。

【临床意义】主失血、伤阴等证。

【机制分析】因突然失血过多，血量骤减，营血不足，无以充脉，或津液大伤，血不得充，血失阴伤则阳无所附而散于外，故见芤脉。

19. 革脉

【脉象特征】浮而搏指，中空外坚，如按鼓皮。

【临床意义】多主亡血、失精、半产、漏下等证。

【机制分析】由于正气不固，精血不藏，则气无所恋而浮越于外，以致脉来如按鼓皮，外强中干。

20. 牢脉

【脉象特征】沉而实大弦长，坚牢不移。

【临床意义】主阴寒内实、疝气癥积证。

【机制分析】因阴寒内积，阳气沉潜于下所致，牢脉主实，有气血之分，癥积肿块，是实在血分；瘕聚疝气，是实在气分。

21. 弱脉

【脉象特征】沉细无力而软。

【临床意义】主气血俱虚、阳虚。

【机制分析】血虚脉道不充，则脉细；气虚则脉搏乏力；阳虚则无力鼓动于脉，则脉道沉软。久病正虚，则脉弱为顺，新病邪实，则脉弱为逆。

22. 濡脉

【脉象特征】浮细无力而软。

【临床意义】主诸虚，又主湿证。

【机制分析】因阴虚不能敛阳则脉浮软。精血不充则细而无力。湿邪阻压脉道，也见濡脉。

23. 伏脉

【脉象特征】重按推筋着骨始得，甚则暂伏而不显。

【临床意义】主里证，常见邪闭、厥证，也主痛极。

【机制分析】多因邪气内伏，脉气不得宣通所致。伏而无力为气血虚损，阳气欲绝，不能鼓脉于体表所致。若两手脉涩伏，同时与趺阳脉都不见者，属险候。

24. 动脉

【脉象特征】脉形如豆，滑数有力，厥厥动摇，关部尤显。

【临床意义】主疼痛、惊恐。

【机制分析】痛则阴阳不和，气为血阻；惊则气血紊乱，脉行躁动不安。故脉道随气血冲动而滑数有力，气为血阻则脉体较短。

25. 促脉

【脉象特征】脉来数而时一止，止无定数。

【临床意义】主阳盛实热，气血痰食停滞；亦主脏气衰败。

【机制分析】阳盛热结，阴不和阳，故脉来急数有力而时见歇止。若真元衰惫，心气亏损，以致脉气不相接续，则脉促而细小无力，多属虚脱之象。

26. 结脉

【脉象特征】脉来缓慢，时有中止，止无定数。

【临床意义】主阴盛气结，寒痰血瘀；亦主气血虚衰。

【机制分析】阴盛而阳不和，故脉来缓慢而时一止。寒痰血瘀，气郁不疏，脉气阻滞，故见结脉。久病虚损，气血虚弱，脉气不继，多见结而无力。

27. 代脉

【脉象特征】脉来中止，止有定数，良久方来。

【临床意义】主脏气衰微、痛证、惊恐、跌仆损伤。

【机制分析】脏器衰微，气血亏损，元气不足，以致脉气不能衔接而止有定数。

28. 疾脉

【脉象特征】脉来急疾，一息七八至。

【临床意义】主阳极阴竭，元气欲脱之病证。

【机制分析】疾而按之愈坚是阳亢无制，真阴垂绝之候。

生理疾脉可见于剧烈运动后。婴儿脉来一息七至也是平脉，不作疾脉论。

（五）相兼脉与真脏脉

1. 相兼脉 是指两种或两种以上单一或复合脉象相兼出现的脉。相兼脉的主病，一般等于各组成脉象主病的总和。由于临床病情错综复杂，故相兼脉十分常见。

浮紧脉，主外感风寒之表寒证，或风寒湿痹证。

浮缓脉，主风邪伤卫，营卫不和，太阳中风证。

浮数脉，主风热袭表的表热证。

浮滑脉，主表证夹痰，常见于素体痰盛而又感受外邪者。

沉迟脉，主里寒证，常见于脾肾阳虚，阴寒凝滞。

沉弦脉，主肝郁气滞，或水饮内停。

沉涩脉，主血瘀，尤常见于阳虚而寒凝血瘀者。

沉缓脉，主脾虚而水湿停留。

沉细数脉，主阴虚内热或血虚。

弦数脉，主肝郁化火或肝胆湿热、肝阳上亢等证。

弦紧脉，主寒证、痛证，常见于寒滞肝脉，或肝郁气滞所致疼痛。

弦细脉，主肝肾阴虚、血虚肝郁或肝郁脾虚证。

弦滑数脉，主肝郁夹痰、肝胆湿热，或肝阳上亢、痰火内蕴等证。

滑数脉，主痰热、湿热或食积化热。

洪数脉，主气分热盛，多见于外感热病的中期。

2. 真脏脉 凡无胃、无神、无根的脉象，便是真脏脉，又称怪死脉、绝脉等。是脏腑之气衰竭，胃气败绝的病证。共有釜沸脉、鱼翔脉、虾游脉、屋漏脉、雀啄脉、解索脉、弹石脉七类。真脏脉绝大部分属心律失常的脉象，以心脏器质性病变为主，预示疾病已发展到极严重的阶段，但并非都是必死不治之证，仍应尽最大努力进行救治。

（六）诊妇人脉与小儿脉

1. 诊妇人脉 妇人有经、孕、产等特有的生理变化及相关疾病，其脉象亦出现相应改变。

（1）诊月经脉，妇女经期气血调和，则脉现滑数。妇人左关尺脉，忽洪大于右手，口不苦，身不热，腹不胀，是月经将至。寸关脉调和，而尺脉弱或细涩者，月经多不利。妇人闭经有虚实之分。尺脉虚细涩，是精血亏损的虚证。尺脉弦涩者，是气滞血瘀的实证。脉象弦滑者，多是痰湿阻于胞宫。

（2）诊妊娠脉，两精相搏，妇人月经停止，脉象滑数冲和，尺脉尤显，兼饮食偏嗜者，为妊娠之候。

2. 诊小儿脉 小儿脉与成人脉不同，其寸口部位短，难分寸关尺，常采用“一指定三关”法。3 岁以内小儿，往往以望指纹代替脉诊。

（1）一指三部诊法：用左手握小儿手，对 3 岁以下的小儿，医生用右手拇指或食指按在掌后高骨脉上，不分三部，以定至数为主；对 3～5 岁的小儿，则以高骨中线为关，以一指向两侧翻动以寻三部；6～8岁可以向高骨两侧挪动拇指诊三部；9～10 岁可以次第下指，依寸关尺部诊脉；10 岁以上可以按成人三部诊法进行。

（2）小儿脉象主病：2～3 岁小儿，一息六七至为平脉；5～10 岁小儿，六至为平脉。小儿疾病一般都比较单纯，主要以浮沉、迟数辨表里寒热，以有力无力定虚实。浮脉多见于表证，浮而有力为表实，浮而无力为表虚。沉脉多见于里证，沉而有力为里实，沉而无力为里虚。迟脉多见于寒证，迟而有力为实寒，迟而无力为虚寒。数脉多见于热证，浮数为表热，沉数为里热，数而有力为实热，数而无力为虚热。

二、按诊

按诊是指医生直接用手触摸或按压患者身体的某些部位，了解病体局部的冷热、润燥、软硬或其他异常变化，从而推断疾病部位、性质等情况的诊察方法。按诊的手法有触、摸、按、叩四种。触、摸、按三法，指力轻重不同，所达部位深浅不同。叩法指医生用手叩击患者身体某部，根据叩击音、波动感或震动感，了解病变情况。根据叩击的方法不同，又分为直接叩击法和间接叩击法两种。

（一）按胸胁

胸胁即前胸和侧胸部的统称。主要是诊察心、肺、肝、胆等重要脏腑的病变。按胸胁包括按胸部和按胁肋部两部分。

1. 按胸部 注意虚里、胸廓及妇女乳房的检查。

（1）按虚里：虚里即心尖搏动处，虚里按之其动微弱者为不及，是宗气内虚之征。若动而应衣为太过，是宗气外泄之象。

（2）按胸廓：前胸高起，叩之呈鼓音，听音清者，为肺胀。若胸痛，叩之音浊或呈实音，可为热邪壅肺或饮停胸胁。胸部外伤可见局部青紫肿胀且拒按。

（3）按乳房：乳房局部有压痛，伴红肿灼热，常见于乳痈。当乳房内有肿块时，应注意肿块的数目、大小、形状、硬度、压痛和移动度以及腋窝、锁骨下淋巴结的情况。肿块迅速增大，质地变硬，形状不规则，表面凹凸不平，边界不清，应考虑乳癌可能。

2. 按胁部 胁下一般不能触及肝脏。胁痛喜按，多为肝虚。胁痛拒按，每因咳嗽、转体而加剧，为悬饮。右胁胀痛，触之有热感，手不可按者，可能为肝痈。胁下肿块，刺痛拒按，多为血瘀。右胁下肿块，按之表面凹凸不平，考虑肝癌可能。疟疾后左胁下触及痞块，按之硬者为疟母。

（二）按脘腹

脘腹泛指剑突至耻骨联合的体表部位。剑突的下方称为心下，能反映心、膈功能。心下至脐上为大腹，其上半部称为胃脘。脐周部位称为脐腹。脐下至耻骨联合为小腹，为肠、胞宫、膀胱部位。小腹两侧称为少腹，主要为肝经所络。

腹痛喜按，按之痛减，腹壁柔软者，多为虚证。腹痛拒按，按之痛甚，并伴有腹部硬满者，多为实证。腹部按之肌肤凉而喜温者，属寒证；腹部按之肌肤灼热而喜凉者，属热证。局部肿胀拒按者，多为内痈。按之疼痛，固定不移，多为内有瘀血。按之胀痛，病处按此联彼者，多为气滞。腹部肿块，按之有形，推之不移，痛有定处者，为癥积，病属血分；肿块推之可移，或痛无定处，聚散不定者，为瘕聚，病属气分。肿块形状不规则，表面不光滑，坚硬如石者，为恶候。

（三）按肌肤

触摸某些部位的肌肤，通过诊察其寒热、润燥、滑涩、疼痛、肿胀、皮疹、疮疡等情况，以分析病证的寒热、虚实及气血、阴阳盛衰。

1. 寒热 按肌肤的寒热可了解人体阴阳盛衰、表里虚实和邪气轻重。如肌肤寒冷，为阳气衰弱。肌肤灼热，为阳热炽盛。身体灼热初按热甚，久按转轻者，为热在表；久按热愈甚者，为热在里。

2. 润燥滑涩 按肌肤的润燥滑涩可了解患者汗出情况及气血津液盛衰。皮肤干燥者，多为无汗或津液不足。肌肤滑润为气血充盛表现；肌肤枯涩为气血不足表现。肌肤甲错为瘀血日久，血虚不荣。

3. 肿胀 用手按压肌肤肿胀之处，以辨水肿与气肿。如用手按之有凹陷，不能即起者，为水肿；如用手按之有凹陷，皮肤粗厚，举手即起，按之无压痕者，为气肿。

（四）按手足

通过触摸患者手足部位的冷热程度，判断病情的寒热虚实及表里内外顺逆。按诊的重点在手足心寒热的程度。手足俱冷者，多属寒证；手足俱热者，多属热证。手足背热甚者，多为外感发热；手足心热甚者，多为内伤发热。

（五）按腧穴

按压身体某些特定穴位，通过穴位局部的变化来判断内脏病变。腧穴是脏腑经络之气转输之处，是内脏病变在体表的反应点。按腧穴要注意发现穴位上是否有结节或条索状物，有无压痛或其他敏感反应，然后结合望、闻、问诊所得的资料综合判断内脏疾病。

答案解析

目标检测

一、选择题

（一）A 型题（最佳选择题）

1. 患者表现为表情淡漠，寡言少语，闷闷不乐，哭笑无常等症状。其临床意义是（　）

A. 失神　B. 少神　C. 假神　D. 乱神　E. 无神

2. 下列除哪项外均属白色所主病证（　）

A. 气虚　B. 血脱　C. 虚证　D. 寒证　E. 水饮

3. 小儿头形过大或过小，伴有智力低下者，多为（　）

A. 脾虚　B. 心火旺盛　C. 气虚　D. 水肿　E. 肾精亏虚

4. 紫舌的主病是（　）

A. 气滞　B. 血瘀　C. 痰凝　D. 津亏　E. 中毒

5. 口有臭味可为（　）

A. 肝胆郁热　B. 胃肠积滞　C. 心火亢盛　D. 脾虚湿盛　E. 胃火炽盛

6. 知饥不食，舌红少苔常见于（　）。

A. 胃气虚证　B. 胃热证　C. 肝胃不和证　D. 胃阴虚证　E. 食滞胃脘证

7. 舌胖大，有齿痕，所属的是（　）。

A. 肺气虚　B. 脾气虚　C. 肾阴虚　D. 肝血虚　E. 心血虚

8. 发音无力或不接续，语言重复，神疲乏力，称之为（　）

A. 谵语　B. 独语　C. 郑声　D. 错语　E. 狂语

9. 小儿阵发惊呼，发声尖锐，多为（　）

A. 中风　B. 受惊　C. 湿证　D. 虚证　E. 惊风

10. 入睡后出汗，醒来汗止，称为（　）

A. 自汗　B. 盗汗　C. 绝汗　D. 战汗　E. 大汗

11. 月经推迟，血色暗，有血块，伴痛经，多属（　）

A. 气虚　B. 气血虚　C. 血瘀　D. 血虚　E. 气滞

12. 恶寒发热交替出现，多为（　）

A. 里热证　B. 虚热证　C. 实热证　D. 半表半里证　E. 阳虚里寒证

13. 浮紧脉主（　）

A. 里热证　B. 表寒证　C. 实热证　D. 半表半里证　E. 阳虚里寒证

14. 沉细无力而软为（　）

A. 弱脉　B. 濡脉　C. 紧脉　D. 伏脉　E. 微脉

（二）B 型题（配伍选择题）

A. 呼吸不畅，胸闷气短　B. 呼吸有力，声高气粗　C. 呼吸困难，短促急迫
D. 呼吸困难，喉中有声　E. 呼多吸少，气不得续

1. 实热多见（　）。
2. 虚喘多见（　）。
3. 哮证可见（　）。

（三）X 型题（多项选择题）

1. 正常舌象应具有的特点是（　）
A. 舌体灵活自如　B. 荣润有神　C. 色淡红苔薄白
D. 湿润而滑　E. 胖瘦适中

2. 舌生芒刺的临床意义可以是（　）
A. 热入营血　B. 胃脘食滞　C. 肝胆火盛　D. 心火亢盛　E. 气分热极

二、简答题

1. 简述脉诊的方法。
2. 简述平脉的特点。

书网融合……

知识回顾　微课　习题

第九章　辨　证

PPT

学习引导

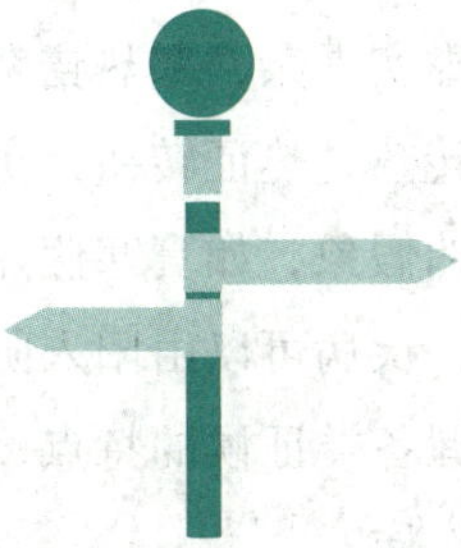

辨证是中医学特有的一种对疾病进行研究和处理的方法，也是中医学的基本特点之一。注意此处为“辨证”而非“辩证”。

中医学辨证就是将四诊所收集的资料，运用中医学理论进行分析、综合，然后辨别、确立证候，为确定治则、治法提供依据。中医学几千年的发展历程，经过历代医家的实践、总结，临床辨证方法灵活多变，除最基础的八纲辨证外，尚有脏腑辨证、气血津液辨证、卫气营血辨证等，为中医认识和诊治疾病提供了多种多样的辨证方法。

各种辨证方法的概念和辨证要点是什么？怎样鉴别？

学习目标

1. 掌握　八纲辨证的概念、表里证鉴别要点、寒热证鉴别要点、虚实证的鉴别要点。

2. 熟悉　表证、里证、寒证、热证、虚证、实证、阴证、阳证的含义。

3. 了解　八纲辨证具有纲领性强、适用面广的特点。学会中医辨证的科学思维方法和临床应用。

第一节　八纲辨证

八纲，即阴、阳、表、里、寒、热、虚、实八个辨证的纲领，是辨证论治的理论基础之一。

一、八纲辨证的概念

八纲辨证是医师通过四诊，掌握了病情资料之后，根据病变位置的深浅，病邪的寒热性质，人体正气的强弱、病证类别的阴阳等多方面的情况，进行分析综合，归纳为八类不同证候的方法。

尽管疾病的表现极其复杂，但基本上都可以用八纲辨证加以归纳。如病位的浅深，分为表证、里证；疾病的性质，分为寒证、热证；邪正的盛衰，分为实证、虚证；疾病的类别，分为阴证、阳证。这样，即使临床表现错综复杂，皆可运用八纲辨证将其归纳为表里、寒热、虚实、阴阳四对纲领性证候。其中，阴阳又可以概括其他六纲，即表证、热证、实证为阳；里证、寒证、虚证属阴，故阴阳又是八纲中的总纲。

八纲是分析疾病共性的辨证方法，是各种辨证的总纲。在诊断过程中，有执简驭繁，提纲挈领的作用。任何一种辨证，都离不开八纲，所以说八纲辨证是各种辨证的基础。

二、八纲辨证的意义

八纲是对疾病过程中机体反应状态最基本的概括，是对辨证诊断提出的最基本的原则性要求。其中表里是辨别疾病病位浅深的基本纲领；寒热是辨别疾病性质的基本纲领；虚实是辨别邪正盛衰的基本纲领；阴与阳则是区分疾病类别、归纳证候的总纲，可涵盖表、里、寒、热、虚、实六纲。通过八纲可找出疾病的关键，掌握其要领，确定其类型，预测其趋势，为治疗指出方向。

八纲辨证并不意味着把各种证候截然划分为八个类型，它们是相互联系而不可分割的。如表里与寒热虚实相联系，寒热与虚实表里相联系，虚实又与寒热表里相联系。由于疾病的变化，往往不是单纯的，而是经常会出现表里、寒热、虚实交织在一起的夹杂情况，如表里同病，虚实夹杂，寒热错杂。在一定的条件下，疾病还可出现不同程度的转化，如表邪入里，里邪出表，寒证转热，热证转寒，实证转虚，虚证转实等。在疾病发展到一定阶段时，还可以出现一些与疾病性质相反的假象，如真寒假热，真热假寒，真虚假实，真实假虚等。阴证、阳证也是如此，阴中有阳，阳中有阴，疾病可以由阳入阴，由阴出阳，又可以从阴转阳，从阳转阴。因此，进行八纲辨证，不仅要熟练地掌握各类证候的特点，还要注意它们之间的相兼、转化、夹杂、真假，才能正确而全面地认识疾病、诊断疾病。

八纲辨证对疾病本质的认识，还不够深刻和具体。如里证的概念就非常广泛，八纲辨证尚不能明确属何脏何腑的病变；寒与热不能概括湿、燥等邪气的病理性质；虚证、实证各有种种不同的具体病变内容。因此，八纲毕竟只是“纲”，八纲辨证是比较笼统、抽象的辨证，临床上应当结合其他辨证分类方法，对疾病的证候进行深入的分析判断。

三、八纲辨证的基本证候

八纲辨证的基本内容，主要包括既相互独立，又相互联系的四对基本证候：表证与里证、寒证与热证、虚证与实证、阴证与阳证。

（一）表里辨证

表里是概括和辨别疾病病位外内和病势浅深的一对纲领，还可以预测病势趋向。如：在人体结构中，身体的皮毛、腠理、经络在外属表；脏腑、骨髓、血脉为内属里。

表里辨证，在外感病辨证中有重要的意义。可以察知病情的轻重，明确病变部位的浅深，预测病理变化的趋势。表证病浅而轻，里证病深而重。表邪入里为病进，里邪出表为病退。了解疾病的轻重进退，就能掌握疾病的演变规律，取得治疗上的主动权，采取适当的治疗措施。

1. 表证

【概念】 表证是指六淫、疫疠等邪气经皮毛、口鼻侵入时所产生的证候。一般见于外感病的初起阶段，多起病急，病轻易治，病程较短。

【临床表现】 恶寒（或恶风）发热，头身疼痛，舌苔薄白，脉浮，兼有鼻塞、流涕、咳嗽、喷嚏、咽喉痒痛等。

【证候分析】 表证以外邪袭表、阻遏卫气为主要病因病机。

由于六淫邪气客于肌表，阻遏卫气的正常宣发，郁而发热。卫气受遏，失去温养肌表的功能，肌表得不到正常的温煦，故见恶寒。邪气郁于经络，气血流行不畅，导致头身疼痛。肺主皮毛，鼻为肺窍，邪气从皮毛、口鼻而入肺，肺系皆受邪气，肺气失宣，故鼻塞、流涕、咳嗽。喷嚏、咽喉痒痛诸证常常并见。邪气在表，未伤及里，故舌苔可无变化，仍以薄白为主。正气奋起抗邪，脉气鼓动于外，故脉浮。

【辨证要点】 以新起恶寒发热，头身疼痛，脉浮为主要表现。

2. 里证

【概念】 里证是疾病深在于里（脏腑、气血、骨髓）的一类证候。它与表证相对而言，多见于外感病的中、后期或内伤疾病。里证的范围甚广，除了表证以外，其他疾病都可以说是里证。里证的特点也可归纳为四点：一是病因复杂，二是病位深，三是病情一般较重，四是病程较长。

【临床表现】 里证病因复杂，病位广泛，症状繁多，以脏腑、气血、阴阳失调为主要临床表现，常以或寒或热，或虚或实的形式出现，故详细内容见各种辨证。现仅举几类常见症脉：发热（壮热、恶热或微热、潮热），烦躁神昏，口渴引饮，或畏寒肢冷，倦卧神疲，口淡多涎，大便秘结，小便短赤或大便溏泄，小便清长，腹痛呕恶，苔厚脉沉等。

【证候分析】 里证的形成，以或因表邪内传入里、侵犯脏腑，或因外邪直接侵犯脏腑，或因七情刺激、饮食不节、劳逸过度等因素，损伤脏腑、气血、阴阳，导致脏腑功能失调、气血阴阳逆乱为主要病因病机。

以上所列仅是寒热虚实各里证中可能出现的一些常见症脉。就热型与寒象看，里证当是但热不寒或但寒不热，热可以是壮热、恶热、微热、潮热等。壮热、恶热是热邪入里，里热炽盛所致；微热、潮热则见于内伤阴虚，虚火上炎。寒象表现为畏寒，得衣被可以缓解，此乃由于机体自身阳气不足或寒邪内侵，损伤阳气，阳虚生寒的结果。烦躁神昏是实热扰乱心神的表现；口渴引饮、小便短赤是实热耗伤津液所致；大便秘结由热结肠道，津液枯竭，传导失司所致。阳气不足者，多见蜷卧神疲，虚寒者可见口淡多涎，脾虚不运者可见大便溏泄。腹属阴，为脏腑所居之处，腹痛呕吐，便秘溏泻，小便短赤或清长，均是里病的标志。苔厚，脉沉，均为疾病在内之征。

【辨证要点】 以脏腑功能失调、气血阴阳逆乱的症状为主要表现。

3. 表证和里证的鉴别 辨别表证和里证，主要是审察其寒热、舌象、脉象等变化。一般说来，外感病中，发热恶寒同时并见的属表证，但热不寒，但寒不热或无寒热的属里证。表证舌苔不变化，里证舌苔多有变化。脉浮主表证，脉沉主里证（表9-1）。

表9-1 表证和里证的鉴别

	病史	寒热	内脏证候	舌象	脉象
表证	新病程短，病急位浅	寒热并见	身痛、流涕，内脏症状不显	舌苔变化不显	多见脉浮
里证	久病程长，病缓位深	但热不寒、但寒不热，或无寒热	咳喘、心悸、腹痛、呕泻等明显内脏症状	舌苔多有变化	沉脉或其他脉

知识链接

半表半里证

外邪由表内传，尚未入于里；或里邪透表，尚未至于表，邪正相搏于表里之间，称为半表半里证。其表现为寒热往来，胸胁苦满，心烦喜呕，默默不欲饮食，口苦，咽干，目眩，脉弦等。

这种关于半表半里的认识，基本上类同六经辨证的少阳病证。这个证候是张仲景在《伤寒论》中首先提出的，并且开创和解治法之先河。“和”思想在中华民族传统文化和社会生活中起着非常重要的作用，并且深刻地影响着中医药文化的形成与发展。

（二）寒热辨证

寒热是辨别疾病性质的两个纲领。寒证与热证反映机体阴阳的偏盛与偏衰。阴盛或阳虚表现为寒证；阳盛或阴虚表现为热证。寒热辨证在治疗上有重要意义。《素问·至真要大论篇》云“寒者热之，热者寒之。”二者治法正好相反，所以寒热辨证，必须确切无误。

1. 寒证

【概念】寒证，是疾病的本质属于寒性的证候。可以由感受寒邪而致，也可以由机体自身阳虚阴盛而致。

由于寒证的病因与病位不同，又可分别出几种不同的证型。如感受寒邪，有侵犯肌表，有直中内脏，故有表寒、里寒之别。内寒的成因有寒邪入侵者，有自身阳虚者，故又有实寒、虚寒之分。这里先就寒证的共性进行分析。

【临床表现】各类寒证的临床表现不尽一致，但常见的有：恶寒喜暖，面色白，肢冷蜷卧，口淡不渴，痰、涎、涕清稀，小便清长，大便稀溏，舌淡苔白润滑，脉迟或紧等。

【证候分析】本证多因外感寒邪，或过食生冷，或内伤久病，致阴寒内盛、阳气耗伤为主要病因病机。

阳气不足或为外寒所伤，不能发挥其温煦形体的作用，故见形寒肢冷，蜷卧，面色白。阴寒内盛，津液不伤，所以口淡不渴。阳虚不能温化水液，以致痰、涎、涕、尿等排出物皆为澄澈清冷。寒邪伤脾，或脾阳久虚，则运化失司而见大便稀溏。阳虚不化，寒湿内生，则舌淡苔白而润滑。阳气虚弱，鼓动血脉运行之力不足，故脉迟。寒主收引，受寒则脉道收缩而拘急，故见紧脉。

【辨证要点】以恶寒喜暖，肢冷蜷卧，面白，分泌物及排泄物清稀，舌淡苔白润滑，脉迟或紧为主要表现。

2. 热证

【概念】热证，是疾病的本质属于热性的证候。可以由感受热邪而致，也可以由机体自身阴虚阳亢而致。

根据热证的病因与病位的不同，亦可分别出几种不同的证型。如外感热邪或热邪入里，便有表热、里热之别。里热中，有实热之邪入侵或自身虚弱造成，则有实热和虚热之分。这里仅就热证的共性进行分析。

【临床表现】各类热证的证候表现也不尽一致，但常见的有：恶热喜冷，口渴喜冷饮，面红目赤，烦躁不宁，痰、涕黄稠，吐血、衄血，小便短赤，大便干结，舌红苔黄而干燥，脉数等。

【证候分析】本证多因外感热邪，或寒邪入里化热，或七情过激郁而化热，或饮食不节蓄积为热，或房劳损伤阴精、虚热内扰而致阳热亢盛或阴虚内热为主要病因病机。

阳热偏盛，则恶热喜冷。火热伤阴，津液被耗，故小便短赤，津伤则需引水自救，所以口渴喜冷饮。火性上炎，则见面红目赤。热扰心神，则烦躁不宁。津液被阳热煎熬，则痰涕等分泌物黄稠。火热之邪灼伤血络，迫血妄行，则吐血、衄血。肠热津亏，传导失司，势必大便秘结。舌红苔黄为热证，舌干少津为伤阴，阳热亢盛，血行加速故见数脉。

【辨证要点】以发热、面赤、分泌物及排泄物稠浊、舌红脉数为辨证要点。

3. 寒证和热证的鉴别 辨别寒证与热证，不能片面地根据某一症状作判断，要对疾病的全部临床表现进行综合观察、分析，尤其是寒热的喜恶、口渴与不渴；面色的赤白、四肢的凉温，以及二便、舌象、脉象等方面更应细致观察（表9－2）。

表 9－2 寒证和热证的鉴别

	寒热	口渴	面色	四肢	体态	痰涕	二便	舌象	脉象
寒证	恶寒喜暖	口淡不渴	白	冷	踡卧少动	清稀色白	大便稀溏，小便清长	舌淡苔白而润滑	迟或紧
热证	恶热喜冷	渴喜冷饮	赤	热	仰卧躁动	稠浊色黄	大便干结，小便短赤	舌红苔黄而干	数

（三）虚实辨证

虚实是辨别邪正盛衰的两个纲领。《素问·通评虚实论篇》谓："邪气盛则实，精气夺则虚。"虚指正气不足；实指邪气盛实。虚证反映人体正气虚弱而邪气也不过于亢盛。实证反映邪气亢盛，正气尚未虚衰，邪正交争剧烈。虚实辨证，可以掌握病者邪正盛衰的情况，为治疗提供依据，实证宜攻，虚证宜补。只有辨证准确，才能攻补适宜，避免虚虚实实之误。

1. 虚证

【概念】虚证是由于人体正气虚弱从而导致各种临床表现的病理概括。虚证的形成，有先天不足，后天失养和疾病耗损等多种原因。包括精、气、血、阴、阳、津液不足，以及脏腑虚损。

【临床表现】各种虚证的表现不尽一致，很难全面概括，临床一般久病、病缓者多为虚证，耗损过度者多为虚证，体质素弱者多为虚证。常见的有：面色淡白或萎黄，精神萎靡、神疲乏力，心悸气短，形寒肢冷，自汗，大便滑脱，小便失禁，舌淡胖嫩，脉虚沉迟；或为五心烦热，消瘦颧红，口咽干燥，潮热盗汗，舌红少苔，脉细数。

【证候分析】虚证的病因病机为先天不足或后天失养导致精、气、血、阴、阳、津液不足，以及脏腑虚损。主要表现在伤阴或伤阳两个方面。

若伤阳者，以阳气虚的表现为主：由于阳失温运，固摄无权，所以见面色淡白，形寒肢冷，神疲乏力，心悸气短，大便滑脱，小便失禁等。若伤阴者，以阴精亏损的表现为主：由于阴不制阳，失去濡养、滋润的功能，故见手足心热，心烦心悸，面色萎黄或颧红，潮热盗汗。阳虚则阴寒盛，故舌胖嫩，脉虚沉迟；阴虚则阳偏亢，故舌红干少苔，脉细数。

【辨证要点】久病、势缓，耗损过度，体质素弱；舌娇嫩，脉虚。

2. 实证

【概念】实证是对人体感受外邪或体内病理产物堆积而产生的各种临床表现的病理概括。实证虽邪气亢盛而正气未虚，临床特点以亢盛、有余、停聚为主。实证的成因有两个方面：一是外邪侵入人体，一是脏腑功能失调以致痰饮、水湿、瘀血等病理产物停积于体内所致。

【临床表现】由于外邪性质的差异，致病之病理产物的不同，使各类实证具有不同的证候表现。常见的表现为：发热，腹胀痛拒按，胸闷，烦躁，甚至神昏谵语，呼吸气粗，痰涎壅盛，大便秘结；或下利，里急后重，小便不利，淋沥涩痛，脉实有力，舌质苍老，舌苔厚腻。

【证候分析】邪气过盛，正气与之抗争，阳热亢盛，故发热。实邪扰心，或蒙蔽心神，故烦躁甚则神昏谵语。邪阻于肺，则宣降失常而胸闷，喘息气粗。痰盛者尚可见痰声辘辘。实邪积滞肠胃则腑气不通，大便秘结，腹胀满痛拒按。湿热下攻，可见下利里急后重。水湿内停，气化不能，故小便不利。湿热下注膀胱，致小便淋沥涩痛。邪正相争，搏击于血脉，故脉盛有力。湿热蒸腾，则舌苔多见厚腻。

【辨证要点】新起、暴病、病情急剧、体质壮实、症状剧烈，舌苍老、脉实。

3. 虚证和实证的鉴别 要鉴别虚实，必须四诊合参，通过望形体，舌象，闻声息，问起病，按胸腹，脉象等多方面进行综合分析。一般说来，虚证必身体虚弱，实证多身体粗壮。虚证者声息低微，实证者声高息粗。久病多虚，暴病多实。舌质淡嫩，脉象无力为虚；舌质苍老，脉象有力为实（表9-3）。

表9-3 虚证和实证的鉴别

	病机	病程	体质	精神	声息	疼痛	二便	舌象	脉象
虚证	精气夺	较长	多虚弱	萎靡	声高息微	喜按	大便稀溏，小便清长	舌质娇嫩，苔少或无	虚而无力
实证	邪气盛	较短	多强壮	躁动	声高息粗	拒按	大便干结，小便不利或短赤涩痛	舌质苍老，舌苔厚腻	实而有力

（四）阴阳辨证

阴阳是八纲辨证的总纲。在诊断上，可根据临床上证候表现的病理性质，将一切疾病分为阴阳两个主要方面，它可概括其他六个方面的内容，即表、热、实属阳；里、寒、虚属阴。故有人称八纲为“二纲六要”。

中医学中的阴阳不但是抽象的哲学概念，而且已经有了许多具体的医学内容，如阳气、阴液、肺阴、脾阳等，都是有实际含义的医学概念。所以，采用阴阳命名的除作为属性阴阳的阴证和阳证外，还应包括体内阴阳虚损的证候，主要有阳虚证、阴虚证、亡阳证和亡阴证。

1. 阴证

【概念】凡符合“阴”的一般属性的证候，称为阴证。具有抑制、沉静、衰退、晦暗等表现，症状表现于内的、向下的、不易发现的，或病邪性质为阴邪致病、病情变化较慢的，均属阴证。如里证、寒证、虚证，属阴证范围。

【临床表现】不同的疾病，所表现的阴性证候不尽相同，各有侧重，一般常见为：面色淡白或晦暗，精神萎靡，语声低怯，少气懒言，倦怠无力，形寒肢冷，身重蜷卧，纳差，口淡不渴，痰涕涎清稀，大便稀溏，小便清长。舌淡胖嫩，脉沉迟，或弱或细涩。

【证候分析】面色淡白或晦暗，精神萎靡，语声低怯，少气懒言，倦怠无力，是虚证的表现；身重蜷卧，形寒肢冷，口淡不渴，大便溏，小便清长，舌淡胖嫩，脉沉迟、弱、细涩均为里寒的表现。

【辨证要点】以抑制、沉静、衰退，分泌物、排泄物清稀为主要表现。

2. 阳证

【概念】凡符合“阳”的一般属性的证候，具有兴奋、躁动、亢进、明亮的表现，症状表现于外的、向上的、容易发现的，或病邪性质为阳邪致病、病情变化较快的，均属阳证。如表证、热证、实证，皆属于阳证范围。

【临床表现】不同的疾病表现的阳性证候也不尽相同。一般常见的有：面色红赤，恶寒发热或壮热，神烦，躁动不安，语声粗浊或骂詈无常，呼吸气粗，喘促痰鸣，口干渴饮，大便秘结、奇臭，小便涩痛、短赤，舌质红绛，苔黄黑生芒刺，脉象浮数、洪大、滑实。

【证候分析】阳证是表证、热证、实证的归纳。恶寒发热并见是表证的特征。面色红赤，神烦躁动，肌肤灼热，口干渴饮为热证的表现；语声粗浊，呼吸气粗，喘促痰鸣，大便秘结等，又是实证的表现；舌质红绛，苔黄黑起刺，脉洪大数滑实均为实热之征。

【辨证要点】以亢奋、躁动、功能亢进，分泌物、排泄物黏稠为主要表现。

3. 阴证和阳证的鉴别 阴证和阳证的鉴别，按四诊对照如表9-4。

表 9-4 阴证和阳证的鉴别

	望诊	闻诊	问诊	切诊
阴证	面色苍白或暗淡，身重蜷卧，倦怠无力，萎靡不振，舌质淡而胖嫩，舌苔润滑	语声低微，静而少言，呼吸怯弱，气短	大便气腥臭，饮食减少，口中无味，不烦不渴，或喜热饮，小便清长短少	腹痛喜按，身寒足冷，脉象沉微细涩，弱迟无力
阳证	面色红赤，喜凉，狂躁不安，口唇燥裂，舌质红绛，苔色黄或老黄，甚则燥裂，或黑而生芒刺	语声壮厉，烦而多言，呼吸气粗，喘促痰鸣，狂言叫骂	大便或硬或秘，或有奇臭，恶食，口干，烦渴引饮，小便短赤	腹痛拒按，身热足暖，脉象浮洪数大滑实而有力

4. 阴虚证

【概念】阴虚证指体内阴液亏虚，阴不制阳，滋润、濡养等作用减退所表现的虚热性证候。又称“里虚热证”。

【临床表现】形体消瘦，口燥咽干，五心烦热，午后潮热，盗汗，颧红，舌红少苔或无苔，脉细数。

【证候分析】阴虚证常因热病伤阴，或五志过极，或过服温燥之品，或房劳太过，或久病暗耗，或衰老以致阴液匮乏所致。形体消瘦，口燥咽干，为阴液亏虚，失于濡养之象；五心烦热，午后潮热，盗汗，颧红，舌红少苔或无苔，脉细数，皆为阴虚阳亢，虚火内盛的征象。

【辨证要点】以口燥咽干，五心烦热、潮热盗汗、舌红少苔、脉细数为主要表现。

5. 阳虚证

【概念】阳虚证指体内阳气不足，阳不制阴，温煦、推动、气化等作用减退所表现的虚寒性质证候。又称“里虚寒证”。

【临床表现】畏寒肢冷，面色㿠白，精神萎靡，少气懒言，口淡不渴或喜热饮，大便稀溏，小便清长或尿少浮肿，舌淡苔白滑，脉沉迟无力或弱。

【证候分析】阳虚证多因久病体弱，或久居寒冷之处，或过服寒凉之品，或气虚证进一步发展，或过度劳倦，或年高命门火衰而致。精神萎靡，少气懒言，为阳气之推动等功能减退之象；畏寒肢冷，面色㿠白，口淡不渴或喜热饮，大便稀溏，小便清长或尿少浮肿，舌淡苔白滑，脉沉迟无力或弱，为阳气亏虚，温煦、气化等功能减退的征象。

【辨证要点】以精神萎靡、少气懒言、畏寒肢冷、大便稀溏、小便清长、舌淡苔白滑、脉沉迟无力等为主要表现。

6. 阴虚证和阳虚证的鉴别 由于阴虚则阳偏亢，虚热内生，阳虚则阴偏盛，虚寒内生，故阴虚证多有热象表现，阳虚证必有寒象表现。临床上应从寒热、面色、口渴、汗出、二便、舌象、脉象等方面来鉴别（表 9-5）。

表 9-5 阴虚证与阳虚证的鉴别

	阴虚证	阳虚证
寒热	午后潮热，五心烦热	畏寒肢冷
面色	两颧潮红	㿠白
口渴	口燥咽干	口淡不渴
汗出	盗汗	自汗
二便	大便干结，小便短赤	大便稀溏，小便清长
舌象	舌红少苔	舌淡苔白
脉象	脉细数	脉沉迟无力

7. 亡阴证和亡阳证 亡阴证是体液大量耗损，阴液严重亏乏而欲竭的危重证候，一般由阴亏进一步发展；或壮热，汗、吐、泻太过；或大量出血，导致阴液暴失欲竭而成。临床以汗热味咸而黏、虚烦躁扰、身灼肢温、面赤颧红、脉细数疾而按之无力等为辨证要点。

亡阳证是机体阳气严重耗损，阳气欲脱所表现的危重证候。多由阳气虚衰，或阴寒暴伤阳气，或瘀痰阻塞心窍，或因汗、吐、泻太过而致阳随阴脱等，使阳气暴脱而成。临床以冷汗淋漓、汗质稀淡，四肢厥冷，呼吸微弱，面色苍白，脉微欲绝等为辨证要点。

亡阴证和亡阳证均是疾病危重症状，临床应注意鉴别（表9-6）。

表9-6 亡阴证与亡阳证的鉴别

	亡阴证	亡阳证
寒热	身畏热	身畏寒
手足肌肤	手足温和，肌肤热	手足厥冷，肌肤冷
汗出	热汗味咸而黏	冷汗淋漓，汗质清稀
口渴	口渴喜凉饮	口不渴
呼吸	气粗	气微
舌象	舌红而干	舌白而润
脉象	脉细数疾，按之无力	脉微欲绝

四、八纲证候间的关系

八纲各自概括着一个方面的病理本质，然而病理本质的各个方面是互相联系的。因此，临床辨证时，不仅要注意八纲基本证候的识别，也要把握八纲证候之间的相互关系，只有这样才能对病情作综合性的分析，才能对证候有比较全面、正确地认识，从而做出正确的诊断。

八纲证候间的相互关系，主要可归纳为证候相兼、证候错杂、证候真假、证候转化四个方面。

（一）证候相兼

广义的证候相兼，是指在疾病某一阶段，各种不同证候同时存在的情况。狭义的证候相兼，特指疾病某一阶段，其病位、疾病性质上没有相对性的两纲或两纲以上并存所表现的证候。

表里、寒热、虚实分别反映疾病的病位、性质和邪正盛衰等三个方面，故不能互相概括、替代。然而，临床上的证候不可能只涉及病位、病因、病性的某一方面。因此，在辨证的时候，辨别病位在表在里，需要区分其寒热虚实性质；辨别病性之属寒属热，需要辨别病位在表或在里、邪盛或正虚；辨清病情之虚实，必察其病位之表里、病性之寒热等。由于疾病的形成复杂多变，往往与多种因素有关，故证候相兼在临床极其常见。在临床上常见的八纲相兼证候有表实热证、表实寒证、里实热证、里实寒证、里虚热证、里虚寒证等。

表实热证指热邪侵袭肌表所表现的证候，又称为表热证。临床可见发热，微恶风寒，头痛，少汗，口微渴，舌边尖红，脉浮数。

表实寒证指寒邪袭表所表现的证候，常简称为表寒证。临床可见恶寒重，发热轻，头身疼痛，无汗，苔薄白润，脉浮紧。

里实热证指邪气内犯脏腑，阳热内盛所表现的证候。临床可见发热，恶热喜凉，面红目赤，口渴喜冷饮，烦躁不安，腹胀满痛拒按，便秘溲黄，舌红苔黄燥，脉洪等。

里实寒证指寒邪侵袭脏腑，困遏阳气，阴寒内盛所表现的证候。临床可见畏寒喜暖，面色白，四肢欠温，口淡不渴，腹冷痛拒按，大便溏泻，小便清长，舌苔白润，脉迟有力或紧。

里虚热证指机体阴液不足所表现的证候，又称阴虚证，详见阴阳辨证中的阴虚证。里虚寒证指体内阳气亏损所表现的证候，又称阳虚证，详见阴阳辨证中的阳虚证。

（二）证候错杂

证候错杂是指在疾病某一阶段，八纲中相对的两纲或两纲以上并存所表现的证候，即同时出现表里、寒热、虚实等不同病位或性质的证候。证候错杂主要有表里同病、寒热错杂、虚实夹杂三种情况。

1. 表里同病　指在疾病某一阶段表证和里证在同时期出现。见于初病既有表证又有里证；或表证未愈，又及于里；或旧病未愈，又加新病；或内伤未愈，又患外感；或先有外感，又患于饮食劳倦等。表里同病往往与寒热、虚实并见，常见表里俱热、表里俱寒、表热里寒、表寒里热、表里俱虚、表里俱实等。

2. 寒热错杂　指在疾病某一阶段寒证、热证同时出现所表现的证候。常见类型有上热下寒、上寒下热、表寒里热、表热里寒等。

3. 虚实夹杂　虚实夹杂指在疾病某一阶段病人同时存在着正虚和邪实的证候。包括实证夹虚、虚证夹实，以及虚实并重。若结合病位，则有表里虚实错杂以及上下虚实错杂。

（三）证候真假

证候真假是指在病情的危重阶段，可以出现一些与疾病本质相反的假象，以掩盖病情的真象。所谓“真”，指疾病本质；所谓“假”，指疾病表现与病理本质所反映的常规证候不相符的表现。证候的真假，必须认真辨别，才能去伪存真，抓住疾病的本质，对病情做出准确的判断。证候真假主要有寒热真假和虚实真假。

1. 寒热真假　当病情发展到热极或寒极的时候，有时会出现某些与疾病本质相反的“假象”症状，即所谓真热假寒、真寒假热。这些假象常见于病情危笃的严重阶段，属危重病候。

真热假寒证产生的机制，是由于里热炽盛，阳气郁闭于内而不能外达所致，又称“阳盛格阴证”，其内热愈盛则肢冷愈严重，即所谓“热深厥亦深”。

真寒假热证产生的机制，主要是由于阴寒极盛，壅滞于内，格阳于外，使阴阳之气不相顺接，相互格拒而成；也可因元阳虚衰至极，阳不制阴，偏盛之阴盘踞于内，逼迫虚阳浮越于上，阴阳不相维系而形成。二者均属“阴盛格阳证”，后者又称“戴阳证”。

在临床上，假象的出现，多在四肢、皮肤、面色；真象的表现，常在脏腑、气血、津液等方面。故应以里证、舌象、脉象为诊断依据（表9－7）。

表9－7　寒热真假证候

	渴饮	小便	胸腹	盖被	舌象	脉象
真热假寒	口渴喜饮	尿短而赤	胸腹灼热	不欲盖被	舌红苔黄	脉数有力
真寒假热	口淡不渴	尿清而长	身冷畏冷	加衣盖被	舌淡苔薄	脉迟无力

2. 虚实真假　在疾病发展变化过程中，会出现与疾病虚实本质相反的假象，即“至虚有盛候”的真虚假实证、“大实有羸状”的真实假虚证。辨证时要从复杂的症状中辨别真假，去伪存真。实证出现类似虚象的原因是实邪阻滞经脉，气血不能畅达而形体失养之故。虚证出现类似实证的原因，是机体正气虚弱，运化无力，气血不畅之故。

（四）证候转化

证候转化指疾病在发展变化过程中，八纲中相互对立的证候之间可以相互转化。证候转化之后，证候的本质和现象均已改变。因此，其与证候的相兼、错杂、真假等概念均不相同。但应看到，在证候转化这个质变之前，往往有一个量变的过程，因而在证候转化之前，往往有证候相兼、证候错杂的关系。八纲的证候转化包括表里出入、寒热转化、虚实转化三类。

1. 表里出入 疾病在发展过程中，表证不解，内传而变成里证，称为由表入里；某些里证，其病邪可以从里向外透达，称为由里出表。一般而言，表里出入病位上的变化，由表入里多提示病情加重，由里出表多预示病情减轻。因此，掌握病势的表里出入变化，对于预测疾病的发展与转归，均具有重要意义。

2. 寒热转化 指在一定的条件下，疾病的寒热属性发生转变，寒证转化为热证，或热证转化为寒证。寒证化热，多由治疗不当，过用温燥之品；或失治，寒邪未能及时温散，而体内的阳气偏盛，寒邪从阳化热所致。热证转寒多由失治、误治，损伤阳气；或因邪气极盛，耗伤正气，使正不胜邪，功能衰退所致。寒证与热证互相转化，是由邪正双方的力量对比所决定的，其关键又在于人体阳气的盛衰。一般而言，寒证转化为热证，说明机体正气强盛，阳气较旺盛，故邪气易从阳化热；热证转为寒证，说明正不胜邪，阳气耗伤。

3. 虚实转化 虚实转化是指在疾病的发展过程中，由于正邪力量对比的变化，出现了虚证和实证之间的相互转化。实证转虚多因邪气久留，或失治误治，损伤人体正气而转为虚证，临床常见，为疾病转变的一般规律；而虚证转实则由于正气不足，脏腑功能减退，导致痰湿水饮、瘀血等病理产物停积于体内，因虚而致实，形成虚实夹杂证。

第二节 脏腑辨证

脏腑辨证，是在认识脏腑生理功能、病理变化的基础上，将四诊所收集到的症状、体征及相关病情资料，进行分析归纳，从而判断疾病的脏腑部位、病因、病性、正邪盛衰情况的一种辨证方法。

脏腑辨证是临床各科的诊断基础，是辨证体系中的重要组成部分。脏腑辨证包括脏病辨证、腑病辨证及脏腑兼病辨证。其中脏病辨证是脏腑辨证的主要内容。由于临床上单纯的腑病较为少见，多与一定的脏病有关，故将腑病辨证编入相关脏病辨证中进行讨论。脏腑的病变复杂，证候多种多样，本节仅介绍临床常见的一些证候。

一、心与小肠病辨证

心的病变主要表现为血脉运行失常及精神意识思维改变等方面。心病常见症状有心悸怔忡、心烦失眠、多梦健忘、心痛、神昏、神识错乱或舌痛、舌疮等。小肠病变常见症状有肠鸣、泄泻、腹痛、口舌生疮、小便赤涩等。

心的病证有虚实之分，虚证多由久病伤正，思虑劳神太过；或先天不足，脏气虚弱以致心血虚、心阴虚、心气虚、心阳虚、心阳暴脱证。实证多由寒凝、痰阻、火扰、气滞、血瘀等原因导致心火亢盛、心脉痹阻、痰迷心窍、痰火扰心等证。小肠病变主要表现为泌别清浊功能失常，这里主要介绍小肠实热证。

（一）心血虚与心阴虚证

常因久病耗损阴血，或失血过多；或阴血生成不足；或情志不遂，气火内郁，暗耗阴血等因素引起。

1. 心血虚证 心血虚证是心血不足，不能濡养心脏所表现的证候。

【临床表现】心悸怔忡，失眠多梦，兼见眩晕，健忘，面色淡白无华；或萎黄，口唇色淡，舌色淡白，脉象细弱。

【证候分析】血属阴，心阴心血不足，则心失所养，致心动不安，出现心悸怔忡，神失濡养，致心神不宁，出现失眠多梦。血虚，脑髓失于濡养，则见眩晕健忘；血虚不能上荣则见面白无华、唇舌色淡，不能充盈脉道则脉象细弱。

【辨证要点】以心悸、失眠多梦、健忘与血虚症状共见为主要表现。

2. 心阴虚证 心阴虚证是心阴不足，不能濡养心脏所表现的证候。

【临床表现】心悸怔忡，失眠多梦，兼见五心烦热，潮热盗汗，两颧发红，舌红少津，脉细数。

【证候分析】阴虚则阳亢，虚热内生，故五心烦热，午后潮热。寐则阳气入阴，营液受蒸则外流而为盗汗。虚热上炎则两颧发红，舌红少津；脉细主阴虚，数主有热，为阴虚内热的脉象。

【辨证要点】以心悸、失眠多梦与阴虚症状共见为主要表现。

（二）心气虚、心阳虚与心阳暴脱证

1. 心气虚证 心气虚证是心气不足，鼓动无力，表现以心悸为主症的虚弱证候。凡禀赋不足、年老体衰、久病或劳心过度均可引起此证。

【临床表现】心悸怔忡、胸闷气短、精神疲倦；或有自汗，活动后加重，面色淡白或㿠白，舌淡苔白，脉虚。

【证候分析】心气虚衰，鼓动无力，心动失常则心悸怔忡。心气不足，胸中宗气运转无力则胸闷气短。气虚卫外不固则自汗。劳累耗气，故稍事活动后病情加重。气虚运血无力，气血不能上荣则面色淡白或㿠白，舌淡苔白；血行失其鼓动则脉虚无力。

【辨证要点】以心及全身功能活动衰弱为主要表现。

2. 心阳虚证 心阳虚证是心阳虚衰，温运失司，虚寒内生所表现的证候。凡心气虚甚，寒邪伤阳，汗下太过等均可引起此证。

【临床表现】心悸怔忡，心胸憋闷或痛，气短，自汗，畏寒肢冷，舌淡胖，苔白滑，脉微细。

【证候分析】心阳不振，胸中阳气痹阻，故见心悸怔忡，气短胸闷，心痛；阳虚不能温煦肢体，故兼见畏寒肢冷；舌淡胖苔白滑，是阳虚寒盛之征；阳虚无力推动血行，脉道失充，则脉象微细。

【辨证要点】以在心气虚证的基础上出现虚寒症状为主要表现。

3. 心阳暴脱证 心阳暴脱证是心阳衰竭，阳气暴脱所导致的危重证候。心阳暴脱往往由心气虚、心阳虚发展而来；亦有因寒邪暴伤心阳或痰瘀阻塞所致，常见于危证、险证。

【临床表现】突然冷汗淋漓，四肢厥冷，呼吸微弱，面色苍白，口唇青紫，神志模糊或昏迷。

【证候分析】心阳衰，宗气骤泄，故呼吸微弱；阳气衰亡不能卫外则冷汗淋漓；阳气外亡，无力推动血行致脉络淤滞，血液不能外荣肌肤，所以面色苍白，口唇青紫；心神失养涣散，则致神志模糊，甚则昏迷。

【辨证要点】以在心阳虚的基础上出现虚脱亡阳症状为主要表现。

知识链接

心气虚证、心阳虚证、心阳暴脱证三证的鉴别要点

［相同点］心悸怔忡，胸闷气短，活动后加重，自汗。

［不同点］

心气虚证：面色淡白或㿠白，舌淡苔白，脉虚。

心阳虚证：畏寒肢冷，心痛，面色㿠白或晦暗，舌淡胖苔白滑，脉细微。

心阳暴脱证：突然冷汗淋漓，四肢厥冷，呼吸微弱，面色苍白，口唇青紫，神志模糊，或昏迷。

（三）心火亢盛证

心火亢盛证是心火炽盛，邪热扰乱心神，消灼津液，气血壅盛的证候。凡五志、六淫化火；或因劳倦；或进食辛辣厚味，均能引起此证。

【临床表现】心烦，失眠，发热，口渴，尿黄便干，面红，舌尖红绛，苔黄，脉数有力，或见狂躁谵语、神识不清，或口舌生疮、肿痛糜烂，或见吐血衄血。

【证候分析】心火内炽，心神被扰，则心中烦热，夜寐不安，甚则狂躁谵语；火邪伤津，故口渴，尿黄便干；火热上炎，则面赤，气血运行加速，则脉数有力；心开窍于舌，心火亢盛，循经上炎，故舌尖红绛或生疮；心火炽盛，血热妄行，见吐血衄血；火毒壅滞脉络，局部气血不畅则见肌肤疮疡，红肿热痛。

【辨证要点】以火热上炎、心神被扰、血热妄行等症状同时出现为主要表现。

（四）心脉痹阻证

心脉痹阻证是心脏脉络在各种致病因素作用下导致痹阻不通所出现的证候。常由年高体弱或病久正虚以致瘀阻、痰凝、寒滞、气郁而发作。

【临床表现】心悸怔忡，心胸憋闷疼痛，痛引肩背内臂，时发时止。若为刺痛，并见舌紫暗有瘀斑、瘀点，脉细涩或结代，为瘀血内阻。若为闷痛，并见体胖痰多，身重困倦，舌淡苔白，脉沉迟或沉紧，为寒凝之象。若疼痛而胀，且发作时与情志有关，舌淡红，苔薄白，脉弦，为气滞之征。

【证候分析】多因正气先虚，阳气不足，心失温养，而见心悸怔忡。由于阳气不足，血液运行无力，导致瘀血内阻，痰浊停聚，阴寒凝滞，气机阻滞等病理变化以致心脉痹阻，气血不得畅通，从而发生心胸憋闷疼痛。手少阴心经循臂内，出腋下，故疼痛牵引肩背内臂，时发时止。

【辨证要点】以胸部憋闷疼痛，痛引肩背内臂，时发时止为主要表现。

（五）痰迷心窍证

痰迷心窍证是痰浊蒙闭心窍表现的证候。多因湿浊酿痰，或情志不遂，气郁生痰而引起。

【临床表现】面色晦滞，脘闷作恶，意识模糊，语言不清，喉有痰声，甚则昏不知人，舌苔白腻，脉滑；或精神抑郁，表情淡漠，神志痴呆，喃喃自语，举止失常；或突然倒地，不省人事，口吐痰涎，喉中痰鸣，两目上视，手足抽搐，口中如做猪羊叫声。

【证候分析】外感湿浊之邪，湿浊郁遏中焦，清阳不升，浊气上泛，故见面色晦滞，胃失和降，胃气上逆则脘闷作恶；湿邪留恋不化，酝酿成痰，痰随气升则喉中痰鸣；上迷心窍，神识受蒙则意识模糊，语言不清，甚则不省人事；舌苔白腻，脉滑是痰浊内盛之象。精神抑郁，表情淡漠，神志痴呆，喃喃自语，举止失常多由肝气郁结，气郁生痰，痰浊上蒙心窍所致，属于癫证。突然倒地，不省人事，口吐痰涎，喉中痰鸣，两目上视，手足抽搐，口中如做猪羊叫声，为脏腑功能失调，痰浊内伏心经，时或痰涎上涌而致，属于痫证。

【辨证要点】以神志不清、喉有痰声、舌苔白腻为主要表现。

（六）痰火扰心证

痰火扰心证是痰火扰乱心神所出现的证候。多因五志化火，灼液成痰，痰火内盛；或外感邪热，挟痰内陷心包所致。

【临床表现】高热气粗，面红目赤，痰黄稠，喉间痰鸣，躁狂谵语，舌红苔黄腻，脉滑数；或见失眠心烦，痰多胸闷，头晕目眩；或见语言错乱、哭笑无常、不避亲疏、狂躁妄动、打人毁物。

【证候分析】分外感和内伤两种。外感热病中，邪热蒸腾充斥肌肤，故见高热、火势上炎，则面红目赤，呼吸气粗；邪热灼津为痰，故痰黄稠，喉间痰鸣；痰火扰心，心神昏乱，故躁狂谵语；舌红苔黄腻，脉滑数均为痰火内盛之象。内伤病中，因痰火扰心而见失眠心烦；痰阻气道则见胸闷痰多，清阳被遏故见头晕目眩。若神志狂乱，气机逆乱，则发为狂证，出现语言错乱、哭笑无常、不避亲疏、狂躁妄动、打人毁物等症状。

【辨证要点】本证外感内伤皆可见，其中外感热病以高热、痰盛、神志不清为主要表现；内伤杂病中，轻者以失眠心烦，重者以神志狂乱为主要表现。

（七）小肠实热证

小肠实热证是小肠里热炽盛所表现的证候。多由心热下移所致。

【临床表现】心烦口渴，口舌生疮，小便赤涩，尿道灼痛，尿血，舌红苔黄，脉数。

【证候分析】心与小肠相表里，小肠有分清泌浊的功能，使水液入于膀胱。心热下移小肠，故小便赤涩，尿道灼痛；热甚灼伤阴络则可见尿血；心火内炽，热扰心神，则心烦；津为热灼则口渴；心火上炎则口舌生疮；舌红苔黄，脉数为里热之象。

【辨证要点】以心火热炽及小便赤涩、灼痛为主要表现。

小肠的常见病证除小肠实热证外，尚有小肠虚寒等，分别归属于“脾阳虚”和寒凝肝脉”中讨论。

即学即练 9－1

答案解析

意识模糊，昏不知人；或神志痴呆，喉中痰鸣，脘闷呕恶，舌苔白腻，脉滑。其病机是（　）

A. 痰停于肺　B. 痰火扰心　C. 痰湿中阻　D. 痰迷心窍　E. 痰停局部

二、肺与大肠病辨证

肺的病证有虚实之分，虚证多见气虚和阴虚，实证多为风、寒、燥、热等邪气侵袭或痰饮停聚于肺所致。大肠病证有湿热内侵、津液不足等。

肺的病变，主要责之于气失宣降，肺气上逆，或腠理不固及水液代谢方面的障碍，临床上往往出现咳嗽、气喘、胸痛、咯血等症。大肠的病变主要责之于传导功能失常，主要表现为便秘与泄泻。

（一）肺气虚证

肺气虚证是肺功能减弱，其主气、卫外功能失职所表现的虚弱证候。

【临床表现】咳喘无力，痰液清稀，少气不足以息，语声低怯，动则益甚；或自汗，畏风，易感冒，神疲体倦，面色淡白，舌淡苔白，脉弱。

【证候分析】多由久病喘咳，耗伤肺气；或脾失健运，生化不足，肺失充养所致。肺气虚，肺失宣降，气逆于上，且宗气生成不足，呼吸功能减弱，故喘咳无力。肺气虚，肺不布津，聚而生痰，痰气上逆，则咳痰清稀。肺气虚，宗气不足，故少气不足以息，语声低弱，动则耗气，诸证加重。气虚，功能衰减则面色淡白、神疲体倦、舌淡苔白、脉弱。肺气虚，腠理不密，表卫不固则自汗、畏风、易感冒。

【辨证要点】以咳喘无力、少气不足以息，吐痰清稀并伴气虚症状为主要表现。

（二）肺阴虚证

肺阴虚证是肺阴不足，失于清肃，虚热内生所表现的证候。

【临床表现】咳嗽无痰，或痰少而黏，不易咳出，口咽干燥，形体消瘦，五心烦汗，盗汗；或痰中带血，声音嘶哑，舌红少津，脉细数。

【证候分析】多由久咳伤阴，或痨虫蚀肺，或热病后期津伤所致。肺为娇脏，性喜清润。肺阴不足，虚热内生灼肺，肺气上逆而咳嗽痰少，难以咳出。虚火灼伤肺络，络伤血溢则痰中带血。肺阴虚不能滋润咽喉则口咽干燥，不能濡养肌肉则形体消瘦。阴虚阳无所制，虚热内炽，则午后潮热，五心烦热，热扰营阴则盗汗。

【辨证要点】以干咳、痰少而黏，甚则痰中带血，消瘦和阴虚内热症状共见为主要表现。

（三）风寒犯肺证

风寒犯肺证是风寒外袭，肺卫失宣所表现的证候。

【临床表现】咳嗽，痰稀薄色白，鼻塞流清涕，微微恶寒，轻度发热，无汗，苔白，脉浮紧。

【证候分析】感受风寒，肺气被束不得宣发，逆而为咳；寒属阴，故痰液稀薄色白。肺气失宣，鼻窍通气不畅致鼻塞流清涕。邪客肺卫，卫气郁遏则恶寒；正气抗邪则发热；毛窍郁闭则无汗。舌苔白，脉浮紧为感受风寒的表现。

【辨证要点】以咳嗽、痰稀薄白、恶寒发热、脉浮紧为主要表现。

（四）风热犯肺证

风热犯肺证是风热侵犯肺系，肺卫受病所表现的证候。

【临床表现】咳嗽痰稠色黄，鼻塞流黄浊涕，身热，微恶风寒，口干咽痛，舌尖红苔薄黄，脉浮数。

【证候分析】风热袭肺，肺失清肃则咳嗽。热邪煎灼津液，故痰稠色黄。肺气失宣，鼻窍津液为风热所熏，故鼻塞不通，流黄浊涕。肺卫受邪，卫气抗邪则发热；卫气郁闭，故恶风寒；风热上扰，津液被耗则口干咽痛。舌尖候上焦病变，肺为风热侵袭，所以舌尖发红。苔薄黄，脉浮数皆为风热的表现。

【辨证要点】以咳嗽、痰稠色黄、微恶风寒、咽痛为主要表现。

（五）燥邪犯肺证

燥邪犯肺证是秋令燥邪犯肺耗伤津液，侵犯肺卫所表现的证候。

【临床表现】干咳无痰，或痰少而黏，不易咳出。唇、舌、咽、鼻干燥欠润；或身热恶寒，或胸痛咯血。舌红苔白或黄，脉数。

【证候分析】燥邪犯肺，津液被伤，肺不得滋润而失清肃，故干咳无痰，或痰少而黏，不易咳出。伤津化燥，气道失其濡润，所以唇、舌、咽、鼻部见干燥而欠润。肺为燥邪所袭，肺卫失宣，则见身热恶寒。若燥邪化火，灼伤肺络，可见胸痛咯血。燥邪伤津则舌红，邪偏肺卫，苔多白，燥邪袭肺，苔多黄。脉数为燥热之象。

【辨证要点】 以干咳少痰，痰黏难咳，唇、舌、咽、鼻干燥为主要表现。

（六）痰热壅肺证

痰热壅肺证又称痰热阻肺证，是痰热壅闭于肺，致使肺失宣降而表现的肺经实热证候。

【临床表现】 咳嗽，痰黄稠量多，胸闷，气喘息粗，甚则鼻翼扇动，喉中痰鸣，烦躁不安，发热口渴；或咳吐脓血腥臭痰，胸痛，大便秘结，小便短赤，舌红苔黄腻，脉滑数。

【证候分析】 多因外感温热之邪，或风寒入里从阳化热，内蕴于肺所致。热邪壅肺，炼液成痰。痰热阻塞于肺，肺失清肃，肺气上逆，故咳嗽、胸闷、气粗喘促。痰热郁肺，肺气不宣则鼻翼扇动。痰热互结，随肺气上逆则咳痰黄稠，喉中痰鸣。若痰热阻滞肺络，气滞血瘀，肉腐血败则胸痛、咳吐脓血腥臭痰；痰热炽盛，蒸达于外则发热。热扰心神则烦躁不安；灼伤津液，则见口渴、大便秘结、小便短赤。舌红苔黄腻，脉滑数，为痰热内盛之象。

【辨证要点】 以咳喘、痰黄稠量多，或咳吐脓血腥臭痰与发热并见为主要表现。

（七）寒痰阻肺证

寒痰阻肺证是寒邪与痰浊交并，壅阻于肺，肺失宣降所表现的证候。

【临床表现】 咳嗽，痰多清稀色白，易咳，胸闷；或见喘哮痰鸣，形寒肢冷，舌淡苔白腻，脉濡缓或滑。

【证候分析】 素有宿痰，复感寒邪，内客于肺；或因寒湿之邪侵犯于肺；或中阳不足，寒从内生，聚湿成痰，上扰于肺所致。寒痰阻肺，肺失宣降，肺气上逆则咳嗽、气粗喘促、痰多色白。痰气搏结，上涌气道，故喘哮而喉中痰鸣。痰阻气机，气机不畅则胸闷。寒痰交阻，阳气被遏，肌肤失于温煦，故形寒肢冷。舌淡苔白腻，脉濡缓或滑，均为寒痰内盛之象。

【辨证要点】 以咳喘、痰白清稀量多与里寒症状并见为主要表现。

（八）大肠湿热证

大肠湿热证是湿热侵袭大肠，以致大肠传导失司所表现的证候。

【临床表现】 腹痛，里急后重，下痢赤白脓血便；或暴注下泄，色黄而臭，伴肛门灼热，小便短赤，口渴，或发热，舌红苔黄腻，脉濡数或滑数。

【证候分析】 多因感受湿热之邪，或饮食不节，致使湿热秽浊之邪蕴结肠道而成。湿热之邪犯及肠道，阻滞气机，故腹痛、里急后重。热伤肠络则下痢脓血便。火热之性急迫，故有腹中急迫及肛门灼热感。若热迫肠道，水湿下注，则见暴注下泻，色黄而臭秽。邪热伤津则口渴、尿黄赤而短，热蒸达于外则身热。湿热内蕴，则舌红苔黄腻，脉濡数或滑数。

【辨证要点】 以腹痛、下痢脓血或暴注下泻、便黄而臭为主要表现。

（九）肠燥津亏证

肠燥津亏证是大肠液亏，失于濡润，传导不利，以大便燥结、排便困难为主症的证候。

【临床表现】 大便秘结，排便困难，数日一行，口干或口臭，舌红少津，苔黄燥，脉细涩。

【证候分析】 多由素体阴虚，或年老而阴血不足，或失血，妇女产后出血过多，或吐泻、久病、温热病后期耗伤阴液以致大肠失于滋润所致。肠燥津亏，肠失濡润，传导失职，故大便秘结，排便困难，甚则数日一行。大肠腑气不通，秽浊之气逆于上则口臭。阴津亏损，不能上承则口干咽燥。舌红苔黄主热，少津苔燥为阴津亏少。脉道失充，故脉细涩。

【辨证要点】以大便燥结，难以排便及津亏失润见症为主要表现。

答案解析

即学即练 9－2

某患者干咳无痰，口干唇燥，舌红苔黄，脉数。证属（　　）

A. 痰热壅肺　B. 饮停于肺　C. 风寒犯肺　D. 燥邪犯肺　E. 风热犯肺

三、脾与胃病辨证

脾的病变主要反映在运化功能的失常和统摄血液功能的障碍，以及水湿潴留，清阳不升等方面。胃的病变主要反映在食不消化，胃失和降，胃气上逆等方面。脾胃病证，皆有寒热虚实之不同。脾病常见腹胀腹痛、泄泻便溏、浮肿、出血等症。胃病常见脘痛、呕吐、嗳气、呃逆等症。

（一）脾气虚证

脾气虚证是脾气不足，运化失健所表现的证候。多因饮食失调，劳累过度，以及其他急慢性疾患耗伤脾气所致。

【临床表现】纳少腹胀，饭后尤甚，大便溏薄，肢体倦怠，少气懒言，面色萎黄，形体消瘦或浮肿，舌淡苔白，脉缓弱。

【证候分析】脾气虚弱，运化无能，故纳少，水谷内停则腹胀，食入则脾气更困，故腹胀尤甚。水湿不化，流注肠中，则大便溏薄。脾气不足，久延不愈，可致营血亏虚，而成气血两虚之证，使形体逐渐消瘦，面色萎黄。舌淡苔白，脉缓弱，是脾气虚弱之征。

【辨证要点】以纳少、腹胀、便溏、倦怠和气虚症状共见为主要表现。

（二）脾虚气陷证

脾虚气陷证又称脾气下陷证，中气下陷证，是脾气亏虚，升举无力而反下陷所表现的证候。

【临床表现】脘腹坠胀，食后益甚；或便意频数，肛门重坠；或久泻不止，脱肛；或子宫下垂；或小便浑浊如米泔。伴见气短乏力，倦怠懒言，头晕目眩，面白无华，食少便溏，舌淡苔白，脉缓弱。

【证候分析】由脾气虚进一步发展，或久泻久痢，或劳倦太过，或妇女经产过多，产后失于调护所致。脾主升清，举托内脏。脾气虚弱，升举无力，内脏失于托举，故脘腹坠胀，食后更甚。脾气下陷，故便意频数，肛门重坠，或久泄久痢，甚则脱肛、子宫脱垂、内脏下垂等。

脾主散精，脾气虚，精微不能正常输布，清浊不分，下渗膀胱则小便浑浊如米汤。中气下陷，清阳不升，头目失养则眩晕。脾气虚，脾失健运，则食少便溏；化源不足，故见气短乏力、倦怠懒言、面白无华、舌淡、脉缓弱。

【辨证要点】以脘腹坠胀、内脏下垂及气虚症状为主要表现。

（三）脾不统血证

脾不统血证是脾气亏虚不能统摄血液而表现以出血为主症的证候。

【临床表现】便血，尿血，肌衄，齿衄，或妇女月经过多、崩漏等。常伴见食少便溏、神疲乏力、少气懒言、面色无华、舌淡苔白、脉细弱等症。

【证候分析】脾有统摄血液的功能，脾气亏虚，统血无权，则血溢脉外。溢于肠胃，则为便血；渗于膀胱，则见尿血；血渗毛孔而出，则为肌衄；由齿龈而出，则为齿衄。脾虚统血无权，冲任不固，则妇女月经过多，甚或崩漏。食少便溏、神疲乏力、少气懒言、面色无华、舌淡苔白、脉细弱等，皆为脾气虚弱之症。

【辨证要点】以各种慢性出血及脾气虚症状为主要表现。

（四）脾阳虚证

脾阳虚证又称脾胃虚寒证，是脾阳虚衰，失于温运，阴寒内生所表现的虚寒证候。

【临床表现】食少腹胀，腹痛绵绵，喜温喜按，大便稀溏，形寒肢冷；或肢体困重，周身浮肿，小便短少；或妇女带下量多清稀色白。舌淡胖，苔白滑，脉沉迟无力。

【证候分析】多由脾气虚衰进一步发展而成，或饮食失调，过食生冷，或肾阳不足，火不生土所致。脾阳虚衰，运化失职，则食少腹胀、便溏。阳虚阴盛，寒从内生，寒凝气滞，故腹痛喜温喜按。脾阳虚，水湿不运，泛溢于肌肤，则肢体浮肿。水湿下注，则妇女带下量多色白。阳虚肢体失于温煦，则形寒肢冷、面白无华或虚浮。舌淡胖，苔白滑，脉沉迟无力，均为阳虚、寒湿之征。

【辨证要点】以食少腹胀、腹痛、喜温喜按、便溏、浮肿为主要表现。

（五）寒湿困脾证

寒湿困脾证又称湿困脾阳证、寒湿中阻证，是寒湿内盛、中阳受困所表现的证候。

【临床表现】脘腹痞闷胀痛，食少便溏，泛恶欲吐，口淡不渴，头身困重，面色晦黄；或肌肤面目发黄，黄色晦暗如烟熏；或妇女带下量多；或肢体浮肿，尿少。舌淡胖，苔白滑，脉濡缓。

【证候分析】多因饮食失节，过食生冷，淋雨涉水，居处湿地，寒湿内侵伤脾；嗜食肥甘，湿浊内生，困阻中阳。脾喜燥而恶湿，寒湿困脾，中阳受困，运化失司，故脘腹痞闷胀痛，食欲减退。湿注肠中则便溏。湿阻中焦，胃失和降，则泛恶欲吐。寒为阴邪则口淡不渴。湿性重着则头身困重。湿阻气机，气血运行不利，不能外荣于肌肤，寒湿中阻，肝失疏泄，胆汁外溢，则面色晦黄。口淡不渴，舌淡胖，苔白滑，脉濡缓，均为寒湿内盛之象。

【辨证要点】以脘腹痞闷、便溏、身重、水肿、苔白滑为主要表现。

（六）湿热蕴脾证

湿热蕴脾证又称脾胃湿热证，是湿热内蕴中焦，脾胃纳运失职所表现的证候。

【临床表现】脘腹痞闷，纳呆呕恶，肢体困重，渴不多饮，身热不扬，汗出不解，便溏而不爽，小便短黄；或面目肌肤发黄，色泽鲜明如橘皮；或妇女带下色黄而臭秽；或皮肤发痒。舌红苔黄腻，脉濡数。

【证候分析】感受湿热之邪，或因过食辛热肥甘，或嗜酒过度，酿生湿热，内蕴脾胃所致。湿热蕴结中焦脾胃，升降失常，故脘腹痞闷，纳呆呕恶。湿热交阻迫下，则便溏而不爽，小便短黄。湿性重着，故肢体困重。湿阻热伏，郁蒸于内，故身热不扬，汗出不解，口渴不欲饮。湿热蕴结脾胃，熏蒸肝胆，疏泄失权，胆汁外溢则发为阳黄，而见面目肌肤发黄，色泽鲜明。湿热熏蒸肌肤，则皮肤发痒。湿热下注则女子带下色黄而臭秽。舌红苔黄腻，脉濡数为湿热内蕴之象。

【辨证要点】以脘腹痞闷、纳呆、发热、身重、舌苔黄腻为主要表现。

（七）胃阳虚证

胃阳虚证又称胃虚寒证，指胃阳不足，虚寒内生，以致胃失和降所表现的证候，常与脾阳虚同见。

【临床表现】胃脘冷痛绵绵，时发时止，喜温喜按，食后缓解，泛吐清水或挟有不消化食物，口淡不渴，倦怠乏力，畏寒肢冷，舌淡嫩或淡胖，脉沉迟无力。

【证候分析】多因饮食失调，嗜食生冷，或过用寒凉、攻伐药物，或久病脾胃虚弱，阳气衰弱所致。胃阳亏虚，虚寒内生，寒凝气机，胃气不畅，故胃脘冷痛绵绵。证属虚寒则喜温喜按，食后缓解。胃阳虚，胃受纳腐熟功能减退，水谷不化，随胃气上逆，则呕吐清水，或挟有不消化食物。阳气虚弱，机体失于温养，故畏寒肢冷、体倦乏力。津液未伤，则口淡不渴。舌淡嫩或淡胖，脉沉迟无力，为虚寒之象。

【辨证要点】以胃脘冷痛、喜温喜按、畏寒肢冷为主要表现。

（八）胃阴虚证

胃阴虚证是胃阴不足，胃失濡润与和降所表现的证候。

【临床表现】胃脘灼痛隐隐，饥不欲食；或胃脘嘈杂，脘痞不舒；或干呕呃逆，口燥咽干，大便干结，舌红少苔，脉细数。

【证候分析】多为温热病后期，胃阴耗伤；或情志郁结，气郁化火，灼伤胃阴；或吐泻太过，伤及津液；或过食辛辣香燥之品，耗伤胃阴；或胃病日久，胃阴不足所致。胃阴不足，虚热内生，虚火灼胃，胃失濡润，则胃脘灼痛隐隐、脘痞嘈杂。胃失滋润，胃纳失司，故饥不欲食。胃阴虚，失于润降，胃气上逆，故干呕呃逆；津不上承，则口燥咽干。肠失濡润而大便干结。舌红少苔，脉细数，为阴津亏少之象。

【辨证要点】以胃脘灼痛隐隐、饥不欲食，或胃脘嘈杂、干呕及虚热内扰并见为主要表现。

（九）寒邪犯胃证

寒邪犯胃证又称胃寒证，是寒邪侵犯于胃，以胃脘冷痛、胃失和降为主症的实寒证候。

【临床表现】胃脘冷痛剧烈，痛势暴急，遇寒加剧，得温则减，恶心呕吐，吐后痛缓，口淡不渴，口泛清水，肢冷不温，舌淡苔白，脉弦或沉紧。

【证候分析】多由过食生冷、寒凉之品及脘腹受凉所致。寒主凝滞、收引，寒邪犯胃，凝滞气机，故胃脘冷痛剧烈，遇寒加剧、得温则减。其证属实，故痛势暴急。胃气上逆，则恶心呕吐，吐后气滞暂时舒缓则痛减。寒伤胃阳，水饮不化而随胃气上逆，故口泛清水，口淡不渴。寒邪伤阳，阻遏阳气，不能外达，故肢冷不温。舌淡苔白润，脉弦或沉紧，为阴寒内盛、凝滞气机之象。

【辨证要点】以胃脘冷痛剧烈、得温则减、呕吐清水和实寒证为主要表现。

（十）胃火炽盛证

胃火炽盛证又称胃火证、胃热证，是胃中火热炽盛，胃失和降所表现的实热证候。

【临床表现】胃脘灼痛，泛酸嘈杂，渴喜冷饮，或消谷善饥，或口臭，或牙龈肿痛出血，溃烂，大便秘结，小便短赤，舌红苔黄，脉滑数。

【证候分析】多因过食辛辣、温燥之品，化热生火；或情志不遂，气郁化火犯胃；或热邪犯胃，以致胃火亢盛而成。热邪犯胃，胃气失和，故胃脘灼痛。肝经郁火，肝火犯胃，胃气上逆，故嘈杂泛酸、呕吐。胃火炽盛，灼伤胃津，则渴喜冷饮。胃火亢盛，功能亢进，则消谷善饥。胃络于龈，胃火循经上熏，气血瘀滞，可见牙龈肿痛溃烂；胃火伤络则牙龈出血；胃中浊气上逆则口臭。邪热伤津，肠道失润，则便干、尿短赤。舌红苔黄为邪热内盛；热促血行，故脉滑数。

【辨证要点】以胃脘灼痛、消谷善饥、龈肿口臭及实火内炽证为主要表现。

（十一）饮留胃肠证

饮留胃肠证是寒饮留滞胃肠所表现的证候，即“痰饮”。

【临床表现】脘腹胀满，胃中有振水声，呕吐清涎，肠中水声辘辘，口淡不渴，头晕目眩，舌苔白滑，脉沉滑。

【证候分析】多因饮食不节，饮酒过度，或劳倦内伤脾胃，中阳不振，脾失健运，水停为饮，留滞胃肠而成。饮邪留滞于胃肠，阻遏气机，则脘腹胀满。饮停于胃，故胃中有振水声。饮停于肠，肠中水声辘辘。饮停于胃，胃气上逆，故呕吐清涎。饮邪中阻，清阳不升，则头晕目眩、口淡不渴。苔白滑，脉沉滑，为水饮内停之象。

【辨证要点】以脘腹胀满，胃肠有振水声，呕吐清涎为主要表现。

（十二）食滞胃脘证

食滞胃脘证是食物停滞胃脘不能腐熟所表现的证候。

【临床表现】胃脘胀闷疼痛，嗳气吞酸或呕吐酸腐食物，吐后胀痛得减，或矢气便溏，泻下物酸腐臭秽，舌苔厚腻，脉滑。

【证候分析】多由饮食不节，暴饮暴食，或脾胃素弱，运化失健等因素引起。胃气以降为顺，食停胃脘胃气郁滞，则脘部胀闷疼痛。胃失和降而上逆，故见嗳气吞酸或呕吐酸腐食物。吐后实邪得消，胃气通畅，故胀痛得减。食浊下移，积于肠道，可致矢气频频，臭如败卵，泻下物酸腐臭秽。舌苔厚腻，脉滑为食浊内积之象。

【辨证要点】以胃脘胀闷疼痛、嗳腐吞酸、泻下酸腐为主要表现。

> **即学即练 9－3**
>
> 以久泻久利，脘腹坠胀，气短懒言为主症者，证属（　）
>
> A. 脾气虚　B. 食滞胃肠　C. 寒湿困脾　D. 脾阳虚　E. 脾虚气陷
>
> 答案解析

四、肝与胆病辨证

肝病主要表现在疏泄失常，血不归藏，筋脉不利等方面。肝的病证有虚实之分，虚证多见肝血、肝阴不足；实证多见于风阳妄动，肝火炽盛，以及湿热、寒邪犯扰等。肝的病变较为广泛和复杂，如可见胸胁、少腹胀痛、窜痛，情志活动异常，头晕胀痛，手足抽搐，肢体震颤，月经不调，睾丸胀痛等。且肝开窍于目，故多种目疾都与肝有关。胆病常见口苦发黄、失眠和胆怯易惊等。

（一）肝血虚证

肝血虚证是由于肝血不足，肝失濡养所表现的证候。

【临床表现】眩晕耳鸣，面白无华，爪甲不荣，夜寐多梦，视力减退或夜盲，或见肢体麻木，关节拘急不利，手足震颤，肌肉瞤动，妇女月经量少、色淡，甚则闭经，舌淡苔白，脉细。

【证候分析】多由脾胃虚弱，生血之源不足；或因失血，久病耗伤肝血所致。肝血不足，不能上荣于头，则眩晕耳鸣、面白无华。肝开窍于目，主筋，其华在爪。肝血不足，目失血养，故目眩、视物不清或夜盲。血不养筋，则肢体麻木、关节拘急不利；血虚动风则手足震颤、肌肉瞤动。妇女以血为本，肝血不足，血海空虚，故月经量少、色淡，或闭经。舌淡苔白、脉细为血虚之象。

【辨证要点】以眩晕，肢麻，视力减退，经量少、色淡及血虚证为主要表现。

（二）肝阴虚证

肝阴虚证是肝阴不足，阴不制阳，虚热内扰所表现的证候。

【临床表现】头晕耳鸣，两目干涩，视力减退，面热或颧红，胁肋灼痛，口燥咽干，五心烦热，潮热盗汗，或见手足蠕动。舌红少津，脉弦细数。

【证候分析】多由情志不遂，气郁化火，火灼肝阴，或温热病后期，耗伤肝阴；或肾阴不足，水不涵木所致。肝阴不足，头目失于滋养，则眩晕耳鸣、两目干涩、视力减退；虚热内生，虚火熏灼肝经，则胁肋灼痛。肝主筋，肝阴虚筋脉失养，虚风内动则手足蠕动。虚火上炎故面热或颧红，阴虚津不上承而口燥咽干。阴不制阳，虚热内蒸，则五心烦热、潮热；虚火内灼营阴，则盗汗。舌红少津，脉弦细数，为肝阴不足、虚热内炽之象。

【辨证要点】以头晕耳鸣、两目干涩、手足蠕动及阴虚症状为主要表现。

（三）肝郁气滞证

肝郁气滞证又称肝气郁结证，是肝失疏泄，气机郁滞所表现的证候。

【临床表现】情志抑郁，胸胁、少腹、乳房胀满窜痛，善太息；或咽部梅核气；或瘿瘤；或见胁下癥块。妇女可见乳房胀痛，痛经、月经不调或闭经，舌苔薄白，脉弦。

【证候分析】多由情志不遂，或突然受到精神刺激，或其他病邪侵扰所致。肝主疏泄，肝郁气滞，经气不利，故胸胁、少腹、乳房胀满窜痛。肝主疏泄，调畅情志，气机郁结，则情志抑郁，善太息。肝气郁结，气不行津，津凝为痰，或气郁化火，灼津为痰，肝气挟痰循经上扰于咽喉，可见咽部有异物感，吞之不下，吐之不出，称为梅核气。痰气搏结于颈部，则为瘿瘤。若气滞日久，气不行血，肝络瘀阻，可见胁下癥块。气病及血，气滞血瘀，冲任不调，故月经不调，痛经，或闭经。苔薄白，脉弦为肝郁气滞之象。

【辨证要点】以情志抑郁，胸胁、少腹、乳房胀闷疼痛，以及妇女月经不调为主要表现。

（四）肝火上炎证

肝火上炎证是肝经火盛，气火上逆，表现为火热炽盛于上的证候。

【临床表现】头晕胀痛，面红目赤，口苦口干，耳鸣如潮；或突发耳聋，不寐或噩梦，急躁易怒；或胁肋灼痛；或吐血，衄血，大便秘结，小便短黄。舌红苔黄，脉弦数。

【证候分析】由情志不遂，肝郁化火，或火热之邪内侵，或他脏火热累及于肝，以致肝胆气火上逆所致。肝火上炎，循经上攻头目，气血涌盛脉络，故头晕胀痛、面红目赤。肝胆火热上炎则口苦口干。胆经循行耳中，肝热移胆，胆热循经上冲，故见耳鸣如潮，甚则突发耳聋。火热内扰，神魂不安，以致失眠、噩梦。肝失条达，故急躁易怒。肝火内炽，气血滞于肝络则胁肋灼痛。火热灼伤络脉，血热妄行，可见吐血、衄血。热盛伤津，故便秘、尿黄。舌红苔黄，脉弦数，为肝经实火内炽之象。

【辨证要点】以头晕胀痛、面红目赤、耳鸣、急躁易怒为主要表现。

（五）肝阳上亢证

肝阳上亢证是肝肾阴虚，不能制阳，致使肝阳偏亢所表现的证候。

【临床表现】眩晕耳鸣，头目胀痛，面红目赤，急躁易怒，心悸健忘，失眠多梦，腰膝酸软，头重脚轻，舌红少苔，脉弦有力。

【证候分析】多因情志过极或肝肾阴虚，致使阴不制阳，水不涵木而发病。肝肾之阴不足，肝阳亢逆无制，气血上冲，则眩晕耳鸣，头目胀痛，面红目赤。肝失柔顺，故急躁易怒。阴虚心失所养，神不得安，则见心悸健忘，失眠多梦。肝肾阴虚，经脉失养，故腰膝酸软。阳亢于上，阴亏于下，上盛下虚，故头重脚轻。舌红少苔、脉弦有力，为肝肾阴虚、肝阳亢盛之象。

【辨证要点】以眩晕耳鸣、目赤易怒、头重脚轻、腰膝酸软为主要表现。

（六）肝风内动证

肝风内动证是以患者出现眩晕欲仆，震颤，抽搐等动摇不定症状为主要表现的证候。临床上可见肝阳化风、热极生风、阴虚动风、血虚生风四种证型。

1. 肝阳化风证 肝阳化风证是肝阳亢逆无制动风所表现的证候。

【临床表现】眩晕欲仆，头摇而痛，项强肢颤，语言謇涩，手足麻木，步履不正；或突然昏倒，不省人事，口眼歪斜，半身不遂，舌强不语，喉中痰鸣，舌红苔白或腻，脉弦有力。

【证候分析】多因肝肾之阴久亏，肝阳失潜而暴发。肝阳化风，肝风内动，上扰头目，则眩晕欲仆，或头摇不能自制。气血随风阳上逆，壅滞络脉，故头痛不止。风动筋挛，则项强肢颤。肝脉络舌本，风阳扰络，则语言謇涩。肝肾阴虚，筋脉失养，故手足麻木。风动于上，阴亏于下，上盛下虚，所以步履不正。阳亢则灼液为痰，风阳挟窍上扰，清窍被蒙，则见突然昏倒，不省人事。风痰流窜脉络，经气不利，可见口眼歪斜，半身不遂。痰阻舌根，则舌体僵硬，不能言语。痰随风升，故喉中痰鸣。阴虚则舌红，白苔提示邪尚未化火，腻苔为挟痰之征，风阳扰动则脉弦有力。

【辨证要点】以素有眩晕、头痛、肢麻震颤，突然昏倒、口眼歪斜、半身不遂为主要表现。

2. 热极生风证 热极生风证是热邪亢盛引动肝风所表现的证候。

【临床表现】高热神昏，躁热如狂，手足抽搐，颈项强直，甚则角弓反张，两目上视，牙关紧闭。舌红或绛，脉弦数。

【证候分析】多由邪热亢盛，燔灼肝经，热闭心神而发病。热邪蒸腾，充斥三焦，故高热。热入心包，则心神昏愦，烦躁如狂。热灼肝经，引动肝风，而见手足抽搐、颈项强直、角弓反张、两目上视、牙关紧闭等筋脉挛急的表现。热邪内犯营血，则舌色红绛，脉象弦数，为肝经火热之征。

【辨证要点】以高热神昏、项强抽搐为主要表现。

3. 阴虚动风证 阴虚动风证是阴液亏虚引动肝风所表现的证候。

【临床表现】目涩咽干，潮热盗汗，五心烦热，眩晕，手足蠕动，筋挛肉瞤，舌红少苔，脉弦细数。

【证候分析】多因外感热病后期阴液耗损，或内伤久病，阴液亏虚而发病。阴亏失润，虚热内生，故见目涩咽干，潮热盗汗，五心烦热等。肝阴不足，筋脉失养，虚风内动，故见手足蠕动，筋挛肉瞤；舌红少苔，脉弦细数，为肝阴不足之象。

【辨证要点】以手足蠕动、筋挛肉瞤、眩晕、潮热盗汗为主要表现。

4. 血虚生风证 血虚生风证是血虚筋脉失养所表现的动风证候。

【临床表现】手足抽搐，关节拘急不利，肌肉瞤动，眩晕耳鸣，面色无华，肢体麻木，爪甲不荣，舌质淡，苔白，脉细。

【证候分析】多由急慢性出血过多，或久病血虚所引起。血虚筋脉、肌肉失养，故见手足抽搐，关节拘急不利，肌肉瞤动。肝血不足，不能上荣于头面，故见眩晕耳鸣，面色无华。肢体麻木，爪甲不荣亦为血虚不荣之象。血虚则舌质淡，血少则脉不充盈，故脉细。

【辨证要点】以眩晕震颤、肢麻拘急及血虚症状为主要表现。

（七）肝胆湿热证

肝胆湿热证是湿热蕴结肝胆所表现的证候。

【临床表现】胁肋胀痛，或有痞块，口苦，厌食腹胀，纳少呕恶，大便不爽，小便短赤，舌红苔黄腻，脉弦数；或寒热往来，或身目发黄，或阴囊湿疹，或睾丸肿胀热痛，或带浊阴痒等。

【证候分析】多由感受湿热之邪；或偏嗜肥甘厚腻，酿湿生热；或脾胃失健，湿邪内生，郁而化热所致。湿热蕴结肝胆，肝气失于疏泄，气滞血瘀，故胁肋痛，或见痞块。肝木横逆侮土，脾运失健，胃失和降，故纳少，呕恶，厌食腹胀。胆气上溢，可见口苦。湿热内蕴，湿重于热则大便偏溏，热重于湿则大便不爽。膀胱气化失司则小便短赤。邪居少阳，枢机不利，则寒热往来。胆汁不循常道而外溢肌肤，则身目发黄。肝脉绕阴器，湿热随经下注，则见阴部湿疹或睾丸肿胀热痛，在妇女则见带浊阴痒。舌红苔黄腻，脉弦数，均为湿热内蕴肝胆的表现。

【辨证要点】以胁肋胀痛、厌食腹胀、身目发黄、阴痒为主要表现。

（八）寒凝肝脉证

寒凝肝脉证是寒邪凝滞肝脉所表现的证候。

【临床表现】少腹冷痛，睾丸挛缩；或阴囊收缩引痛，受寒则甚，得热则缓，舌苔白滑，脉沉弦或迟。

【证候分析】多因感受寒邪，气血凝滞而发病。肝脉绕阴器，抵少腹，寒凝经脉，气血凝滞，故见少腹冷痛，睾丸挛缩。寒为阴邪，性主收引，筋脉拘急，可致阴囊收缩引痛。寒则气血凝滞，热则气血通利，故疼痛遇寒加剧，得热则减。阴寒内盛，则苔白滑，脉沉主里，弦主肝病，迟为阴寒，是为寒滞肝脉的表现。

【辨证要点】以少腹、睾丸冷痛与实寒症状共见为主要表现。

（九）胆郁痰扰证

胆郁痰扰证是胆失疏泄，痰热内扰所表现的证候。

【临床表现】头晕目眩、耳鸣，惊悸不宁，烦躁不寐，口苦呕恶，胸闷、善太息，舌苔滑腻，脉弦滑。

【证候分析】多由情志不遂，疏泄失职，生痰化火而引起。胆脉络头目入耳，痰浊上扰故头晕目眩、耳鸣。胆为清净之腑，痰热内扰，则胆气不宁，故见惊悸不宁，烦躁不寐。胆气郁滞，则见胸闷、善太息。热蒸胆气上溢，则口苦。胆热犯胃，胃失和降，则泛恶呕吐。舌苔黄腻，脉象弦滑，为痰热内蕴的表现。

【辨证要点】以眩晕耳鸣、惊悸失眠、舌苔黄腻为主要表现。

即学即练 9－4

答案解析

患者眩晕耳鸣，头痛目胀，面红目赤，腰膝酸软，头重足轻，脉弦细数。属（　）

A. 肝阳化风证　B. 肝火上炎证　C. 肝肾阴虚证

D. 肝阳上亢证　E. 肝郁气滞证

五、肾与膀胱病辨证 微课

肾病主要以人体生长、发育和生殖功能障碍，水液代谢失常，呼吸功能减退和脑髓、骨、发、耳及二便异常为主要表现。肾藏精，主封藏，其病变多为虚证。病因常为先天禀赋不足，或年幼精气未充，或年老精气亏损，或房事不节等损伤肾之精气，从而导致肾的精、气、阴、阳亏损。肾病的常见症状有腰膝酸痛，眩晕，耳鸣耳聋，齿摇发脱；男子阳痿遗精，早泄，精少不育；女子经少经闭，不孕；水肿，气喘，二便异常等。

膀胱病以排尿异常为主要表现，常见尿频、尿急、尿痛、尿闭及遗尿、失禁等症。

（一）肾阳虚证

肾阳虚证又称命门火衰证，是肾阳虚衰，机体失于温煦所表现的一类虚寒证候。

【临床表现】腰膝酸软冷痛，畏寒肢冷，下肢尤甚，面色㿠白或黧黑，神疲乏力。男子阳痿早泄，精冷不育；女子宫寒不孕，性欲减退。或腹泻便溏，五更泄泻；或小便频数，清长，夜尿多。舌淡苔白，脉沉细无力，尺脉尤甚。

【证候分析】多由素体阳虚或久病伤阳，或它脏病变累及于肾，或房事太过损伤肾阳，或年老命门火衰所致。肾主骨，腰为肾之府，肾阳虚衰，腰骨失于温养，则见腰膝酸软、冷痛。肾居下焦，肾阳虚失于温煦，则形寒肢冷，下肢尤甚。阳虚温运无力，面失所养则面色㿠白。肾阳虚，阴寒内盛，面呈本脏之色而黧黑。阳虚鼓动无力，故神疲乏力。肾主生殖，肾阳虚，命门火衰，生殖功能及性功能减退，故见男子阳痿、早泄、精冷不育，女子宫寒不孕、性欲减退等。肾司二便，肾阳不足，温化无力，则小便频数、夜尿多、尿清长、大便溏泄，或五更泻等。舌淡苔白，脉沉细无力，尺脉尤甚，为肾阳不足之象。

实例分析 9－1

原文　【原文】虚劳腰痛，少腹拘急，小便不利者，八味肾气丸主之。

肾气丸（为治疗肾阳虚代表方剂）

方药：干地黄八两（24g），山药、山茱萸各四两（各 12g），泽泻、牡丹皮、茯苓各三两（各 9g），桂枝、附子（炮）各一两（各 3g）

用法：上方八味末之，炼蜜和丸梧子大，酒下十五丸，加至二十五丸，日再服（现代用法：研末，炼蜜为丸，每服 6～9g，日服二次，温开水送下。或作汤剂，水煎服）。

（《金匮要略·血痹虚劳病脉证并治第六》）

讨论　请运用脏腑辨证的方法分析原文中虚劳腰痛，少腹拘急，小便不利的病机。

答案解析

【辨证要点】以全身功能低下（性功能低下尤为突出）、腰膝酸冷、小便清长及明显虚寒之象为主要表现。

（二）肾虚水泛证

肾虚水泛证是肾阳亏虚，气化失权，水湿泛溢所表现的证候。

【临床表现】身体浮肿（腰以下为甚），按之没指，尿少，腹部胀满。气短乏力，畏寒肢冷，腰膝冷痛；或心悸，喘咳痰鸣，劳累后尤甚。舌淡胖，苔白滑，脉沉迟无力。

【证候分析】多由久病失调，或素体虚弱，肾阳亏损，蒸化水液无力，外溢肌肤所致。肾主水，肾阳不足，气化失权，水液内停，泛溢于肌肤，故身体浮肿。肾位居于下焦，且水湿趋下，故腰以下肿甚，按之没指。劳则气耗，加重病情，故水肿加剧。水湿内停于腹内，则腹部胀满。膀胱气化失职，故小便不利、尿少。水气上凌心肺，则心悸气短。水凝为痰，郁阻于肺而见喘咳痰多、喉中痰鸣。阳虚失于温煦，故畏寒肢冷、腰膝冷痛。舌淡胖、苔白滑、脉沉为肾阳不足、水湿内停之象。

【辨证要点】以水肿（腰以下为甚），并见腰膝冷痛、畏寒肢冷等虚寒之象为主要表现。

（三）肾阴虚证

肾阴虚证是肾阴亏损，虚热内生所表现的证候。

【临床表现】腰膝酸痛，眩晕耳鸣，五心烦热，午后潮热，颧红，盗汗，失眠多梦，口咽干燥，形体消瘦。男子遗精，阳强易举；女子经少经闭，或崩漏。舌红少津，脉细数。

【证候分析】多由久病伤肾，或禀赋不足，房事过度所致。肾阴为元阴，是人体阴液之根本，具有充养脑髓、腰骨之功。若肾阴不足，脑髓、官窍、骨骼失养，则见腰膝酸软而痛、眩晕耳鸣。阴虚内热，虚热内扰，则五心烦热、潮热、盗汗、颧红、口咽干燥；形体失养则消瘦。肾阴不足，虚火扰动精室则遗精，阴虚阳亢而阳强易举。阴虚灼精，精血不足则女子经少经闭，虚火迫血妄行则崩漏。舌红少津，脉细数，为阴虚内热之象。

【辨证要点】以腰膝酸痛、眩晕耳鸣、阳强、遗精、经少经闭和阴虚内热症状共见为主要表现。

（四）肾精不足证

肾精不足证是肾精亏损所表现的一类证候。

【临床表现】小儿发育迟缓，身材矮小，囟门迟闭，智力低下，骨骼痿软，动作迟钝。男子精少不育，女子经闭不孕，性功能低下。成人早衰，耳鸣耳聋，健忘，发脱齿摇，足痿无力，神情呆钝，舌淡，脉细弱。

【证候分析】多由先天禀赋不足；或后天失养，元气不充，或房事不节；或久病劳损，耗伤肾精所致。肾藏精，主骨，生髓，肾精不足，不能化气生血，充肌长骨，故小儿发育迟缓，身材矮小，囟门迟闭，骨骼痿软，动作迟钝。脑为元神之府，肾精不足，髓海空虚，神失所养，则智力低下，神情呆钝。肾开窍于耳，精少耳失所充，则耳鸣耳聋。肾藏精，主生长发育与生殖，肾精不足，故男子精少不育，女子经闭不孕，性功能减退，或成人早衰。肾之华在发，精亏则发脱。齿为骨之余，肾精不足，不能充养齿髓，则牙齿松动易脱落。舌淡，脉细弱，为肾精不足之象。

【辨证要点】以小儿发育迟缓，成人生殖及性功能低下及早衰为主要表现。

（五）肾气不固证

肾气不固证是肾气亏虚，封藏固摄功能失职所表现的证候。

【临床表现】腰膝酸软，神疲乏力，听力减退，小便频数而清长，或尿后余沥不尽，或遗尿，或夜尿多，或小便失禁；男子滑精，早泄；女子月经淋沥不尽，带下清稀量多，或胎动易滑；舌淡苔白，脉弱。

【证候分析】多因年高肾气亏损，或年幼肾气未充，或房劳过度，或久病伤肾。肾为封藏之本，有固摄下元之功。肾气亏虚，肾失封藏，则膀胱开阖失度，故小便频数清长、尿后余沥不尽、遗尿、失禁等。精关不固则精液外泄，可见男子滑精、早泄。女子带脉失固，可见带下清稀量多。冲任之本在肾，肾气不固，冲任失约，则月经淋沥不尽。任脉失养，胎元不固，则胎动不安，以致滑胎。腰膝酸软，耳鸣失充，神疲乏力，舌淡，脉弱，均为肾气亏虚，失于充养所致。

【辨证要点】以肾气不能固摄尿液、精液、经血、胎儿等为主要表现。

（六）肾不纳气证

肾不纳气证是肾气虚衰，气不归元所表现的证候。

【临床表现】久病咳喘，呼多吸少，气不得续，动则喘甚，自汗神疲，乏力懒言，语声低怯，腰膝酸软，舌淡苔白，脉沉弱。或喘息严重者，可见冷汗淋漓，肢冷面青，脉浮大无根。

【证候分析】多由久病咳喘，肺虚及肾，或年老肾虚，或久病伤肾所致。肾主纳气，为气之根，肾虚则肾失摄纳，气不归根，故呼多吸少，气不得续。劳则气耗，故动则喘甚。肾气不足，失于鼓动，则自汗神疲、乏力懒言、语声低怯。骨髓失养则腰膝酸软。舌淡苔白，脉沉弱，为肾虚之象。若阳气虚衰欲脱，则喘息加剧，冷汗淋漓，肢冷面青；虚阳外浮，则脉浮大无根。

【辨证要点】以久病咳喘、呼多吸少、气不得续、动则喘甚为主要表现。

（七）膀胱湿热证

膀胱湿热证是湿热蕴结膀胱引起的以小便异常为主的证候。

【临床表现】尿频，尿急，尿道灼热涩痛，小便黄赤短少，或浑浊，或尿血，或有砂石，小腹胀痛，或伴有发热，腰痛，舌红苔黄腻，脉滑数。

【证候分析】多由外感湿热之邪侵及膀胱，或饮食不节，滋生湿热下注膀胱，致使膀胱气化失常所致。膀胱主贮尿排尿，膀胱湿热，下迫尿道，则尿频尿急、尿道灼热涩痛、尿黄赤。湿热伤及血络，则尿血。湿热煎熬津液成石，故尿中挟有砂石；湿热郁蒸则发热。下焦湿热，波及肾府，故见腰痛。舌红，苔黄腻，脉滑数，为湿热内蕴之象。

【辨证要点】以尿频、尿急、尿痛、尿血、尿石等症为主要表现。

答案解析

即学即练 9－5

病人尿频而清，余沥不尽，夜尿多，证属（　）

A. 肾阳虚　B. 肾气不固　C. 肾不纳气　D. 脾肾阳虚　E. 膀胱湿热

六、脏腑兼病辨证

凡是两个或两个以上脏腑同时发病的，称为脏腑兼病。人体是一个有机联系的整体，各脏腑之间，在生理上相互资生，相互制约，在发病时，它们之间又常相互影响，或脏病及脏，或脏病及腑，或腑病及脏，或腑病及腑。脏腑兼病，并不是两个以上脏腑证候的简单相加，而是在病理上有着一定的内在联系和规律，在辨证时应特别注意。

（一）心肺气虚证

心肺气虚证是心肺两脏气虚所表现的证候。

【临床表现】心悸咳喘，气短乏力，动则尤甚，胸闷，痰液清稀，面色淡白，头晕神疲，自汗声怯，舌淡苔白，脉沉弱或结代。

【证候分析】多由久病咳喘，耗伤心肺之气；或禀赋不足，年高体弱等因素引起。肺主呼吸，心主血脉，赖宗气的推动作用以协调两脏的功能。肺气虚，宗气生成不足，可使心气亦虚。反之，心气先虚，宗气耗散，亦能致肺气不足。心气不足，不能养心，则见心悸。肺气虚弱，肃降无权，气机上逆，则为咳喘。气虚则气短乏力，动则耗气，故喘息亦甚。肺气虚，呼吸功能减弱，则胸闷不舒；不能输布精微，水液停聚为痰，故痰液清稀。气虚全身功能活动减弱，肌肤脑髓供养不足，则面色淡白，头晕神疲；卫外不固则自汗；宗气不足故声怯。气虚则血弱，不能上荣舌体，故见舌淡苔白。血脉气血运行无力或心脉之气不续，则脉见沉弱或结代。

【辨证要点】以心悸、咳喘、胸闷与气虚证共见为主要表现。

（二）心脾两虚证

心脾两虚证是心血不足，脾气虚弱所表现的证候。

【临床表现】心悸怔忡，失眠多梦，眩晕健忘，面色萎黄，食欲不振，腹胀便溏，神倦乏力，或皮下出血，妇女月经量少色淡，淋沥不尽等。舌质淡嫩，脉细弱。

【证候分析】多由病久失调；或劳倦思虑，饮食不节；或慢性出血而致。脾为气血生化之源，又具统血功能。脾气虚弱，生血不足，或统摄无权，血溢脉外，均可导致心血亏虚。心主血，血充则气足，血虚则气弱。心血不足，无以化气，则脾气亦虚。两者在病理上常可相互影响，成为心脾两虚证。心血不足，心失所养，则心悸怔忡；心神不宁，故失眠多梦；头目失养，则眩晕健忘；肌肤失荣，故面色萎黄无华。脾气不足，运化失健，故食欲不振，腹胀便溏；气虚则功能活动减退，故神倦乏力；脾虚不能摄血，可见皮下出血，妇女经量减少，色淡质稀，淋漓不尽。舌质淡嫩，脉细弱，皆为气血不足之象。

【辨证要点】以心悸失眠，面色萎黄，神疲食少，腹胀便溏和慢性出血为主要表现。

（三）心肝血虚证

心肝血虚证是心肝两脏血液亏虚所表现的证候。

【临床表现】心悸健忘，失眠多梦，眩晕耳鸣，面白无华，两目干涩，视物模糊，爪甲不荣，肢体麻木，震颤拘挛，妇女月经量少，色淡，甚则经闭。舌淡苔白，脉细弱。

【证候分析】多由久病体虚，或思虑过度暗耗阴血所致。心主血，肝藏血，若心血不足，则肝无所藏，肝血不足，则心血不能充盈，因而形成心肝血虚证。心血虚，心失所养，则心悸健忘；心神不安，故失眠多梦；血不上荣，则眩晕耳鸣，面白无华；肝血不足，目失滋养，可致两目干涩，视物模糊；筋脉爪甲失血濡养，可见爪甲不荣，肢体麻木，震颤拘挛；妇女以血为本，肝血不足，月经来源匮乏，则经量减少，色淡质稀，甚至经闭。舌淡苔白，脉细弱为血虚表现。

【辨证要点】以心悸、健忘、视物模糊、肢麻和血虚证共见为主要表现。

（四）心肾不交证

心肾不交证是心肾水火既济失调所表现的证候。

【临床表现】心烦不寐，心悸健忘，头晕耳鸣，腰酸遗精，五心烦热，咽干口燥，舌红，脉细数。或伴见腰部、下肢酸困发冷。

【证候分析】多由五志化火，思虑过度，久病伤阴，房事不节等引起。心火下降于肾，以温肾水；肾水上济于心，以制心火，心肾相交，则水火既济。若肾水不足，心火失济，则心阳偏亢；或心火独炽，下及肾水，致肾阴亏于下，火炽于上，水火不济。心阳偏亢，心神不宁，故心烦不寐，心悸。水亏阴虚，骨髓不充，脑髓失养，则头晕耳鸣，健忘。腰为肾府，失阴液濡养，则腰酸。精室为虚火扰动，故遗精。五心烦热，咽干口燥，舌红，脉细数，为水亏火旺的表现。心火亢于上，火不归元，肾水失于温煦而下凝，则腰部、下肢酸困发冷。

【辨证要点】以失眠、心悸、腰酸、遗精及阴虚症状为主要表现。

（五）心肾阳虚证

心肾阳虚证是心肾两脏阳气虚衰，阴寒内盛所表现的证候。

【临床表现】心悸怔忡，畏寒，肢体浮肿，腰膝冷痛，或唇甲青紫，小便不利，舌淡暗或青紫，苔白滑，脉沉微细。

【证候分析】多由久病不愈，或劳倦内伤所致。肾阳为一身阳气之根本，心阳为气血运行、津液流注的动力，故心肾阳虚常表现为阴寒内盛，全身功能极度降低，血行瘀滞，水气内停等病变。阳气衰微，心失濡养，心悸怔忡，不能温煦肌肤、腰膝，则畏寒肢冷、腰膝冷痛。三焦决渎不利，膀胱气化失司，则见小便不利，水液停聚，泛溢肌肤，故肢体浮肿。阳虚运血无力，血行瘀滞，可见口唇爪甲青紫。舌淡暗或青紫，苔白滑，脉沉微细，皆为心肾阳气衰微，阴寒内盛，血行瘀滞，水气内盛的表现。

【辨证要点】以心悸怔忡、肢体浮肿、腰膝冷痛为主要表现。

（六）肝火犯肺证

肝火犯肺证是肝经气火上逆犯肺，肺失肃降所表现的证候。

【临床表现】胸胁灼痛，急躁易怒，头晕目赤，烦热口苦，咳嗽阵作，痰黏量少色黄，甚则咯血，舌红苔薄黄，脉弦数。

【证候分析】多由郁怒伤肝，或肝经热邪上逆犯肺所致。肝性升发，肺主肃降，升降相配，则气机调节平衡。若肝气升发太过，气火上逆，循经犯肺，即成肝火犯肺证。肝经气火内郁，热壅气滞，则胸胁灼痛。肝性失柔，故急躁易怒。肝火上炎，可见头晕目赤。气火内郁，则胸中烦热。热蒸胆气上溢，故口苦。气火循经犯肺，肺受火灼，清肃之令不行，气机上逆，则为咳嗽。津为火灼，炼液为痰，故痰黄黏量少。火灼肺络，络伤血溢，则为咯血。舌红苔薄黄，脉弦数，为肝经实火内炽的表现。

【辨证要点】以胸胁灼痛，急躁易怒，目赤口苦、咳嗽为主要表现。

（七）肝脾不调证

肝脾不调证又称肝郁脾虚证、肝气犯脾证，是肝失疏泄，脾失健运而表现的证候。

【临床表现】胸胁胀满窜痛，善太息，情志抑郁或急躁易怒；纳呆腹胀，便溏不爽，肠鸣矢气，或腹痛欲泻，泻后痛减，或便溏不利，舌苔白，脉弦或缓弱。

【证候分析】多因情志不遂，郁怒伤肝，肝失条达而横乘脾土；或饮食不节，劳倦伤脾，脾失健运而影响肝失疏泄所致。肝主疏泄，协助脾胃纳运食物。脾主运化，气机通畅，有助于肝气的疏泄。所以在发生病变时，两者可相互影响。如肝失疏泄，气机不利，易致脾运失健。反之，脾失健运，气滞于中，湿阻于内，亦能致肝的疏泄异常，而为脾病及肝。肝失疏泄，经气郁滞，故胸胁胀满窜痛。太息则气郁得达，胀闷得舒，故喜太息。气机郁滞，情志失调，则急躁易怒。肝气横逆犯脾，脾失健运，则纳呆腹胀。气滞湿阻，则便溏不爽，肠鸣矢气。气滞于腹则痛，便后气机得以通畅，故泻后痛缓。苔白，脉弦或缓弱，为肝郁脾虚的表现。

【辨证要点】以胸胁胀满、腹痛肠鸣、纳呆、便溏为主要表现。

（八）肝胃不和证

肝胃不和证又称肝气犯胃证、肝胃气滞证，是肝失疏泄，胃失和降所表现的证候。

【临床表现】脘胁胀闷疼痛，嗳气呃逆，嘈杂吞酸，烦躁易怒，舌红苔薄黄，喜太息，纳呆食少，脉弦。

【证候分析】多由情志不遂，气郁化火，或寒邪内犯肝胃而发病。肝主升发，胃主下降，两者密切配合，以协调气机升降的平衡。当肝气或胃气失调，常可致肝胃不和证。肝郁化火，横逆犯胃，肝胃气滞，则脘胁胀闷疼痛；胃失和降，气机上逆，故嗳气呃逆；肝胃气火内郁，可见嘈杂吞酸；肝失条达，故急躁易怒。舌红苔黄，脉弦或弦数，均为气郁化火之象。

【辨证要点】以脘胁胀痛、吞酸嘈杂、舌红苔黄为主要表现。

（九）肝肾阴虚证

肝肾阴虚证是肝肾两脏阴液亏虚，虚热内扰所表现的证候。

【临床表现】头晕目眩，耳鸣健忘，失眠多梦，咽干口燥，腰膝酸软；胁痛，五心烦热，颧红盗汗，男子遗精，女子经少。舌红少苔，脉细数。

【证候分析】多由久病失调，房事不节，情志内伤等引起。肝肾阴液相互资生，肝阴充足，则下藏于肾，肾阴旺盛，则上滋肝木，故有“肝肾同源”之说。在病理上，两者往往相互影响，表现为盛则同盛，衰则同衰，形成肝肾阴虚证。肾阴亏虚，水不涵木，肝阳上亢，则头晕目眩，耳鸣健忘；虚热内扰，心神不安，故失眠多梦；津不上润，则口燥咽干；筋脉失养，故腰膝酸软无力。肝阴不足，肝脉失养，致胁部隐隐作痛；阴虚生内热，热蒸于里，故五心烦热；火炎于上，则两颧发红；内迫营阴，则夜间盗汗；扰动精室，故多见梦遗。冲任隶属肝肾，肝肾阴伤，则冲任空虚，而经量减少。舌红少苔，脉细数，为阴虚内热的表现。

【辨证要点】以胁痛、腰膝酸软、耳鸣遗精与阴虚内热证为主要表现。

（十）肺肾阴虚证

肺肾阴虚证是肺肾两脏阴液亏虚，虚火内扰，肺失清肃所表现的证候。

【临床表现】咳嗽少痰，或痰中带血，口咽干燥，声音嘶哑，形体消瘦，腰膝酸软，骨蒸潮热，颧红盗汗，男子遗精，女子月经不调，舌红少苔，脉细数。

【证候分析】肺肾之阴互生，若肺阴不足，不能下滋肾阴；或肾阴亏损，不能上滋肺阴，均可形成肺肾阴虚证。肺阴虚，肺失清肃，则咳嗽痰少；虚火灼伤肺络，则痰中带血；津不上润，故见口咽干燥；虚火熏灼会厌，则声音嘶哑；阴津不足，肌肉失养则形体消瘦。肾阴虚，腰膝失养则腰膝酸软；虚火内蒸，则见骨蒸潮热、颧红盗汗；虚火扰动精室，精关不固则遗精；阴精不足，精不化血，冲任空虚，则女子月经量少；虚火扰动，则月经不调，或见崩漏。舌红少苔，脉细数，为阴虚内热之象。

【辨证要点】以久咳痰血、腰膝酸软、遗精与阴虚证为主要表现。

（十一）脾肺气虚证

脾肺气虚证是由于脾肺两脏气虚，出现脾失健运，肺失宣降的证候。

【临床表现】食欲不振，腹胀便溏，久咳不止，气短而喘，痰多稀白，声低懒言，倦怠乏力，面色淡白，或面浮足肿，舌淡苔白滑，脉细弱。

【证候分析】多由久病喘咳，耗伤肺气，子病及母；或饮食不节，损伤脾胃，母病及子所致。脾主运化，为生气之源，脾气不足，不能输精于肺，可致肺气损伤。肺主一身之气，肺气不足，可累及脾，形成脾肺气虚证。脾气虚，脾失健运，则食欲不振、腹胀。肺气虚，宣降失职，则喘咳日久不止、气短。气虚水津不布，聚湿生痰，故痰多而稀白。脾虚水湿不运，水湿外溢肌肤，面浮足肿。气虚全身功能减退，故声低懒言、倦怠乏力；运血无力，面失所荣，则面白无华。舌淡，苔白滑，脉细弱，为气虚之象。

【辨证要点】以食少便溏、气短咳喘及气虚证为主要表现。

（十二）脾肾阳虚证

脾肾阳虚证是脾肾阳气亏虚，温化失权而表现的虚寒证候。

【临床表现】面色㿠白，畏寒肢冷，腰膝或下腹冷痛，久泻久痢，或五更泄泻，或下利清谷，或小便不利，面浮肢肿，甚则腹胀如鼓。舌淡胖，苔白滑，脉沉细。

【证候分析】肾为先天之本，脾为后天之本，脾肾阳气相互资生，相互促进。脾主运化，布精微，化水湿，有赖命火之温煦；肾主水液，温养脏腑，须靠脾精的供养。若肾阳不足，不能温养脾阳，则脾阳亦不足；或脾阳久虚，日渐损及肾阳，则肾阳亦不足，无论脾阳虚衰或肾阳不足，均有可能发展为脾肾阳虚证。脾阳虚不能运化水谷，气血化生不足，故面色㿠白。阳虚无以温煦形体，故畏寒肢冷。阳虚内寒，经脉凝滞，故下腹腰膝冷痛。脾肾阳虚，水谷不得腐熟运化，故久泻久痢，下利清谷，五更泄泻。阳虚无以运化水湿，溢于肌肤，则面浮肢肿；停于腹内则腹胀如鼓；水湿内聚，气化不行，则小便不利。舌淡胖，苔白滑，脉沉细，为阳虚之象。

【辨证要点】以腰膝、下腹冷痛，久泻久痢，浮肿与虚寒证为主要表现。

答案解析

即学即练 9－6

患者胁肋胀痛，纳呆便溏，肠鸣矢气，苔薄白，脉弦。证属（ ）

A. 肝胃不和　B. 肝脾不调　C. 脾气虚　D. 寒湿困脾　E. 脾阳虚

第三节　气血津液辨证

气血津液辨证，是运用中医气血津液理论与藏象学说，结合人体脏腑功能，分析气、血、津液的病变，辨认其所反映的不同证候。脏腑病变，往往会影响到气血津液的变化。反之，气血津液的病变，也会影响到脏腑的功能。因此，气血津液病变与脏腑功能密切相关，气血津液辨证也可以看作是与脏腑辨证互为补充的辨证方法。

一、气病辨证

气的病证很多，病变广泛波及脏腑器官，故有“百病生于气”的说法。临床常见的证候，可为气虚、气陷、气不固、气脱、气滞、气逆、气闭七种。

（一）气虚证

气虚证是脏腑组织功能减退所表现的证候。常由久病体虚、劳累过度、年老体弱等因素引起。

【临床表现】少气懒言，神疲乏力，头晕目眩，自汗，活动时诸症加剧，舌淡苔白，脉虚无力。

【证候分析】元气不足，脏腑气虚，功能衰退，故见少气懒言，声低息短，倦怠乏力；卫气虚弱则腠理开阖失调，卫外不固而自汗；劳则耗气，故动则诸症加剧；气虚血亏不能上荣于头面，故面色无华、舌质淡白；气虚则鼓动血行无力，故脉虚无力。

【辨证要点】以病体虚弱，神疲、乏力、气短、脉虚为主要表现。

（二）气陷证

气陷证是气虚无力升举而反下陷的证候。多见于气虚证的进一步发展，或劳累用力过度，损伤某一脏气而致。

【临床表现】头晕眼花，少气倦怠，久泻久痢，腹部有坠胀感，脱肛或子宫脱垂等。舌淡苔白，脉弱。

【证候分析】气陷证是在气虚的基础上病情进一步发展，必有气虚常见之症，头晕眼花，少气倦怠，久泻久痢；清阳不升，气陷于下，故腹部有坠胀感，脱肛或子宫脱垂；舌淡苔白，脉弱，为气虚下陷之征象。

【辨证要点】以体弱而瘦，气短、气虚、脏器下垂为主要表现。

（三）气不固证

气不固证指气虚失其固摄之能，以自汗，或大便、小便、经血、精液、胎元等不固为主要表现的虚弱证候。

【临床表现】气短，疲乏，面白，舌淡，脉虚无力；或见自汗不止；或为流涎不止；或见遗尿，余溺不尽，小便失禁；或为大便滑脱失禁；或妇女出现崩漏，或为滑胎、小产；或见男子遗精、滑精、早泄等。

【证候分析】气不固包括不能固摄津液、血液、小便、大便、精液、胎元等。其有气虚证的一般证候表现，并有各自"不固"的证候特点。气不摄血可导致妇女崩漏及各种慢性出血；气不摄津则可表现为自汗、流涎；气虚不能固摄二便，可表现为遗尿、余溺不尽、小便失禁，或大便滑脱失禁；气不摄精则见遗精、滑精、早泄；气虚胎元不固，可导致滑胎、小产。

【辨证要点】以病体虚弱，疲乏、气短、脉虚及自汗或二便、经、精等的不固为主要表现。

（四）气脱证

气脱证指元气亏虚已极，急骤外泄，以气息微弱、汗出不止等为主要表现的危重证候。

【临床表现】呼吸微弱而不规则，汗出不止，口开目合，全身瘫软，神识昏矇，二便失禁，面色苍白，口唇青紫。舌淡，舌苔白润，脉微。

【证候分析】气脱证可由气虚证、气不固证发展而来；也可以在大汗、大吐、大泻或大失血、中风等情况下，出现"气随津脱""气随血脱"；或于长期饥饿、极度疲劳、暴邪骤袭等状态下发生。

真气欲脱，则心、肺、脾、肾等脏腑之气皆衰。气息微弱欲绝、汗出不止，为肺气外脱之征；面白、脉微、神识昏矇，为心气外越之象；二便失禁为肾气欲脱的表现；全身瘫软、口开、手撒，为脾气外泄之征。

【辨证要点】以病势危重，气息微弱、汗出不止、脉微等为主要表现。

（五）气滞证

气滞证是人体某一脏腑，某一部位气机阻滞，运行不畅所表现的证候。引起气滞的因素常见的有病邪内阻、七情郁结以及阳气虚弱、温运无力等。

【临床表现】胀闷、疼痛。其特点是胀痛，走窜不定，时轻时重，轻则胀闷，重则胀痛，常随嗳气、肠鸣、矢气等而减轻；或症状随情志变化而增减，脉象多弦，舌象可无明显变化。

【证候分析】气机障碍，气血难以畅通，不通则痛，故出现闷胀、疼痛。气滞具有时聚时散的特点，故其疼痛常走窜不定，时轻时重。对于气滞证的分析，还需结合其兼症辨明病因，确定病位。

【辨证要点】 以胸胁脘腹或损伤部位的胀闷、胀痛、窜痛为主要表现。

（六）气逆证

气逆证是指气机升降失常，逆而向上所引起的证候。临床以肺胃之气上逆和肝气升发太过的病变为多见。

【临床表现】 肺气上逆，见咳嗽喘息；胃气上逆，则见呃逆、嗳气、恶心、呕吐；肝气上逆，则见头痛、眩晕、昏厥、呕血等。

【证候分析】 肺为娇脏，不耐邪气，感受外邪，痰浊壅滞，以致肺失肃降，肺气上逆，故见咳喘。外邪犯胃或痰浊、食积等病邪留于胃腑，阻滞气机，胃失和降，胃气上逆，故见呃逆、嗳气、呕吐等症。肝主疏泄，因情志不舒，郁怒伤肝，肝气疏泄太过，气逆上冲，则头痛、眩晕，甚则气血逆乱，导致呕血、中风。

【辨证要点】 以咳喘或呕吐、呃逆为主要表现。

（七）气闭证

气闭证指邪气阻闭神机或脏器、官窍，以突发昏厥或绞痛为主要表现的实性急重证候。

【临床表现】 突然发生势急、症重之昏厥；或内脏绞痛；或二便闭塞，呼吸气粗，声高，脉沉弦有力等。

【证候分析】 形成气闭证的主要原因有：强烈精神刺激，使神机闭塞；砂石、虫、痰等阻塞脉络、管腔，导致气机闭塞；溺水、电击等意外事故致使心、肺气闭。极度精神刺激，神机闭塞，则见突发昏厥；痰浊、瘀血、砂石、蛔虫等阻塞脉络、管腔等，导致气机闭塞，则突发绞痛，或见二便不通。证因邪实所致，病体不虚，故声高而息粗，脉沉弦有力。

【辨证要点】 以突发昏厥或绞痛、二便闭塞、息粗、脉实为主要表现。

二、血病辨证

血液是维持人体生命活动的营养物质，在脉道循环而布散周身。若外邪干扰，脏腑功能失调，导致血液不足或血行失常，从而表现寒热虚实的证候。

（一）血虚证

血虚证是指血液亏虚，脏腑、形体、官窍失养，全身虚弱的证候。其形成原因，有禀赋不足；或脾胃虚弱，生化乏源；或各种急慢性出血；或思虑过度，暗耗阴血；或瘀血阻络，新血不生等。

【临床表现】 面白无华或萎黄，唇色淡白，爪甲苍白，头晕眼花，心悸失眠，手足发麻，妇女经血量少色淡、衍期甚或闭经，舌淡苔白，脉细无力。

【证候分析】 血虚不能上荣于头面、肌表，故面色无华或萎黄，唇色淡白，爪甲苍白，舌质淡白；血虚不能养心，则心悸失眠；血虚不能濡养四肢筋脉，则手足发麻；血液虚少，不能充盈脉道，故脉细无力；血液不足，血海空虚，冲任虚损，故月经量少、愆期或经闭。

【辨证要点】 以病体虚弱，面、睑、唇、舌、爪甲的颜色淡白，脉细为主要表现。

（二）血脱证

血脱证指突然大量出血或长期反复出血，血液亡脱，以面色苍白、心悸、脉微或芤为主要表现的危重证候。

【临床表现】面色苍白，头晕，眼花，心悸，气短，四肢逆冷，舌色枯白，脉微或芤等。

【证候分析】导致血脱证的主要原因是突然大量出血，诸如呕血、便血、脂漏，外伤失血等；也可以因长期失血、血虚进一步发展而成。所以大失血、严重血虚等病史可以作为血脱证的主要诊断依据。

血液大量耗失，血脉空虚，不得荣润，则见面色苍白，舌色枯白，脉微或芤；血液亡失，心脏、清窍失养，则见心悸，头晕，眼花等症；气随血脱，阳气失却温养故见肢体逆冷。

【辨证要点】多有血液严重损失的病史，以面色苍白、脉微或芤为主要表现。

（三）血瘀证

血瘀证指瘀血内阻而引起的证候。凡离经之血不能及时排出和消散，停留于体内，或血行不畅，壅遏于经脉之内，及郁积于脏腑组织器官的，均称之瘀血。瘀血既是病理产物，也是继发性病因，而血瘀是一种病理状态。瘀血形成的常见因素有寒凝、气滞、气虚、外伤等。

【临床表现】疼痛、肿块、出血为主要症状。疼痛剧烈，刺痛为主，痛有定处，拒按，常在夜间加剧。常伴肿块，质地坚硬，或有出血，血色紫暗，或有瘀斑瘀点。妇女常见经闭、脉象细涩。

【证候分析】瘀血阻滞经脉运行，不通则痛，疼痛是血瘀证最主要的症状。瘀血有形属阴，固定难消，故其疼痛固定、拒按、如同针刺、夜间痛甚；瘀血积聚身体局部，便可形成肿块，且部位固定不移；瘀血阻滞脉道，使血液不能循经而行，渗出脉外，导致出血；瘀血内阻，新血不生，则见妇女经闭。脉细涩、舌质紫暗或有瘀点、瘀斑均为典型血瘀之象。

【辨证要点】以固定疼痛、肿块、瘀血色脉为主要表现。

（四）血热证

血热证指火热内炽，侵迫血分，以身热口渴、斑疹吐衄、烦躁谵语、舌绛、脉数等为主要表现的实热证候。即血分的热证。

【临床表现】身热夜甚，或潮热，口渴，面赤，心烦，失眠，躁扰不宁，甚或狂乱、神昏谵语；或见各种出血色深红；或斑疹显露；或为疮痈，舌绛，脉数疾等。

【证候分析】血热证的形成，一是外感热邪，或感受他邪化热，传入血分；二是情志过激，气郁化火，或过食辛辣燥热之品，火热内生，侵扰血分。热在血分，血行加速，脉道扩张，则见面红目赤，舌绛，脉数疾；血热迫血妄行，可见各种出血；血热内扰心神，而见心烦，失眠，躁扰不宁，甚则狂乱、神昏谵语；热邪内犯营血，灼肉腐血，可为疮痈脓疡；身热夜甚，口渴，为热邪升腾，耗伤津液之象。血热证常见于外感温热病中，即卫气营血辨证中的血分证；也可见于外科疮疡病、妇科月经病、其他杂病之中。

【辨证要点】以身热口渴、斑疹吐衄、烦躁谵语、舌绛、脉数等为主要表现。

（五）血寒证

血寒证指局部脉络寒凝气滞、血行不畅所表现的证候。常由感受寒邪引起。

【临床表现】畏寒、手足或少腹等患处冷痛拘急、得温痛减，肤色紫暗发凉，或为痛经、月经后期，经色紫暗、夹有血块。唇舌青紫，苔白滑，脉沉迟弦涩。

【证候分析】寒为阴邪，其性凝滞，寒邪侵袭，血脉收引，血行不畅，故局部冷痛；寒客血络，络脉瘀滞，气血运行不畅，肤色紫暗发凉；血得温则行，得寒则凝，故喜暖怕冷，得温则舒而痛减。妇女受寒，宫寒血瘀，故闭经、衍期，经色紫暗、夹有血块。舌暗，脉沉迟弦涩均为血寒瘀血之象。

【**辨证要点**】本证以患处冷痛拘急、畏寒、唇舌青紫，妇女月经后期，甚至闭经，经色紫暗夹有血块等为主要表现。

三、气血同病辨证

气为血帅，血为气母，二者相互资生，相互为用，关系密切，因而在发生病变时，气血常可相互影响，形成气血同病的证候。

（一）气滞血瘀证

气滞血瘀证指气滞和血瘀的证候兼并出现。临床以身体局部胀闷走窜疼痛，甚或刺痛，疼痛固定、拒按；或有肿块坚硬，局部青紫肿胀；或有情志抑郁，性急易怒；或有面色紫暗，皮肤青筋暴露；妇女可见经闭或痛经，经色紫暗或夹有血块，或乳房胀痛；舌质紫暗或有斑点，脉弦涩等为辨证依据。

（二）气虚血瘀证

气虚血瘀证指兼有气虚和血瘀的证候。临床以面色淡白无华或面色紫暗，倦怠乏力，少气懒言，局部疼痛如刺，痛处固定不移、拒按，舌淡紫，或有斑点，脉涩等为辨证依据。

（三）气血两虚证

气血两虚证指气虚和血虚的证候兼并出现。临床以少气懒言，神疲乏力，自汗；面色淡白无华或萎黄，口唇、爪甲颜色淡白；或心悸失眠，头晕目眩，形体消瘦，手足发麻；舌质淡白，脉细无力等为辨证依据。

（四）气不摄血证

气不摄血证指慢性出血与气虚的证候同见。临床以衄血、便血、尿血、崩漏、皮下青紫色斑块等各种慢性出血，并见面色淡白无华，神疲乏力，少气懒言，心慌心悸，食少，舌淡白，脉弱等为辨证依据。

（五）气随血脱证

气随血脱证指大量出血与阳气虚衰的证候同见。临床以大量出血的同时，出现面色苍白，气少息微，冷汗淋漓，舌淡，脉微欲绝或散大无根等为辨证依据。

四、津液病辨证

津液是人体正常水液的总称，有滋养脏腑、润滑关节、濡养肌肤等作用。津液的化生、输布和排泄是维持人体生命不可缺少的代谢活动。津液的代谢过程，是在五脏六腑功能的共同参与，密切配合下完成的。其中，肾的化气行水，脾的运化水液和肺的通调水道功能起着主导作用。津液的病变，无论虚证或实证，都分别与脏腑，尤其是肾、脾、肺三脏的功能失调密切相关。

津液病变，包括津液不足和水液停聚两个方面。

津液不足是指全身或某些脏腑组织器官失其濡润滋养所出现的证候。其临床表现为口燥咽干、唇燥而裂、皮肤干燥无泽，小便短少，大便干结，舌红少津，脉细数。水液停聚，主要表现为水肿和痰饮。

水液停聚，泛溢肌肤引起面目、四肢、胸腹甚至全身浮肿的称为水肿。水肿有阴水和阳水之分。其临床表现浮肿先见于眼睑、颜面，咳嗽，尿少、尿赤，脉浮或浮数，性质属实，称为阳水。若临床表现水肿先见于足部，腰以下肿甚，逐渐发展至全身，按之凹陷难起，伴脘痞腹胀，便溏，恶心呕吐，神疲乏力，畏寒肢冷，甚至气喘不能平卧，心悸眩晕，舌淡苔白滑、脉沉无力，性质属阴，称为阴水。

痰饮多由脏腑功能失调、水液代谢障碍而产生。痰是体内水液停聚所形成的稠浊而黏滞的病理产物，由痰邪引起的证候统称痰证。饮是体内水液停聚所形成的较清稀而易流动的病理产物，由饮邪引起的证候统称饮证。

痰证临床表现常见咳喘痰多、黏稠，喉间痰鸣，痰核，瘿瘤，瘰疬，梅核气，眩晕心悸，肢体麻木，半身不遂，癫狂，形体肥胖，白带量多稠黏，苔腻，脉滑。饮证临床表现常见脘腹胀痛，肠鸣辘辘，咳吐痰涎，清稀量多，胸胁饱满胀闷，咳喘引痛，舌苔白滑，脉弦。

第四节　六经辨证

六经辨证，是张仲景根据《内经》理论，结合临床实践积累的经验，将外感病（主要由风邪和寒邪引起）发生、发展过程中所表现的不同证候，以阴阳为总纲，归纳为三阳病（太阳病、阳明病、少阳病）、三阴病（太阴病、少阴病、厥阴病）两大类，分别从邪正斗争关系、病变部位、病势进退缓急等方面阐述外感病各阶段的病变特点，并作为指导治疗的一种辨证方法。

手足三阴三阳经脉分别内联脏腑，所以，六经病证是人体感受外邪后脏腑、经络、气血病理变化的反映。从病变的层次看，太阳病为表，阳明病为里，少阳病为半表半里，三阴病均属于里证。从病变的性质和邪正关系看，三阳病多为热证、实证；三阴病多为寒证、虚证。

六经病证是脏腑、经络病变的反映，而脏腑、经络之间相互联系，因此，六经病证可以相互传变。病邪自外侵入，逐渐向里发展，由某一经病证转变为另一经病证，称为“传经”。经的顺序相传者，即太阳→阳明→少阳→太阴→少阴→厥阴，称为“循经传”；隔一经或两经以上相传者，称为“越经传”；相互表里的两经相传者，称为“表里传”。伤寒病初起不从三阳经传入，而病邪径直入于三阴经者，称为“直中”。

知识链接

张仲景与伤寒杂病论

张仲景，名张机，东汉末年著名医学家，被称为医圣。相传“举孝廉，官至长沙太守”。时值东汉末年，瘟疫流行，社会风气败坏，在这种社会背景下，张仲景广泛收集医方，完成了传世巨著《伤寒杂病论》。此书是我国现存第一部从理论到实践、确立辨证论治法则的医学专著，是中国医学史上影响最大的著作之一，是后学者研习中医必备的经典著作。其所确立的六经辨证治疗原则，受到历代医学家的推崇。书中提出了治疗外感病时的一种重要的分类方法，就是将病邪由浅入深地分为六个阶段，每个阶段都有一些共同的症状特点并衍生出很多变化，这一时期的用方和选药就可以局限在某一范围，只要辨证准确，就会有很好的疗效。这种方法后人称为“六经辨证”，但“经”绝不同于经络的“经”，它包含的范围要宽泛得多。

一、太阳病辨证

太阳，亦称巨阳，为六经之首，统摄营卫，主一身之表，固护于外，故为诸经之藩篱。外邪侵袭人体，太阳首当其冲，卫行脉外，必先受邪。所以太阳病是外感病的初期阶段，病位尚浅。常见的太阳病证包括太阳中风证和太阳伤寒证。

（一）太阳中风证（表虚证）

太阳中风证是指风邪侵袭肌表，导致营卫不和，卫强营弱所表现的证候，也可以称为阳浮而阴弱。

【临床表现】头项强痛，发热恶风，汗出，鼻鸣干呕，舌淡，苔薄白，脉浮缓。

【证候分析】风邪袭表，太阳经气不利，故头痛；卫外之阳气与邪气相搏，故发热；风性疏泄，风邪外袭，使腠理疏松，营阴不能内守，所以自汗恶风；故曰："阳浮者，热自发；阴弱者，汗自出。"脉浮主表，因汗出腠理疏松，故脉兼缓。本证属表寒虚证。

【辨证要点】以发热、恶风、汗出，脉浮缓为主要表现。

（二）太阳伤寒证（表实证）

太阳伤寒证是指风寒袭表，卫阳被遏，营阴郁滞，经气运行不利，所表现的证候。

【临床表现】恶寒发热，无汗而喘，头项强痛，身疼腰痛，骨节酸痛，舌淡，苔薄白，脉浮紧。

【证候分析】寒邪束表，故恶寒；卫阳被遏，正邪相争，故发热；肺合皮毛，腠理闭塞，肺气不宣，故无汗而喘；寒为阴邪，其性凝滞，营阴凝涩，则经气不利，故头项强痛，身疼腰痛，骨节酸痛；苔薄白，脉浮紧，为寒邪外束之象。本证属表寒实证。

【辨证要点】以恶寒，无汗，脉浮紧为主要表现。

实例分析 9－2

案例 一人伤寒第二日，头痛发热，李曰：方今正月，时令犹寒，必服麻黄汤，两日愈矣。若服冲和汤，不唯不得汗，即使得汗，必致经传。遂以麻黄汤热饮之，更以滚水入浴桶，置床下熏之，得汗如雨，密覆半晌易被，神已爽矣。晚索粥，家人不予。李曰：邪已解矣，必不传里，食粥何妨？明日果愈，不以麻黄汗之，传变深重，非半月不安也。（《续名医类案·李士材案》）

答案解析

思考 用太阳病辨证分析此病例。

二、阳明病辨证

阳明，阳气极盛之意。《灵枢·针灸》曰："阳明多血多气。"阳明病证为表邪不解，传里化燥化热的里热证，为邪正斗争的极期阶段。因体质差异和邪气侵犯的部位不同，阳明病证有经证和腑证的区别。若邪犯阳明之经，虽热邪炽盛，尚未在肠中结成燥屎，仅是无形热邪弥漫之阶段，称为阳明经证。病邪传入阳明之腑，邪热与肠中糟粕相结而形成燥屎，燥实之邪影响腑气通降，称为阳明腑证。

（一）阳明经证（热证）

阳明经证是指邪热弥漫全身，充斥阳明之经，肠中尚无燥屎内结的证候。

【临床表现】身大热，汗大出，口大渴引饮；或心烦躁扰，气粗似喘，面赤，脉洪大，舌红苔黄燥。

【证候分析】邪入阳明，燥热亢盛于内，充斥于外，故身大热；热蒸于里，迫津外泄，故大汗出；汗出伤津，故大渴引饮；阳热亢盛，故脉洪大；热盛津伤，故舌苔黄燥。

【辨证要点】以大热，大汗，大渴，无燥屎内结症状为主要表现。

（二）阳明腑证（实证）

阳明腑证是指邪热传里与肠中糟粕相搏，燥屎内结的证候。

【临床表现】大便秘结不通，腹胀满硬痛拒按，日晡潮热，手足濈然汗出，甚则神昏谵语、狂乱不得眠，舌红苔黄燥，甚或焦黑，脉沉实，或滑数。

【证候分析】阳明里热与燥屎相结，腑气不通，故便秘腹胀满硬痛拒按；里热炽盛，蒸腾于外，则身热汗出，午后热甚；燥热之邪上扰神明，故烦躁谵语，甚则神昏；热盛伤津，燥热内结，故舌苔黄燥或焦黑，脉沉实有力或滑数。

【辨证要点】以腹满疼痛，大便秘结，苔黄燥，脉沉实为主要表现。

三、少阳病辨证

少阳，即阳气较少，少阳病是指邪犯少阳胆腑，正邪交争，导致枢机不运，经气不利所表现的证候。从其病位上看，少阳病证已离太阳之表，而未入阳明之里，处于半表半里之间，故又称半表半里证。

【临床表现】寒热往来，胸胁苦满，不欲饮食，心烦喜呕，口苦咽干，目眩，舌苔白或薄黄，脉弦。

【证候分析】多因邪气未除而正气已虚，病邪内侵结于胆腑，邪正分争于表里之间所致。可以是太阳病不解内传，也可以是病邪直犯少阳。

邪入少阳，正邪相争于半表半里，邪入于里与阴争，邪胜则恶寒；邪出于表与阳争，正胜则发热。邪正交争，故一阵寒一阵热，呈现往来寒热之象；少阳经脉布胸胁，邪犯少阳致经气不利，故胸胁苦满；胆气郁而犯胃，胃失和降，则不欲饮食，心烦喜呕；胆火上炎，则口苦咽干目眩；弦脉为少阳主脉。

【辨证要点】以寒热往来，胸胁苦满，脉弦为主要表现。

四、太阴病辨证

太阴病是指脾阳虚弱，邪从寒化，寒湿内生所表现的虚寒证候。其成因可因三阳病证误治而成，也可因正气虚衰，寒邪直中所致。

【临床表现】腹满而吐，食不下，自利，口不渴，时腹自痛，喜得温按，四肢欠温，舌淡苔白或滑，脉沉缓而弱。

【证候分析】可由在三阳病证时失治、误治，损伤脾阳，或脾阳虚弱，寒邪直中所致。

脾阳虚弱，寒湿内停，健运失职，升降失常，清阳不升则腹泻，浊阴不降则腹满呕吐，食欲不振；病属虚寒，故腹痛喜得温按，口不渴，舌淡苔白，脉象缓弱。

【辨证要点】以腹满自利，口不渴等虚寒征象为主要表现。

【附】太阴病与阳明病的关系

太阴与阳明同居中焦，互为表里，生理上相互为用，病理上相互影响，两经病证在一定条件下常易相互转化。当阳明为病清、下太过时，可损伤脾阳，此时可转为太阴病证；而太阴病证滥用温燥，或寒湿郁久化热，也可转为阳明病证。因此有“实则阳明（热），虚则太阴（寒）”一说，辨证时应注意病情寒热虚实的变化。

腹部胀满疼痛，是阳明、太阴病证的共有症状。但阳明腹满硬痛是持续不减而拒按，大便燥结，为里实热证；太阴腹满痛则时发时止，喜得温按，且有腹泻，为里虚寒证。

五、少阴病辨证

少阴病证，指病程中的心肾虚衰阶段。分寒化证与热化证两型，但以心肾阳虚的少阴寒化证为主。

（一）少阴寒化证（心肾阳虚证）

少阴寒化证指少阴（心肾）阳气虚衰，病邪入内从阴化寒，阴寒独盛所表现的全身性虚寒证候。

【临床表现】恶寒蜷卧，四肢厥冷，但欲寐，口不渴或渴喜热饮，下利清谷，呕不能食，舌淡苔白，脉沉微；或反不恶寒，甚至面赤，脉微细。

【证候分析】可由心、肾阳虚衰，寒邪直中少阴；或汗下太过损伤真阳所致。阳气虚衰不能温煦，故恶寒蜷卧，四肢厥冷；肾阳不足不能温暖脾土，脾虚水谷不运，故下利清谷；舌淡苔白，脉象沉微，皆为阳衰阴盛之象。

【辨证要点】以无热恶寒，肢厥，下利，脉微为主要表现。

（二）少阴热化证（阴虚阳亢证）

少阴热化证指少阴（心肾）阴虚阳亢，病邪入里从阳化热表现出的虚热证候。

【临床表现】心烦不得眠，口燥咽干或痛，小便黄，舌尖红，脉细数。

【证候分析】多因热邪不解损伤真阴，或素体阴虚邪入少阴，从阳化热，热灼真阴所致。水不济火，致使肾阴亏竭于下，心火独亢于上，故而出现心烦不眠，口燥咽干，舌尖红，脉细数等症。

【辨证要点】以心烦不得眠及阴虚症状为主要表现。

六、厥阴病辨证

厥阴病是指伤寒病发展传变的最后阶段，正邪相争，病情比较复杂。若阳气由虚衰而转复，则病势好转；若阴寒盛极而阳气不续，则病势垂危；若阴寒虽盛而阳气尚能与之抗争，则病变多表现为寒热错杂证。

【临床表现】消渴，气上撞心，心中疼热，饥而不欲食，四肢厥逆，下利呕吐，或食则吐蛔，舌有红点，脉微或伏。

【证候分析】本证病机为正邪相争，阴阳失调，气机逆乱，造成寒热错杂。膈上有热，故口渴饮水不止；气上冲心，故心中热痛；胃肠有寒，胃失和降，故饥而不欲食，呕吐下利；蛔虫不安而上窜，故吐出蛔虫；气机逆乱，阴阳不相顺接，故四肢厥逆。

【辨证要点】以消渴，心中疼热，饥而不欲食，脉微或伏为主要表现。

第五节　卫气营血辨证

卫气营血辨证理论体系，是温病四大家之首的叶天士以《内经》、张仲景《伤寒论》等前贤医家和经典著作中关于卫气营血生理、病理的相关论述为基础，结合自身临床实践，创造性地将卫气营血理论引申来概括温病病变的浅深层次、病情轻重、转归预后等，即卫分证、气分证、营分证、血分证，是规律性很强的温病学辨证论治纲领。叶天士在《叶香岩外感温热篇》说："大凡看法，卫之后方言气，营之后方言血。"温邪初犯人体，多起于卫分，病位在肺卫肌表，此时病情最轻，治疗容易。相较于卫分证属表证，气分证、营分证、血分证都属里证。气分证，病位涉及范围广泛，可在胸膈、肺、胃、肠、胆等脏腑，此阶段邪盛正不虚，邪正激争，是温病的高热阶段。营分证，病位在心和心包络，此阶段热邪深入心营，耗灼营阴，是温病热深阴伤的虚实夹杂阶段。血分证，见于温病末期，病位在心、肝、肾，重则动血、耗血、动风，多预后不良，是温病的危重阶段。

卫气营血证的传变一般有顺传和逆传两种形式。顺传指温病病邪按照卫分→气分→营分→血分的次序由表入里，由浅及深，由轻转重传变，是温病的一般传变规律。逆传指邪入卫分后，不经气分阶段，直中营分、血分。除上述两种传变规律外，由于病邪性质的差异，患者体质的不同以及医者辨证治疗是否及时准确，导致病邪不按卫气营血次序传变，或病变发展不全部经过卫分证、气分证、营分证、血分证这四种证候。如起病之初不见卫分证，而直接出现气分证或营分证的症状；又或同时见到卫分证和气分证的症状即"卫气同病"，亦或同时见到气分证和营分证的症状即"气营两燔"等。

知识链接

叶天士与《温热论》

叶天士，名桂，字天士，号香岩。他一生勤勉好学，先后师从名医十七人，将知识集思广益，融会贯通，奠定了扎实的中医药学理论基础和临床功底。叶天士年少成名，30岁时就已"名著朝野"，由于其医术高明，医德高尚，一生忙于诊病，所以在他名下的传世之作大部分由其弟子整理而成。如《温热论》，相传是叶天士带学生游太湖时，由叶天士口述，弟子记录而成。

《温热论》记载了叶氏对温热病论述的精华部分，根据温病病变的发展，创立出卫、气、营、血的辨证体系，提出"在卫汗之可也，到气才可清气，入营犹可透热转气，...... 入血就恐耗血动血，直须凉血散血"的治疗原则，是温病学理论的奠基之作。

一、卫分证

卫分证是温热病初始阶段，温热病邪初犯人体肌表，引起以卫外功能失调，肺卫失宣为主要病理改变的一类证候，属于表热证的范畴。

【临床表现】 发热，微恶风寒，无汗或少汗，头痛，口微渴，或咳，咽喉肿痛，舌边尖红，苔薄白或微黄，脉浮数等。

【证候分析】 温热病邪初袭人体，卫气布达肌表，抗御外邪，邪正相争则发热；邪郁肌表，卫气被郁则其温养机体功能失常，故恶寒，其中恶寒轻微与所感温邪属阳热邪气有关；卫气被郁，调控腠理开阖功能失职，故出现无汗或少汗的病理现象；温热之性上炎，上扰清窍则头痛；温热病初期，邪在肌表，热虽伤津但不严重，故口微渴；"温邪上受，首先犯肺"，肺失宣降，故咳；喉为肺之门户，故咽喉肿痛；舌边尖红，苔薄白或微黄，脉浮数是表热证之象。

【辨证要点】 发热与微恶风寒并见，口微渴，舌边尖红，脉浮数。

【传变趋势】 卫分证进一步传变大概有以下三种趋势：一种是温邪初袭卫表，邪浅病轻，病程较短，正气未衰，加之及时对证治疗，多邪从表解，易痊愈。二是感邪较重，或治疗不及时、不对证，则表邪不解而顺传，从卫分向气分发展，可转化为气分证或卫气同病。三是患者素体虚弱，病邪由卫分不经过气分直接逆传入营、血分，即“逆传心包”，此时病情危急。

二、气分证

气分证指温邪入里内传脏腑，邪气盛而正不虚，正邪激争，阳热亢盛所引起脏腑功能失常的一类里实热证候。气分证病变涉及范围广泛，凡温邪既不属于卫分，又未传入营、血分者，皆属于气分证。因病邪性质（温热病邪、湿热病邪）和病变部位（肺、胃、肠、胆等）不同，故在主症基础上各种气分证兼症各有差异。

【临床表现】高热，不恶寒反恶热，汗多，口渴，尿赤，舌红苔黄，脉数有力等。若邪热壅肺，则兼见咳喘，胸闷痛，痰黄色稠。若阳明热盛，见大热，大汗，大渴，脉洪大有力，即“四大”症。若热结肠腑，则兼见日晡潮热，或有谵语，腹胀硬痛拒按，便秘，苔黄燥，甚至苔灰黑，焦燥起刺。若热郁于胆，则兼见胁痛，口苦，干呕，脉弦数。另外，湿热类气分证湿重热轻者可见身热不扬，脘腹痞满，渴不多饮，苔白腻，脉濡缓。热重湿轻者见身热，汗出热不退，脘腹痞满，苔黄腻，脉濡数等。

【证候分析】气分证多由温邪从卫分顺传入气分，或初感温邪直中入气分所致。

邪气盛而正气不衰，正邪激争，里热蒸腾，热发越于外见高热且恶热，温邪入里不在表，故只发热不恶寒；里热蒸腾，逼津液于外，故见汗多；热盛伤阴，汗多伤津，人体津液耗伤，致口渴，尿赤，苔黄；正邪激争，气血受邪热鼓动而运行加速，故见脉数有力。

若邪热壅肺，肺宣降失常，肺气不利，肺络失和，则兼见咳喘，胸闷痛；邪热炼液为痰，则见痰黄色稠。

若阳明热盛，阳明为多气多血之经，正气旺，阳气盛。阳明热盛，正盛邪实，正邪激争，里热蒸腾于外，迫津外泄，则见大热，大汗，大渴；气盛血涌，脉管扩大，则见脉洪大。

若热结肠腑，大肠属阳明经，阳明经气旺于申时（下午 3 至 5 时）。邪犯阳明大肠，与肠中燥屎相结，正邪在申时交争剧烈，故此时热势加重，即“日晡潮热”；胃肠邪热上扰心神，故见神昏谵语。燥屎热结，腑气不通，则见腹胀硬痛拒按，便秘；实热内结，故苔黄燥，甚至苔灰黑，焦燥起刺。

若热郁于胆，胆经循行沿侧胸，过季肋，热郁于胆，胆气不利，气机上逆，则兼见胁痛，口苦，干呕；胆经有热则脉弦数。

湿热类气分证湿重热轻者，热蕴湿中，热被湿遏，以致热发于内不能透散于外，故见热势不扬；热邪伤津则口渴，湿浊内停故不多饮；湿阻中焦，脾胃气机升降失常，纳运失司，故脘腹痞满；湿热交蒸，湿重于热，则见苔白腻，脉濡缓。

湿热类气分证热重湿轻者，热蒸湿动，故见发热，汗出；湿性黏滞，与热胶着，则湿不祛，热不能清；汗虽出，但热不能解。湿热交蒸，热重于湿，则见苔黄腻，脉濡数。

【辨证要点】温热类气分证：壮热，不恶寒，口渴，苔黄，脉数有力。湿热类气分证：发热，脘腹痞满，苔腻。

【传变趋势】气分证进一步传变大概有以下三种趋势：一是邪在气分，邪盛正气未衰，经过及时对证治疗，邪退病愈。二是正不胜邪，或治疗不及时、不对证，则温邪由气分顺传入营分或窜入血分，病情加深加重。三是温邪长期稽留于气分，正邪抗争日久，正虚邪少，人体津液损伤，对证治疗后，正复病愈。

三、营分证

营分证是温热病邪内陷较为深重的阶段。营行脉中，内通于心，温热病邪深入营分，耗灼营阴，产生以营阴受损，心神被扰为病变特点的热深阴伤的虚实夹杂之证。

【临床表现】身热夜甚，口干反不欲饮，心烦不寐，斑疹隐隐，舌红绛，脉细数等。若热入心包，则兼见神昏谵语或昏聩不语，舌謇，肢厥等。

【证候分析】营分证多由气分之邪顺传入营分；或邪不经气分，直接从卫分乘虚逆传入营分，即“逆传心包”；再或不经卫、气分，初感温邪就直犯营分所致。

温邪入营，耗灼营阴，营阴受损，不能制阳而见发热以夜间为甚。温邪入营，相较卫、气分，热势未减，津伤未复，故口干；邪热入营，蒸腾营阴上潮于口，故反不欲饮。营行脉中，内通于心，热耗营阴，易扰乱心神，故见心烦不寐。营热窜络，故见斑疹，但相较血分证，热迫血妄行，斑疹密布，多部位出血的症状，病势属轻，故斑疹隐隐。舌红绛，脉细数是邪热入营，热甚阴伤之象。

若热入心包，闭阻包络，扰乱心神，故见神昏谵语或昏聩不语。心在窍为舌，邪热内闭心包，耗灼营阴，故见舌体转动迟钝，言语不清即舌謇。邪热内盛，阻滞气机，以致阳气不达于外，出现四肢厥冷，且热邪越深，厥冷越重，为“热深厥亦深”真热假寒之象。

【辨证要点】身热夜甚，心烦不寐，舌红绛，脉细数。

【传变趋势】营分证进一步传变大概有以下两种趋势：若治疗及时对证，温邪可由营分外透至气分，即“透热转气”，病情向善之象。二是温邪由营入血，病情进一步恶化。

四、血分证

血分证是温病发展过程中病位最深，病情最危重的阶段。温热病邪深入血脉，耗损人体营养物质，引起以动血、耗血、伤阴、动风为病变特点的一类证候。心主血脉，肝主藏血，温热病邪深入血脉易犯心、肝二脏。血分证后期，邪热羁留于血分，人体阴液大伤，真阴亏损，病久及肾。所以血分证病变部位以心、肝、肾三脏为主。

【临床表现】身热夜甚，躁扰不安或神昏谵狂，斑疹密布，斑色紫黑，吐血，衄血，便血，尿血，舌深绛而干，脉细数。若血热动风，则兼见手足抽搐，颈项僵直，角弓反张，牙关紧闭，脉弦数等。若血热伤阴，则兼见持续低热，夜热早凉，五心烦热，神疲形瘦，耳聋，脉虚细。若阴虚风动，则兼见低热，手足蠕动，甚或瘛疭，心中憺憺大动，齿黑唇裂，舌干绛少苔，脉虚细数。

【证候分析】血分证可由邪在营分不解，进一步顺传入血分；或见气分邪热未解，又入血分，邪热燔炽于气分、血分，即“气血两燔”，属气分、血分同病之证。

温热病邪深入血分，耗灼阴血，阴不能制阳，阴虚内热故见身热夜甚，脉细数。心主血脉，主藏神，热盛血分，易扰心神，故见躁扰不安或神昏谵狂。血分热邪过盛，经血沸腾，血络灼伤，血不循经，故见斑疹密布，多部位出血。血热伤津，导致血液浓稠，血行受阻，进而凝聚成瘀，瘀热互结，故见斑色紫黑，舌深绛而干。

若血热动风，肝藏血，在体合筋，筋依赖肝血的滋养。热入血分，肝血热而燔灼肝之筋脉，导致筋脉拘急，故出现手足抽搐，颈项僵直，角弓反张等“动风”诸症。

若血热伤阴，多见于血分证后期，邪热羁留血分，耗损肝血肾精，日久真阴亏损，阴虚不能制阳，故见持续低热，夜热早凉，五心烦热，脉虚细。精血亏耗，神失所养故见神疲，身失所养故见形瘦。肾在窍为耳，肾精虚衰，则髓海失养，出现听力减退，甚则耳聋。

若阴虚风动，多见于血分证后期。肝为风木之脏，肝肾同源。邪热久羁，真阴亏损，水不涵木，筋失濡养，故见手足蠕动，甚或瘛疭等虚风内动表现。阴血亏耗，心失所养，故见心中憺憺大动。齿黑唇裂，舌干绛少苔，脉虚细数为阴亏内热之象。

【辨证要点】身热夜甚，神志障碍，斑疹密布，多部位出血，手足抽搐或蠕动，舌干绛，脉细数。

【传变趋势】血分证进一步传变大概有以下三种趋势：一是虽血分证病情凶险，但若积极对证治疗，有望缓解，病情向愈。二是正不胜邪，预后不良，甚会危及生命。三是见于血分证后期，邪衰正亦衰，阴液亏耗突出，常表现为肝肾阴虚等证，当积极对证治疗。

第六节　三焦辨证

三焦辨证理论是清代温病学家吴鞠通借用《内经》中三焦部位划分的生理概念，汲取仲景六经辨证和叶天士卫气营血辨证之长，结合自身诊治热性病的经验而引申创新出来的一种对外感温病进行归纳辨证的方法。三焦辨证包括上焦辨证、中焦辨证、下焦辨证，着重用以阐述温病发生、发展、传变的过程中，三焦所属的脏腑病理变化，证候特点及传变规律。三焦辨证理论与卫气营血辨证理论共同构成温病辨证理论体系，标志着温病学已经走向成熟，成为一门独立学科。

知识链接

吴鞠通与《温病条辨》

吴鞠通，名瑭，“温病四大家”（叶天士，薛雪，吴鞠通，王孟英）之一，乃温病学集大成者。因亲历自己的父亲、侄子在医生治疗无果后病逝，有感当时医生墨守伤寒治法不知变通，决心弃儒从医，用谦虚谨慎的态度，十七年潜心学艺，六年著书立说，结合自身的温病学术研究和临床实践体会，编著出《温病条辨》。该书明确温病分三焦传变，并以三焦为依据提出“治上焦如羽，非轻不举；治中焦如衡，非平不安；治下焦如权，非重不沉”的治则等，建立了完全独立于伤寒的温病学说体系，被后世认为是“治温之津梁”“治温病所必看之书”。

一、上焦病证

上焦病证根据温邪侵袭脏腑、经络的不同，有病在手太阴肺和手厥阴心包之分。温邪始犯人体，多由口鼻，皮毛侵袭而入，因肺在窍为鼻，外合皮毛，为五脏六腑之华盖，故初起肺卫最易受邪。上焦手太阴肺的常见证候类型有邪犯肺卫证、邪热壅肺证和湿热阻肺证。上焦手厥阴心包的常见证候类型有邪陷心包证和湿蒙心包证。

（一）邪犯肺卫证

【临床表现】发热，微恶风寒，咳嗽，头痛，口微渴，舌边尖红，苔薄白，脉浮数等。

【证候分析】温邪初犯人体，肺卫同时受邪，导致卫表邪郁，肺失宣降。其病机，临床表现与卫气营血辨证体系的中卫分证一致。

【辨证要点】发热，微恶风寒，咳嗽。

（二）邪热壅肺证

【临床表现】身热，汗出，咳喘气促，口渴，苔黄，脉数等。

【证候分析】温邪由表入里，热壅于肺，肺气郁闭。这与卫气营血辨证体系中气分邪热壅肺证的病机、临床表现一致。

【辨证要点】身热，咳喘，苔黄。

（三）湿热阻肺证

【临床表现】恶寒，身热不扬，胸闷，咳嗽，咽痛，苔白腻，脉濡缓等。

【证候分析】湿热病邪犯于肺卫，使卫受湿遏，肺失宣降，表里受邪。因湿为阴邪损伤卫阳温煦之力，故见恶寒。湿性黏滞，与热互结，热为湿遏故见身热不扬。湿热之邪困阻上焦气机，肺失宣降，故见胸闷，咳嗽，咽痛。舌苔白腻，脉濡缓是湿热阻肺，湿邪偏盛之象。

【辨证要点】恶寒，身热不扬，胸闷，咳嗽，苔白腻。

（四）邪陷心包证

【临床表现】身灼热，神昏谵语或昏聩不语，舌謇，肢厥，舌绛，脉细数等。

【证候分析】肺卫温热之邪不解，逆传至手厥阴心包，导致邪陷心包，闭阻包络。

【辨证要点】神昏，肢厥，舌绛。

（五）湿蒙心包证

【临床表现】身热不扬，神识昏蒙，似清似昧或时清时昧，间有谵语，舌苔垢腻，舌色不绛，脉濡滑数等。

【证候分析】湿热之邪郁留气分不解，湿热胶着，热为湿遏，故见身热不扬。湿热酿痰，痰、湿、热蒙闭心包，心神受扰，故见神识昏蒙，似清似昧或时清时昧，间有谵语。湿热之邪未入营血，故见舌色不绛。舌苔垢腻，脉濡滑数是湿热痰扰之象。

【辨证要点】身热不扬，神志时清时昧，舌苔垢腻，舌色不绛。

二、中焦病证

中焦病证见于温病邪气在上焦不解顺传至中焦或初起即在中焦，包括足阳明胃，手阳明大肠和足太阴脾的病变。温邪传入中焦一般为温病的中期或极期，此阶段多为病邪亢盛，正气未虚，正邪激争剧烈。从卫气营血辨证的角度上看，当归属于气分证的范畴。

（一）阳明热炽证

【临床表现】壮热，大汗出，心烦，面赤，口渴引饮，苔黄燥，脉洪大而数等。

【证候分析】邪入阳明，热盛津伤而未里结成实，属于“无形热盛”之证。足阳明胃为多气多血之经，气血旺盛，抗邪力强，故邪入阳明，正邪激争剧烈见壮热。里热炽盛，蒸津外出则大汗出，口渴引饮。热扰心神则心烦，热性上炎则面赤。苔黄燥，脉洪大而数为邪热内盛，津伤之象。

【辨证要点】壮热，汗多，渴饮，苔黄燥，脉洪大。

（二）阳明热结证

【临床表现】日晡潮热，或有谵语，大便秘结，腹部胀满疼痛，舌苔黄黑而燥，脉沉实有力等。

【证候分析】多由阳明热炽证进一步发展而成。邪热与肠中糟粕相结，耗伤津液，大肠传导功能失常，形成燥屎热结的阳明腑实证。

【辨证要点】日晡潮热，便秘，苔黄黑而燥，脉沉实有力。

（三）湿热积滞搏结肠腑证

【临床表现】身热，烦躁，胸脘痞满，腹痛，大便溏垢如败酱，便下不爽，舌赤，苔黄腻或黄浊，脉滑数等。

【证候分析】湿热积滞搏结肠腑，阻滞气机，大肠传导功能失常。湿热交蒸于内则身热，烦躁。湿性黏滞，多阻遏气机则胸脘痞满。湿热积滞胶结于肠道，肠道湿滞气结则见腹痛，大便溏垢如败酱，便下不爽。舌赤，苔黄腻或黄浊，脉滑数是湿热内盛之象。

【辨证要点】身热，腹痛，大便溏垢，苔黄腻。

（四）湿热中阻证

【临床表现】身热不扬，胸脘痞满，泛恶欲呕，舌苔白腻等；或高热持续，不为汗衰，烦躁不安，脘腹痛满，恶心欲呕，舌苔黄腻或黄浊。

【证候分析】见于湿热病邪困阻中焦脾胃。若湿温初起，多为湿困脾运，气机受阻，湿重热轻之证。湿邪偏盛，湿为阴邪，其性黏滞，湿中蕴热，则身热不扬，热势不显。脾胃居中，脾升胃降，为脏腑气机升降的枢纽。湿困太阴，脾运失健，导致胃纳不振，气机不畅，则见胸脘痞满；胃失通降而上逆，则泛恶欲呕。舌苔白腻为湿重热轻之象。若湿热中阻日久，湿渐化热，则见湿热并重或热重湿轻之证。里热渐盛，蒸津外出，则见高热汗出，但湿性黏滞，与热胶着，故湿不祛，热不能清，汗虽出，但热不能解。热扰心神，则烦躁不安。湿热困阻中焦脾胃，升清降浊失司，气机受阻，故见脘腹痛满，恶心欲呕。舌苔黄腻或黄浊是湿热俱盛之象。

【辨证要点】身热，脘痞，呕恶，苔腻。

三、下焦病证

下焦病证多由中焦温邪不解，耗灼津液，日久温邪深入下焦，伤及肾精肝血，引起足少阴肾和足厥阴肝的病变。温邪传入下焦一般见于温病的后期，此阶段多为邪少虚多，阴津耗损严重，病情危笃。从卫气营血辨证的角度上看，当归属于血分证的范畴。

（一）肾精耗损证

【临床表现】低热，持续不退，神疲委顿，消瘦无力，口燥咽干，耳聋，手足心热甚于手足背，舌绛不鲜干枯而萎，脉虚无力。

【证候分析】见于温热病邪深入下焦，劫夺肾阴，脏腑失于濡养之证。

肾内藏真阴，为一身阴气之源，润养五脏之阴气。肾阴耗损，阴不能制阳，阳浮于外而见低热，持续不退，手足心热甚于手足背，舌绛不鲜干枯而萎。肾精耗损，精不养神，则神疲委顿；形失精养，则消瘦无力；阴液不能上润于口，则口燥咽干。肾在窍为耳，肾精虚衰，髓海失养，则见听力减退甚则耳聋。

【辨证要点】口燥咽干，手足心热甚于手足背，舌绛不鲜干枯而萎，脉虚无力。

（二）虚风内动证

【临床表现】神倦肢厥，耳聋，五心烦热，心中憺憺大动，手指蠕动，甚则瘛疭，舌干绛而萎，脉虚弱等。

【证候分析】多由肾精耗损证进一步发展而成。

肾属癸水主藏精，肝属乙木主藏血在体合筋，肝肾同源，互相影响。肾水耗损，水不涵木，肝血亦损，筋失所养，则见手指蠕动，甚则瘛疭。肾水亏耗，不能上济于心，心无肾水滋润而火炽，故见心中憺憺大动。神倦肢厥，耳聋，五心烦热，舌干绛而萎，脉虚弱为肾精耗损证的基本表现。

【辨证要点】手指蠕动，甚则瘛疭，舌干绛而萎，脉虚弱。

答案解析

即学即练 9－7

患者日晡潮热，大便秘结，腹部胀满疼痛，舌苔黄黑而燥，脉沉实有力。此属（　）

A. 上焦病证　B. 中焦病证　C. 下焦病证　D. 营分证　E. 血分证

四、三焦病证的传变规律

在温病传变中，邪犯肺卫后大体有两种传变趋势：一为顺传，即按照上焦→中焦→下焦的次序传变；一为逆传，是在肺卫之邪不传至中焦脾胃，而至手厥阴心包，说明病情危急，恐预后不良。此外，由于患者体质和感邪性质的差异，其传变可见其他形式。如邪犯上焦，经治得愈，正胜邪退，并不传变；又如发病即见中焦或下焦病证；再如上焦病证未解又见中焦病证者的两焦症状互见以及病邪弥漫三焦。所以，应在综合患者临床资料的前提下，辩证、全面的分析，才能判断出三焦病证的传变规律。

吴鞠通在《温病条辨》中言明温病死症五大纲：“在上焦有二：一曰肺之化源绝者死；二曰心神内闭，内闭外脱者死。在中焦亦有二：一曰阳明太实，土克木者死；二曰脾郁发黄，黄极则诸窍为闭，秽浊塞窍者死。在下焦则无非热邪深入，消烁津液，涸尽而死也。”根据感邪轻重，患者体质，治疗是否及时对证等，上焦、中焦、下焦都可见危重证候，所以三焦病变并不能代表病情的轻重缓急，这当与卫气营血辨证体系相辨别。

目标检测

答案解析

一、选择题

（一）A 型题（最佳选择题）

1. 中医诊断学中辨证的基本纲领是（　）。

A. 八纲辨证　B. 脏腑辨证　C. 病因辨证　D. 气血津液辨证　E. 经络辨证

2. 下列诸症中与里证无关的是（　）。

A. 但热不寒　B. 但寒不热　C. 舌苔黄厚　D. 脉沉而迟　E. 恶寒发热

3. 以下各项不属于实证的表现是（　）。

A. 舌红苔黄　B. 尿赤便干　C. 壮热烦渴　D. 脉细数　E. 神昏谵语

4. 下列哪项是虚热证的主要临床表现（　）。

A. 壮热烦渴　B. 身热不扬　C. 舌红苔黄　D. 五心烦热　E. 畏寒肢冷

5. 下列哪项证候可有发热恶寒交替出现的症状（　）。

A. 里证　B. 表证　C. 表里同病　D. 半表半里证　E. 虚寒证

6. 下列除哪一项外，均属少阳病的临床表现（　）

A. 寒热往来　B. 神情默默　C. 大便燥结　D. 胸胁苦满　E. 心烦喜呕

7. 阳热亢盛的患者，其面色常见（　）

A. 红黄隐隐　B. 两颧潮红　C. 泛红如妆　D. 满面通红　E. 白里透红

8. 哪位医家创立了三焦辨证（　）

A. 叶天士　B. 吴鞠通　C. 薛雪　D. 王清任　E. 李时珍

（二）B 型题（配伍选择题）

A. 里实证　B. 表虚证　C. 实热证　D. 表实证　E. 里虚证

1. 恶风，发热，头项强痛，汗出，脉浮无力，证属（　）

2. 恶寒，发热，无汗，脉浮有力，证属（　）

（三）X 型题（多项选择题）

1. 下列哪项是心血虚证的表现

A. 面色淡白无华　B. 舌色淡白　C. 心悸怔忡　D. 失眠多梦　E. 脉细弱

2. 肾阳虚证患者小便异常，常有

A. 余沥不尽　B. 小便清长　C. 小便失禁　D. 小便频数　E. 小便短赤

3. 妇女月经先期的常见原因是

A. 血虚　B. 血瘀　C. 血热　D. 寒滞　E. 气虚

二、简答题

1. 何谓八纲辨证？

2. 表里辨证的目的是什么？

3. 寒证与热证如何鉴别？

书网融合……

知识回顾　微课　习题

第十章 养生与防治

微课

PPT

学习引导

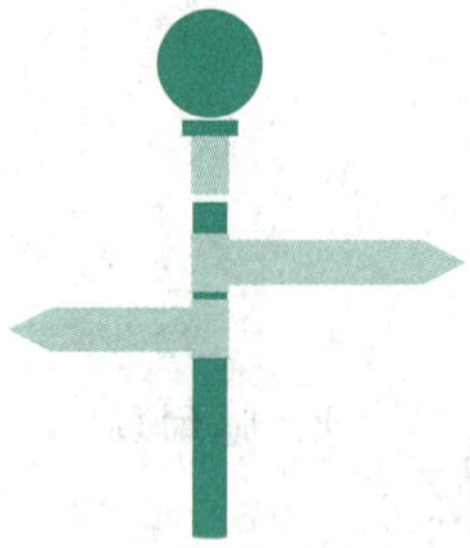

《健康中国2030规划纲要》指出“以提高人民健康水平为核心，以体制机制改革创新为动力，从广泛的健康影响因素入手，以普及健康生活、优化健康服务、完善健康保障、建设健康环境、发展健康产业为重点，把健康融入所有政策，全方位、全周期保障人民健康，大幅提高健康水平，显著改善健康公平。”中医学在几千年来形成了比较完整的养生及防治理论，为中华民族的繁荣昌盛做出了巨大的贡献，是实现这一伟大战略目标不可或缺的组成部分，也是保障人民健康的必要条件。中医在养生和治未病方面有哪些方法？又是如何实现预防疾病，保障人民健康的？

学习目标

1. 掌握　中医治疗和预防疾病的基本原则。
2. 熟悉　“正治法”与“反治法”的概念及其常用治法。
3. 了解　养生的基本原则和常用养生方法。

第一节　养　生

中医养生学是在中医理论指导下，研究中国传统颐养心身、增强体质、预防疾病、延年益寿理论和方法的学科，它历史悠久，源远流长，为中华民族的繁衍昌盛做出了杰出的贡献。

一、养生的概念

养生，又名摄生、道生、保生等，保养身体之谓。换言之，养生是指根据生命发展的规律，采取各种方法保养身体，减少疾病，增进健康而进行的一种保健活动。中医养生内容广泛，方法众多，而以调饮食、慎起居、适寒温、和喜怒为其基本养生观点。

二、养生的意义

自古以来，健康长寿是人类共同的向往，也是医学及其他相关学科共同关注的重要课题。人禀天地之气生，沐四时之气成，生命过程是有规律可循的。中医养生学从天人相应的整体观出发，通过对传统的“养生之道”的继承与发展，运用中医的理论知识和方法调摄机体，增强身体素质，预防疾病，延缓衰老，达到健康长寿的目的。

三、养生的基本原则

（一）顺应自然

人生于天地之间，依赖于自然而生存，也就必须受自然规律的支配和制约，即人与天地相参，与日月相应，这种天人相应或称天人合一学说，是中医效法自然，顺时养生的理论依据。顺应自然养生包括顺应四时调摄和昼夜晨昏调养。昼夜变化，比之于四时，所谓朝则为春，日中为夏，日入为秋，夜半为冬。白昼阳气主事，入夜阴气主事。四时与昼夜的阴阳变化，人亦应之。所以，生活起居，要顺应四时昼夜的变化，动静相宜，衣着适当，饮食调配合理，体现《素问·四气调神大论篇》提出的“春夏养阳，秋冬养阴”的原则。

人不仅有自然属性，更重要的还有社会属性。人不能脱离社会而生存。外界的社会环境一方面供给人类所需要的生活物资，满足人们的生理需要，另一方面又形成和制约着人的心理活动。随着现代医学模式的变化，社会医学、心理医学均取得了长足的进步，日益显示出重视社会因素与心理保健对人类健康长寿的重要性，社会因素可以通过对人的精神状态和身体素质的影响而影响人的健康。所以人必须适应社会因素的变化而采取相应的养生措施，才能健康长寿。

（二）形神共养

形神合一，形神相因，是中医学的生命观。形者神之质，神者形之用；形为神之基，神为形之主；无形则神无以生，无神则形不可活；形与神俱，方能尽终天年。因此，养生只有做到形神共养，方能健康长寿。所谓形神共养，是指不仅要注意形体的保养，还要注意精神的摄生，使形体强健，精力充沛，身体和精神得到协调发展，才能保持生命的健康长寿。形神共养，神为首务，神明则形安。神为生命的主宰，宜于清静内守，而不宜躁动妄耗。故中医养生观以调神为第一要义，守神以全形。通过清静养神、四气调神、积精养神、修性怡神、气功练神等，以保持神气的清静，增强心身健康，达到调神和强身的统一。

形体是人体生命的基础，神依附于形而存在，有了形体，才有生命，有了生命方能产生精神活动和具有生理功能。形盛则神旺，形衰则神衰，形谢则神灭。形体的动静盛衰，关系着精、气、神的盛衰存亡。中医养生学主张动以养形，以形劳而不倦为度，用劳动、舞蹈、散步，导引、按摩等，以运动形体，调和气血，疏通经络，通利九窍，防病健身。

静以养神，动以养形，动静结合，刚柔相济，以动静适宜为度。形神共养，动静互涵，才符合生命运动的客观规律，有益于强身防病。

（三）保精护肾

保精护肾是指利用各种手段和方法来调养肾精，使精气充足，体健神旺，从而达到延年益寿的目的。精是构成人体和促进人体生长发育的基本物质，精、气、神是人身“三宝”，精化气，气生神，神御形，精是气形神的基础，为健康长寿的根本。精禀于先天，养于后天水谷而藏于五脏。五脏安和，精自得养。五脏之中，肾为先天，主藏精，故保精重在保养肾精。中医养生学强调节欲以保精，有利于心身健康。节欲并非绝欲，乃房事有节之谓。保养肾精之法甚多，除节欲保精外，尚有运动保健、导引补肾、按摩益肾、食疗补肾和药物调养等。

（四）调养脾胃

脾胃为后天之本，气血生化之源。脾胃为气机升降之枢纽，脾胃健旺，水谷精微化源充盛，则精气充足，脏腑功能强盛。脾胃协调，可促进和调节机体新陈代谢，保证生命活动的正常进行。因此，中医养生学十分重视调养脾胃，通过饮食调节、药物调节、精神调节、针灸按摩、气功调节等措施，以达到健运脾胃，调养后天，延年益寿的目的。肾为先天之本，脾为后天之本，故调补脾肾是培补正气之大旨，也是延年益寿、预防早衰的重要途径。

（五）动静结合

动与静，是自然物质运动的两种不同的形式，也是人的生命活动中的基本状态。动中包含着静，静中潜伏着动。动静合一，才能气血和畅，百病不生。形为阴，主静，代表营养物质；气为阳，主动，代表生理功能。物质与功能的相互转化，是在人体脏腑功能的动静协调下完成的。所以，只有动静结合，阴阳协调，人体的脏腑气血才能保持正常的生理功能，使生命充满活力，延缓衰老的进程。

生命在于运动，适当的劳动和运动，外可以锻炼四肢肌肉，内可以健运脾胃，促进消化，调畅气机，使气血和调，达到增强体质，提高机体免疫力的作用。中医学主张因人、因时、因地制宜地选择打拳、舞蹈、散步、游泳、气功、按摩及各种适宜的劳动等，来达到养生的目的。此外，形体活动也要动静适度，劳逸结合。无论是劳动或运动，适当休息保持充足的睡眠，通过静养消除疲劳，恢复精力，就可以对机体起到调整、重建、修复的作用。

（六）持之以恒

养生是实践性很强的延年益寿保健活动，是一个效能蓄积的过程，需要持之以恒地去身体力行。无论是饮食养生、运动养生、心理养生，还是按摩、导引等，只有长期坚持，才能从量变到质变，逐步改善机体的体质状况，呈现出养生的效果。若是体质虚弱或患有慢性疾病的患者，应选择适宜的养生保健方法和运动量，使经络气血和调，阴阳平衡，从而增强体质，达到健康长寿的目的。

四、养生的常用方法

中医学有许多行之有效的养生方法，包括体质养生、环境养生、精神养生、睡眠养生、起居养生、饮食养生、运动养生、针药养生等。本节只简单介绍体质养生。在中医辨证思想指导下，结合个人体质的不同特点，选择合适的养生方法，可达到“行与神俱，而尽终其天年，度百岁乃去”的健康状态。具体如下。

（一）平和质

【特征】功能协调，七情和谐。

【调节】顺应自然，坚持体育锻炼。饮食有节制，不要常吃过冷、过热或不干净的食物，粗细粮食要合理搭配。

（二）气虚质

【特征】气力不足，功能低下，易出汗，易感冒。

【调节】培养乐观的心态，加强心肺功能锻炼。多食用具有益气健脾作用的药物。

（三）阳虚质

【特征】火力不足，畏寒怕冷。

【调节】保持良好心态，增加户外活动。宜春捂，不宜秋冻。多食用甘温补脾阳和肾阳的食物。

（四）阴虚质

【特征】烦热躁动，口燥咽干。

【调节】安神定志，舒缓情志。保持充足的睡眠，多食用滋养阴液的食物。

（五）痰湿质

【特征】下肢沉重，容易发胖。

【调节】保持精神愉悦，气机调畅，多晒太阳，多进行户外有氧运动。多食宣肺、健脾、补肾、化湿、利尿的食物。

（六）湿热质

【特征】湿热相兼，排泄不畅。

【调节】修身养性，宁神静志。宜大强度、大运动量的锻炼。多食用清热利湿的食物。

（七）血瘀质

【特征】面色晦暗，易生肿瘤。

【调节】多培养兴趣爱好，淡泊明志。宜中小负荷多次数的锻炼。多食用具有活血化瘀作用的食物。

（八）气郁质

【特征】气机不畅，情绪抑郁。

【调节】保持积极进取、乐观向上的人生观。增加户外活动时间，多食用理气解郁，调理脾胃的食物。

（九）特禀质

【特征】先天缺陷，易致过敏。

【调节】针对性采取心理健康保健措施。通过针对性的运动锻炼逐步改善体质，提高机体抗病能力。饮食忌生冷、辛辣、肥甘油腻及“发物”，可适当选用补气固表的中草药来增强免疫力。

第二节　预　防

预防，就是采取一定的措施，防止疾病的发生与发展。中医学历来重视预防，如《素问·四气调神大论篇》曰：“圣人不治已病治未病，不治已乱治未乱。……夫病已成而后药之，乱已成而后治之，譬犹渴而穿井，斗而铸锥，不亦晚乎。”明确提出了“治未病”的预防思想，同时也说明中医学的预防医学思想源远流长。所谓“治未病”，其内容包括未病先防、既病防变两个方面。

一、未病先防

未病先防，即在疾病未发生之前，采取各种措施，做好预防工作，以防止疾病的发生。

（一）调畅情志

人的精神活动与机体的生理功能有着密切关系。突然强烈或持续的精神刺激，会对正常人体脏腑产生影响，导致气机升降出入异常，产生疾病；若发生在疾病过程中，则能使病情加重，甚至急剧恶化。

因此，人要重视情志的调节，做到“恬淡虚无”“虚怀若谷”，随时保持心情舒畅，精神愉快，使人体气机调畅，正气旺盛，气血和平，这样既可以预防疾病的发生，也能促进病情好转。

（二）饮食有节

人的饮食要有规律和节制。首先要养成良好的饮食习惯，定时适量，不可过饥过饱，以免损伤脾胃运化功能。不可过食肥甘厚味、辛温燥热、生冷寒凉等食物，同时要注意饮食物种类的合理搭配。此外，还要注意饮食卫生，防止病从口入。

（三）起居有常

生活起居要遵循自然规律，适应自然的变化，安排适宜的作息时间，注意劳逸结合，保持一定的体力劳动或活动使人体气血运行流畅，以达到增进健康和预防疾病的目的。

（四）顺应自然

人与自然协调统一，自然界的四时变化，必然会影响人体，使之发生相应的生理和病理反应。只有顺应自然规律，主动采取各种养生措施，才能使机体与外环境协调统一，保障健康，避免邪气侵害，防止疾病发生。

（五）锻炼身体

适量的运动锻炼，可使人体气血调畅，肌肉壮实，关节灵活，体魄强健。必然能增强体质，提高免疫力，防止疾病的发生。同时，锻炼可以调节人的精神情志活动，具有一定的积极意义。

（六）药物预防

药物预防也是预防疾病的重要措施。近年来运用中草药预防疾病的方法很多，如板蓝根、大青叶预防流感、腮腺炎；马齿苋预防细菌性痢疾；茵陈、山栀预防肝炎等，都是简便易行，用之有效的方法。

（七）防止病邪侵害

邪气是导致疾病发生发展的重要条件，未病先防除了调养身体，固护正气，提高抵抗力外，更要注意防止病邪的侵袭。平常生活中要讲究卫生，保护环境，防止空气、水源和食物污染。对疫病、虫兽、外伤等，则要在日常生活和劳动中留心防范。

二、既病防变

既病防变，指力求在疾病发生的初期阶段，早期诊断，早期治疗，及时控制疾病传变，以防止疾病的进一步发展，缩短病程，尽可能保护正气，达到早日治愈的目的。

（一）早期诊治

疾病的发生、发展和演变是一个连续的过程。若不能早期发现、早期诊断、早期治疗，病情会由轻至重，病位会由浅入深，甚至会由某一脏器累及另一脏器，乃至多个脏器病变，使病情愈来愈严重和复杂，治疗也越来越困难。因此，及早诊断和治疗，将病邪消灭在萌芽阶段，使疾病在初期阶段被治愈，是防治疾病的重要原则。

（二）控制传变

控制传变是指根据不同疾病的传变规律和途径，先安未受邪之地，做好预防。如《金匮要略·脏腑经络先后病证》曰：“见肝之病，知肝传脾，当先实脾。”即指根据五行学说中的传变规律，在临床治疗肝病时，常配合健脾和胃的方法。首先调理脾胃，使脾气旺盛而不受邪，从而达到控制肝病传变的目的。所以，在既病之后，应密切观察病情的变化，掌握疾病传变的规律和途径，及时采取有效的治疗措施，防止病情进一步发展。

（三）愈后防复

愈后防复是指在疾病初愈时，采取适当的预防和调护方法，防止因过度劳累、情绪影响或用药不当、饮食失宜等因素而复发或重新感邪再发他病。所以在疾病初愈阶段，要注意避免引起疾病复发的各种诱因，采取积极的康复措施，做到适寒温，调精神，谨慎施补，使起居有常，饮食有节等，达到愈后防复的作用。

第三节　治　则

治则，是治疗疾病必须遵循的法则。治则是在中医学的整体观念和辨证论治理论指导下制定的，对临床治法、处方、用药具有重要指导意义。

一、治病求本

本，指疾病的病因、本质。治病求本，是指在治疗疾病时，寻找疾病的根本原因，抓住疾病的本质进行治疗。

任何疾病在其发生发展过程中，都会出现若干症状和体征，这些是疾病过程中反映于外的现象。“求本”，就是应用四诊和各种辨证方法，充分收集患者的病情资料，将疾病的症状体征以及患者的体质、天时、地理等与疾病相关的各种因素加以综合分析，辨清病因、病位、病性、邪正关系，透过现象找出疾病的本质，然后针对其本质进行治疗。如头痛，病因有外感和内伤的不同，外感头痛可用解表的方法治疗；而内伤头痛相对外感头痛较为复杂，可由痰湿、瘀血、气虚、血虚、肝阳上亢等不同原因导致，故治疗上可分别采取燥湿化痰、活血化瘀、补气、养血、平肝潜阳等方法进行治疗，即所谓“治病必求于本”。

临床上遵循治病求本这一指导思想时，必须正确掌握病治异同、正治与反治、治标与治本三种情况。

（一）正治与反治

临床上某些病证的本质与所表现的现象有时候不尽一致，即出现假象。正治与反治，是在“治病求本”的根本原则指导下，针对病证有无假象而制定出的两种治疗原则。正如《素问·至真要大论篇》所说：“逆者正治，从者反治。”

1. 正治　正治是指逆着证候性质而治的一种治疗法则，又称“逆治”。主要适用于疾病的现象与本质相一致的病证。如热证见热象，寒证见寒象，实证见实象，虚证见虚象等，其治法有“热者寒之”“寒者热之”“实者泻之”“虚者补之”。

（1）热者寒之：指热证出现热象，以寒凉性质方药治疗的一种治法。如表热证用辛凉解表法，里热证用苦寒清热法等。

（2）寒者热之：指寒证出现寒象，以温热性质方药治疗的一种治法。如表寒证用辛温解表法，里寒证用辛热温里法。

（3）实者泻之：指实证出现实象，用祛邪性质方药治疗的一种治法。如食滞证用消导法，血瘀证用活血化瘀法等。

（4）虚者补之：指虚证出现虚象，用补益性质方药治疗的一种治法。如阳虚证用温阳法，阴虚证用滋阴法等。

2. 反治 反治是指顺着疾病假象而治的一种治疗法则，又称“从治”。反治仍是在治病求本法则指导下，针对疾病的本质而进行治疗，适用于现象与本质不完全一致的病证。其治法有“寒因寒用”“热因热用”“通因通用”“塞因塞用”。

（1）寒因寒用：是用寒性方药治疗具有假寒症状的病证。适用于里热炽盛，阳盛格阴的真热假寒证。疾病的本质为阳盛于内，格阴于外，虽在外表现为四肢厥冷的假寒症状，但又有壮热、口渴、便燥、尿赤等里热亢盛的表现，故用寒凉性质方药治其真热，里热消散，假寒自然就消失了。这种治法，对其表现于外的假寒的症状来说，即为“以寒治寒”。

（2）热因热用：指用热性方药治疗具有假热症状的病证。适用于阴寒内盛，阴盛格阳的真寒假热证。疾病的本质为阴盛于内，格阳于外，虽在外表现为身热、面赤等假热之象，但又有下利清谷、四肢厥逆、脉微欲绝等阴寒内盛的表现，故用温热性质方药治其真寒，里寒消散，阳气得复，而表现于外的假热亦随之消失，即是“以热治热”的具体运用。

（3）通因通用：是用通利的药物治疗具有实性通泄症状的病证。适用于因实而致通泄的真实假虚证。如食积腹泻，治以消导泻下；瘀血所致的崩漏，治以活血化瘀等，这种以通治通的方法，即是通因通用。

（4）塞因塞用：是用补益药物治疗具有闭塞不通症状的病证。适用于因虚而致闭塞不通的真虚假实证。如脾胃虚弱，气机升降失司所致的脘腹胀满病证，治疗时应采取补益脾胃的方法，恢复脾升胃降之职，气机升降正常，脘腹胀满自除。这种以补开塞之法，即是塞因塞用。

可见，正治与反治，虽然概念有别，方法有逆从之分，但都是在治病求本的指导思想下针对疾病的本质而治疗。

医圣张仲景在《伤寒论》中为反治法的临床应用创立了许多范例。如在《伤寒论·辨太阳病脉证并治上篇》中记载：“病人身大热，反欲得衣者，热在皮肤，寒在骨髓也；身大寒，反不欲近衣者，寒在皮肤，热在骨髓也。”当病情出现矛盾，易假易惑时，必须透过现象，探求疾病的本质，仔细辨别患者是真寒还是假寒，是真热还是假热，做到明察秋毫，用心辨证。

答案解析

即学即练 10－1

正治法又称（　）

A. 逆治　B. 反治　C. 从治　D. 顺治　E. 同治

（二）治标与治本

“标”，指现象；“本”，指本质。标本是一个相对的概念，常用来概括说明病变过程中各种矛盾的主次关系等。从发病先后来说，旧病、先病为本，新病、后病为标，从病因与症状的关系来说，病因为本，症状为标；从邪正关系来说，正气为本，邪气为标。在复杂多变的病证中，标本是相对的，而不是绝对的，同时也是在不断运动变化的，所以临床运用标本关系分析疾病的主次先后和轻重缓急，治疗上则有“急则治其标”“缓则治其本”及“标本同治”的不同。

1. 急则治其标 急则治其标是指在标病危及患者的生命或影响本病的治疗时，必须采取急救措施先治其标，而后针对病因以治其本。如各种原因引起的大出血，危及患者生命时，当首先止血以治其标。急则治标的最终目的，就是为治本创造有利条件，从而更好地治本。

2. 缓则治其本 缓则治其本是指针对疾病本质进行治疗，多适用于病势较缓的病证。例如：阴虚发热咳嗽的患者，发热咳嗽为标，阴虚为本，采用滋阴的方法治其本，待阴虚恢复后，咳嗽自然缓解。

3. 标本同治 标本同治指在标本并重的情况下，采用标本兼治的治疗方法。如素体气虚，反复感冒，气虚为本，感冒为标，此时单纯补气，则易导致邪气滞留，表证不解，病程延长；单纯解表则汗出伤气，使气虚更甚。故宜采用益气解表、标本兼顾的治法，益气治其本，解表治其标，表里同治，提高疗效，缩短病程。

总之，凡病势发展缓慢的，当从本而治；发病急剧的，当先治其标；标本并重的，则当标本兼顾，标本同治。即善于辨别疾病的主要矛盾和次要矛盾，力争做到治病求本。

知识链接

《伤寒论》曰：“本发汗，而复下之，此为逆也；若先发汗，治不为逆。本先下之，而反汗之，为逆；若先下之，治不为逆。”

“伤寒，医下之，续得下利清谷不止，身疼痛者，急当就里；后身疼痛，清便自调者，急当就表。救里宜四逆汤，救表宜桂枝汤。”

原文体现了张仲景对于表里同病，表里先后的治疗原则。当表证兼里实时，先发汗解表，待表邪解除时，再攻下里实；当表证兼里虚时，患者正气不足，故虽有表证，也不宜先解表，而应先温补里虚，再用汗法治疗其表。

（三）病治异同

中医治病主要着眼于证，相同的病出现不同的证，可以用不同的方法治疗，即所谓证异治亦异，不同的病出现相同的证，可以用同一种方法治疗，即所谓证同治亦同，其实质就是辨证论治。

1. 同病异治 同病异治是指同一种疾病，由于其发病的时间、地点以及患者的体质及疾病所处的阶段不同，所表现出来的证候亦不同，因而治疗方法各异。如感冒，由于有风寒感冒和风热感冒之别，治法也就有辛温解表与辛凉解表之分。

2. 异病同治 异病同治是指不同的疾病，在其发展过程中，出现了相同的证候，此时我们可采用相同的方法治疗。如胃下垂、子宫下垂、脱肛等病，因其均为气虚下陷证，故都可采用益气升提的方法进行治疗。

实例分析 10－1

案例 南阳桥有屠宰公司伙友三人于夜半同起宰猪，深宵受寒，一日同病，求余往诊。诊视既毕，心甚奇之，盖三人病均头痛，身恶寒，项背强痛，脉浮数。两人无汗，一人有汗。余乃从其证情，无汗者同予葛根汤；有汗者去麻黄，即桂枝汤加葛根。服后皆愈。（曹颖甫．经方实验录．北京：中国中医药出版社，2012.）

思考 此病例体现了中医学的何种理论？有何值得借鉴之处？

答案解析

二、扶正祛邪

疾病过程即是机体的正气与致病的邪气矛盾双方相互斗争的过程。邪胜病进，正胜邪退，扶正与祛邪就是据此而建立的两种不同的治疗原则。扶正是指扶助正气，增强体质，提高人体抵抗力从而达到防治疾病的一种治疗原则，而祛邪是指祛除病邪，使邪去正自安的一种治疗原则。两者相互为用，相辅相成，扶正有助于机体抗御和祛除病邪，祛邪则有利于正气的保存和恢复。

在运用扶正祛邪时，应仔细分析正邪双方力量的对比情况，分清主次，合理选择扶正法、祛邪法、扶正与祛邪并施以及扶正祛邪的先后，要做到“扶正不留邪，祛邪不伤正”。一般情况下，正虚时运用扶正，邪实时运用祛邪；如虚实错杂，则应扶正祛邪并施。

（一）扶正

扶正即扶助正气。是采用扶助正气的药物或其他方法，以增强体质，提高机体的抗病能力，达到防病治病的作用，即“虚则补之”。扶正适用于正虚为主，邪气不实的虚证。如气虚、阳虚证，采用补气、助阳等治法；血虚、阴虚，采用补血、滋阴等治法。

（二）祛邪

祛邪即祛除病邪。是运用祛除邪气的药物或其他方法，以祛除病邪，使邪去正自安，达到恢复健康的目的，即“实则泻之”。祛邪适用于邪实为主，正气未虚的实证。如外感表证用汗法，实热证用清热法，血瘀证用活血化瘀法，气滞证用行气法等。

（三）先攻后补

先攻后补即先祛邪后扶正。适用于以邪盛为主，正气虽有虚弱，但尚耐攻伐的病证。此时若先扶正，反而助邪，故当先祛邪，邪去后再扶正。如因瘀血所致的崩漏，虽然因血液的耗损导致气血亏虚，但此时瘀血不去，则新血不能归经，出血不能止，故应先活血化瘀，使瘀血去，则出血自止，再以益气补血之品扶助正气，使其康复。

（四）先补后攻

先补后攻即先扶正后祛邪。适用于以正虚为主，机体不耐攻伐的病证。此时若祛邪则更伤正气，故当先扶正，使正气恢复能耐攻伐时，再攻其邪，使正复邪祛，病证可解。如患虫积，因杀虫药攻伐太甚，而患者正气太虚，不耐攻伐，此时应先用补益脾胃之法，使正气得到一定恢复后，再予以驱虫，才不至于损伤正气，加重病情。

（五）攻补兼施

攻补兼施即扶正与祛邪同时并用。适用于邪实正虚，二者均不甚急的虚实夹杂病证。临床具体运用时，须分清疾病矛盾的主次，灵活运用。以正虚为主兼有邪实者，以扶正为主，佐以祛邪之法。以邪实为主兼有正虚者，以祛邪为主，佐以扶正之法。如气虚感冒，宜益气为主，解表为辅；脾虚食积，宜补益脾胃为主，消食导滞为辅。

三、调整阴阳

疾病发生发展的根本原因，就是邪正斗争导致机体的阴阳失衡，出现阴阳的偏盛偏衰。损有余，补不足，纠正阴阳失衡，达到“以平为期”的目的是中医治疗疾病的重要法则。

（一）损其有余

损其有余是指对于阴阳偏盛有余的病证，采用“实则泻之”的方法治疗。如“阳盛则热”所致的实热证，应本着“热者寒之”的治疗原则，采用寒凉药以清泄阳热；对“阴盛则寒”所致的实寒证，则本着“寒者热之”的治疗原则，采用温热药以温散阴寒。

（二）补其不足

补其不足是指对于阴阳偏衰的病证，采用“虚则补之”的方法治疗。如阴虚、阳虚、阴阳两虚的病证，可分别采用滋阴、补阳、阴阳双补的方法治疗。

在阴阳偏衰的疾病过程中，一方的不足，可导致另一方的相对亢盛。如阳气亏虚，阳不制阴，使阴偏盛，形成阳虚则寒的虚寒证，应采用“阴病治阳”的治法，即所谓“益火之源，以消阴翳”。反之，阴精亏损，阴不制阳，则阳相对偏亢，形成阴虚则热的虚热证，应采用“阳病治阴”的治法，即所谓“壮水之主，以制阳光”。若阴阳俱虚，则应阴阳双补。由于阴阳是互根互用的，在治疗阴阳偏衰的病证时，还要注意采用“阴中求阳”或“阳中求阴”的方法。

四、三因制宜

三因制宜，即因人、因地、因时制宜。指的是治疗疾病要根据患者的个体差异以及地理环境、季节气候等不同情况，制定相适宜的治疗方法。

（一）因人制宜

因人制宜是根据患者年龄、性别、体质、生活习惯等不同特点，考虑治疗用药的原则。在治疗时不能孤立地看待疾病，而要运用整体审查的原则。如老年人气血衰少，生理功能衰减，患病多虚证或正虚邪实，治疗时，虚证宜补，实证宜泻，但亦应注意具体药物的选择，攻补兼施，以免损伤正气或导致邪气滞留。小儿生机旺盛，但气血未充，脏腑娇嫩，当慎用峻剂和补剂，且药量要轻。女性有经、孕、产等特殊情况，治疗用药尤须慎重。如妊娠期，禁用伤胎、峻下、破血、滑利之品，产后又要考虑气血亏虚及恶露、哺乳等情况谨慎用药。每个人的个体素质有强弱和偏寒偏热之分，先天禀赋和后天调养不同，形体有魁梧和瘦小之别，所以治疗同一疾病，处方用药亦当有所区别。如阳亢体质之人慎用温热药，阴盛体质之人慎用寒凉药物等。

（二）因时制宜

《素问·六元正纪大论篇》曰：“用寒远寒，用凉远凉，用温远温，用热远热。”因时制宜是指根据不同季节气候的特点来考虑治疗用药的原则。如病在春夏，气温由温渐热，阳气升发，人体腠理疏松开泄，即使外感风寒之邪，也要注意慎用麻黄、桂枝等发汗力强的辛温发散之品，以免开泄太过，耗气伤阴。病在秋冬，人体腠理致密，则应慎用石膏、黄连、黄芩之类寒凉之品，以防苦寒伤阳。又如暑天多雨，暑湿交蒸，病多夹湿，治暑的同时必兼除湿；秋天气候干燥，慎用香燥之剂，以防劫伤阴津。

（三）因地制宜

因地制宜是根据不同地理环境特点以及生活习俗的差异，考虑治疗用药的原则。不同的地理环境，其气候条件及生活习惯的差异，使人的生理病理变化不尽相同，所以在治疗用药时要考虑不同地区的特点。同是风寒感冒，均采用辛温解表法，西北地区气候寒冷，人体腠理致密，常用麻黄、桂枝等辛温发散药，且药量宜重；而东南地区气候温热，人体腠理疏松，多用荆芥、防风等微温性解表药物，且药量宜轻。

三因制宜的治疗原则，充分体现了中医治病的整体观念和辨证论治在实际应用中的原则性和灵活性。说明必须用联系的、运动的观点看待疾病的治疗，具体情况具体分析，在此基础上运用适宜的治法和方药，来达到提高治疗效果的目的。

答案解析

目标检测

一、选择题

（一）A型题（最佳选择题）

1. “见肝之病，知肝传脾，当先实脾”，属于（ ）

A. 未病先防　B. 既病防变　C. 因人制宜　D. 急则治标　E. 标本论治

2. “先安未受邪之地”，属于（ ）

A. 因人制宜　B. 因时制宜　C. 未病先防　D. 既病防变　E. 标本兼治

3. “实者泻之，虚者补之”，属于（ ）

A. 正治法　B. 反治法　C. 从治法

D. 阳病治阴，阴病治阳　E. 以上都不是

4. “热者寒之，寒者热之”，属于（ ）

A. 反治法　B. 治本法　C. 治标法　D. 逆治法　E. 从治法

5. 瘀血所致的崩漏，宜选用的治法是（ ）

A. 寒者热之　B. 通因通用　C. 塞因塞用　D. 热因热用　E. 寒因寒用

6. 久病精血不足所导致的便秘所采用的治法（ ）

A. 热者寒之　B. 塞因塞用　C. 实则泻之　D. 寒者热之　E. 通因通用

7. 用热性药治疗具有假热症状的病证，属于（ ）

A. 热者寒之　B. 阴中求阳　C. 阳中求阴　D. 热因热用　E. 实则泻之

8. 下列哪项不属于治则的内容（ ）

A. 治病求本　B. 扶正祛邪　C. 调整阴阳　D. 健脾化湿　E. 三因制宜

9. 各种原因引起的大出血，已经危及患者生命，此时治宜（ ）

A. 标本同治　B. 缓则治本　C. 急则治标　D. 通因通用　E. 寒者热之

10. 患者素体气虚，易反复感冒，此时治宜（ ）

A. 标本同治　B. 缓则治本　C. 急则治标　D. 通因通用　E. 寒者热之

（二）B型题（配伍选择题）

A. 症同治异　B. 证异治异　C. 病同治异　D. 证异治同　E. 证同治同

1. 同病异治的实质是（ ）

2. 异病同治的实质是（ ）

（三）X型题（多项选择题）

1. 养生的基本原则包括（ ）

A. 顺应自然　B. 形神共养　C. 保精护肾　D. 调养脾胃　E. 动静结合

2. 未病先防的方法有（ ）

A. 调畅情志 B. 顺应自然 C. 药物预防 D. 早期诊治 E. 防止病邪侵害

3. 正治法是（ ）

A. 逆其疾病证候性质而治 B. "从治"法

C. 顺其疾病假象而治 D. 适用于疾病的现象与本质一致的病证

E. 适用于疾病的现象与本质不完全一致的病证

4. 膀胱湿热所致的尿频、尿急、尿痛采用的治法属于（ ）

A. 热者寒之 B. 通因通用 C. 塞因塞用 D. 扶助正气 E. 阳中求阴

5. 阴阳偏盛的治疗，可选择（ ）

A. 壮水之主，以制阳光 B. 益火之源，以消阴翳

C. 阳病治阴 D. 实则泻之

E. 热者寒之，寒者热之

6. 阴阳偏衰的治疗原则是（ ）

A. 壮水之主，以制阳光 B. 益火之源，以消阴翳

C. 阴中求阳，阳中求阴 D. 虚则补之

E. 阴病治阳，阳病治阴

二、简答题

1. 简述"正治法"与"反治法"的概念及其常用治法。
2. 简述治未病的内容。

书网融合……

知识回顾 微课 习题

参考文献

[1] 周少林，宋诚挚. 中医学基础 [M]. 2 版. 北京：中国医药科技出版社，2017.

[2] 王敏勇，陈建章. 中医基础理论 [M]. 2 版. 北京：中国中医药出版社，2018.

[3] 郑洪新. 中医基础理论 [M]. 4 版. 北京：中国中医药出版社，2016.

[4] 王新华. 中医基础理论 [M]. 北京：人民卫生出版社，2000.

[5] 孙广仁. 中医基础理论难点解析 [M]. 北京：中国中医药出版社，2001.

[6] 李德新. 中医基础理论 [M]. 北京：人民卫生出版社，2001.

[7] 孙广仁. 中医藏象生理学 [M]. 北京：中国医药科技出版社，2002 .

[8] 石磊，杨永庆. 中医基础 [M]. 3 版. 北京：中国医药科技出版社，2020.

[9] 潘年松，温茂兴. 中医学 [M]. 5 版. 北京：人民卫生出版社，2014.

[10] 储全根，胡志希. 中医学概论 [M]. 北京：中国中医药出版社，2016.

[11] 李德新，刘燕池. 中医基础理论 [M]. 2 版. 北京：人民卫生出版社，2011.

[12] 王璟. 中医学基础 [M]. 北京：中国医药科技出版社，2013.

[13] 周少林. 中医学 [M]. 北京：中国医药科技出版社，2018.

[14] 杨进. 温病学 [M]. 北京：人民卫生出版社，2008.

[15] 朱文锋. 中医诊断学 [M]. 北京：中国中医药出版社，2017.

[16] 陈金水. 中医学 [M]. 9 版. 北京：人民卫生出版社，2018.

[17] 马健. 温病学 [M]. 4 版. 北京：中国中医药出版社，2016.